糖尿病治疗与保养大全

李春深◎编著

天津出版传媒集团

天津科学技术出版社

本书具有让你"时间耗费少，养生知识掌握好"的方法

免费获取专属于你的
《糖尿病治疗与保养大全》
阅读服务方案

循序渐进式阅读？省时高效式阅读？深入研究式阅读？由你选择！
建议配合二维码一起使用本书

微信扫描二维码

免费获取阅读方案

◆ 本书可免费获取三大个性化阅读服务方案

1、轻松阅读：为你提供简单易懂的辅助阅读资源，每天读一点，简单了解本书知识；
2、高效阅读：为你提供高效阅读技巧，花少量时间掌握方法，专攻本书核心知识，快速掌握本书精华；
3、深度阅读：为你提供更全面、更深度的拓展阅读资源，辅助你对本书知识进行深入研究，透彻理解，牢固掌握本书知识。

★不论你只是想循序渐进，轻松阅读本书，还是想掌握方法，快速阅读本书，或者想获取丰富资料，对本书知识进行深入研究，都可以通过微信扫描【本页】的二维码，根据指引，选择你的阅读方式，免费获取专属于你的个性化读书方案。帮你时间花的少，阅读效果好。

◆ 个性化阅读服务方案三大亮点

时间管理 科学时间计划 ｜ 阅读资料 精准资料匹配 ｜ 社群共读 阅读心得交流

图书在版编目（CIP）数据

糖尿病治疗与保养大全 / 李春深编著．－－天津：天津科学技术出版社，2017.8（2020.9重印）
 ISBN 978－7－5576－2665－5

Ⅰ.①糖… Ⅱ.①李… Ⅲ.①糖尿病－防治 Ⅳ.
①R587.1

中国版本图书馆 CIP 数据核字（2017）第 093615 号

糖尿病治疗与保养大全
TANGNIAOBING ZHILIAO YU BAOYANG DAQUAN
责任编辑：王朝闻

出　　版：	天津出版传媒集团
	天津科学技术出版社
地　　址：	天津市西康路 35 号
邮　　编：	300051
电　　话：	（022）23332390
网　　址：	www.tjkjcbs.com.cn
发　　行：	新华书店经销
印　　刷：	唐山富达印务有限公司

开本 670×960 1/16 印张 16 字数 300 000
2020 年 9 月第 1 版第 2 次印刷
定价：58.00 元

前言

近年来，全世界糖尿病的发病率日益上升，已成为继癌症、心脑血管疾病之后危害人类健康的第三大杀手。据国际糖尿病联合会公布的最新数据显示，目前全球有超过2.8亿人患有糖尿病，我国则是糖尿病的"重灾区"，仅成年人的患病人数就达9200多万，成为糖尿病第一大国。毫不夸张地说，糖尿病这个"杀手"，有可能威胁到每一个人。

糖尿病是由于胰岛素不足引起的糖、脂肪、蛋白质的代谢紊乱，主要特点是高血糖。糖尿病对人体的危害是多方面的，在血糖长时间得不到控制的情况下，可进一步对全身各个器官及其功能造成严重的损害，引发一系列的急、慢性并发症如中风、高血压、脑梗塞、失明、肾衰竭、神经损伤等，重者导致残废或死亡，甚至是猝死，因此糖尿病又被人们形象地称为"甜蜜杀手"。尽管这个杀手威力巨大，但大多数人对它的了解还停留在望文生义的水平，或者认为这种所谓的"富贵病"离自己很遥远。而事实却是，随着人们生活水平的提高，糖尿病已离我们越来越近，稍不注意，就有可能陷入糖尿病的雷区。

为什么糖尿病的患病率越来越高？糖尿病到底是怎样发生的？是哪些因素诱发了糖尿病？什么人容易患病？这些问题，不仅是普通读者，甚至一些患者也不明所以。正因为如此，很多人在不经意间患病，自己却浑然不觉，并且贻误最佳治疗时机。糖尿病的发生与遗传、生活方式、肥胖、妊娠、感染、精神等因素关系密切，其中不良生活方式和肥胖已成为公认的糖尿病高发的主要诱因。由于生活水平的普遍提高，人们逐渐趋向于享受型的生活方式：大量高脂肪、高蛋白、高热量的食物被摆上餐桌，三餐外还有各种各样的零食，出门开车或坐车取代了步行和骑车。人们吃得好了，吃得多了，运动却少了，身体越来越重，由此加重了胰岛的负担，导致胰岛素分泌不足，进而促使糖尿病高发或一些带有糖尿病基因的人提早发病。而心理压力过大、不良情绪也会扰乱肌体内分泌系统而诱发糖尿病。可以说，多数糖尿病都是"吃"出来、"闲"出来和"烦"出来的。

糖尿病是一种终身疾病，但并非不治之症，而是一种可防、可治、可控制的疾病。只要积极主动地改变生活方式，在平时通过"五驾马车"即饮食、运动、医药、教育、检测全面治疗，减少糖尿病诱发因素，严格控制血糖水平，完全可摆脱终身服药的痛苦。

《糖尿病治疗与保养大全》是一本写给大众读者的关于糖尿病防治的普及读本，旨在帮助广大读者和糖尿病患者认识糖尿病，有效防控，减少糖尿病及其并发症的发生。本书结合中西医对糖尿病的研究和临床治疗经验，全面系统地阐述了糖尿病的发病原因和特点，主要危害，诊断依据，临床分型，各类并发症的预防及治疗，饮食、运动、药物、教育、心理等各种治疗和保养手段等，这些方法简单易行。精心收集的降糖验方、秘方实用有效，不同类型的糖尿病患者均能找到适合自己的治疗方法，且一学就会，一用就灵。

全书分为五个部分，第一部分详细介绍了糖尿病的发病机理、分型、易患人群、早期征兆、检查、诊断标准等基本知识和糖尿病的认识误区；第二部分分析了西医针对糖尿病的防治原则和措施，如降糖药治疗、胰岛素治疗等；第三部分是中医对糖尿病的研究，包括糖尿病病因、分类、治疗措施和各类中药方剂的使用；第四部分介绍糖尿病的自然疗法，包括营养素疗法、运动疗法、心理疗法等；第五部分介绍患者在日常生活中应注意的方面和保健方法。

通过通俗易懂的讲解与分析，帮助糖尿病患者早发现、早治疗，正确管理自己，趋利避害，减少并发症的发生；为患者家属提供更多关于糖尿病急症的处置措施，同时给予患病亲人更多的理解和有效的科学帮助；即使是健康的人也可以对这一疾病有一个全面了解，提早改变不健康的生活方式，避免引"糖"上身。此书对症下药，是糖尿病患者的福音，适合糖尿病患者阅读。

目 录

第一部分　认识糖尿病

第一章　糖尿病的基础知识 …… 2
糖尿病的概念………………………… 2
血糖与胰岛素的关系………………… 4
糖尿病的发病原因…………………… 5
糖尿病的发病机理…………………… 6
糖尿病的分类与分型………………… 7
糖尿病的临床症状…………………… 10
糖尿病的病症信号…………………… 11
糖尿病的严重危害…………………… 13
糖尿病易患人群……………………… 14

第二章　糖尿病的实验室检查
　　　　与诊断………………………… 17
确诊糖尿病需做哪些检查 ………… 17
糖尿病的诊断标准…………………… 23

第三章　走出糖尿病认识误区…… 25
糖尿病是由于胰岛功能减退而
　引起的吗…………………………… 25
没有糖尿病家族史就不会患糖
　尿病吗……………………………… 26
糖尿病遗传无法预防吗……………… 26
糖尿病是富人病吗…………………… 27
吃糖易得糖尿病吗…………………… 27
只有老年人才会得糖尿病吗………… 28
孩子小就不会得糖尿病吗…………… 29
消瘦者不会患糖尿病吗……………… 30
吸脂术有助于治疗糖尿病吗………… 31
Ⅰ型糖尿病"蜜月期"就是治愈吗 31
糖尿病只能控制不能根治吗………… 31
糖尿病慢性并发症是不可避免的吗 32

· 1 ·

第二部分　糖尿病的西医防治

第一章　糖尿病的预防……………34
预防比治疗好　………… 34
预防糖尿病的方针 ……… 35
糖尿病的一级预防……… 36
糖尿病的二级预防……… 37
糖尿病的三级预防……… 38
老年人怎样预防糖尿病 … 39
中年人怎样预防糖尿病… 40
儿童怎样预防糖尿病　 42

第二章　糖尿病治疗总则………… 44
糖尿病治疗的目标……… 44
糖尿病治疗的准则……… 49

第三章　口服降糖药治疗……… 62
药物治疗基本常识……… 62
常用口服降糖药………… 72
口服降糖药物的联合应用……… 81

第四章　胰岛素和胰岛素治疗 … 87
胰岛素的生理作用……… 87
尽早使用胰岛素………… 88
胰岛素治疗的适应证…… 89

胰岛素的种类…………… 90
胰岛素制剂的选用原则… 91
胰岛素的治疗方案……… 92
胰岛素的临床用法……… 93
胰岛素剂量的调整……… 95
使用胰岛素的注意事项… 96
胰岛素强化治疗………… 97
如何使用胰岛素笔……… 99
胰岛素泵及其应用……… 100
胰岛素泵的适应证与禁忌证…… 101
胰岛素治疗的副作用
　及处理对策…………… 102
胰岛素补充治疗和代替治疗…… 104
胰岛素的保存…………… 105
胰岛素与口服降糖药的
　联合应用……………… 106

第三部分
糖尿病的中医防治

第一章　中医对糖尿病病因的
　　　　认识………………… 110
历代中医对糖尿病的认识……… 110
五脏虚弱………………… 111
七情不调和劳逸内伤…… 112
吃饭与服药……………… 113

淤血与痰阻…………………… 114

第二章　中医对糖尿病病机的
　　　　认识…………………… 116
阴虚燥热……………………… 116
上焦消渴（上焦型糖尿病）…… 116
中焦消渴（中焦型糖尿病）…… 117
下焦消渴（下焦型糖尿病）…… 118

第三章　中医对糖尿病的分型、
　　　　诊断与治疗…………… 120
上焦消渴的辨证分型………… 120
中焦消渴的辨证分型………… 121
下焦消渴的辨证分型………… 122
消渴病在中后期的辨证分型…… 123
中医的糖尿病诊断标准……… 125
糖尿病的中医治疗法则……… 125

第四部分
糖尿病的保健与护理

第一章　糖尿病患者的保健
　　　　原则…………………… 130
学习糖尿病知识……………… 130
看病找正规的专科医生……… 131
纠正不良的生活方式………… 132

做好四季养生………………… 133
合理安排作息时间…………… 135
做到科学睡眠………………… 136
节制性生活…………………… 137
戒烟限酒……………………… 138
控制体重……………………… 140
糖尿病患者应严格遵从"七戒" 141
定期到医院检查……………… 142
学会自我检测病情…………… 143

第二章　糖尿病患者的日常
　　　　生活…………………… 145
外出活动做到五个"携带"…… 145
老年糖尿病患者要注意管理细节 146
儿童糖尿病患者要注意管理的
　　特殊性…………………… 147
对糖尿病患者的婚育建议…… 149
糖尿病患者的工作与就业…… 150
糖尿病患者出差与出游……… 151
低血糖驾车等于"酒后驾车"… 152

第三章　女性糖尿病患者的
　　　　日常保健……………… 154
糖尿病与女性青春期………… 154
女性患者特殊时期的保健要诀… 155

糖尿病女性是否可以生育…… 156
糖尿病孕妇可分为两类…… 157
糖尿病对妊娠的影响…… 157
如何生一个健康的宝宝…… 158
糖尿病孕妇如何定期检查…… 159
糖尿病孕妇怎么吃…… 160
糖尿病孕妇如何运动…… 162

第四章 自我检测病情 164
糖尿病患者定期检查方案…… 164
如何看懂化验单…… 164
一定要重视血糖监测…… 167
血糖监测的时点及意义…… 168
如何安排血糖监测的次数…… 169
监测血糖要"全天候"…… 170
血糖化验要关注细节…… 171
便携式血糖仪的选购…… 172
便携式血糖仪出现误差时的对策 174
综合控制，全面达标…… 175

第五章 对患者和照顾者的特别说明 177
低血糖反应时该怎么办…… 177
患者出现昏迷时的紧急措施…… 178
"苏木吉反应"与防治…… 179
夜间低血糖的家庭急救…… 180

糖尿病性心肌梗死的急救原则…… 181
糖尿病患者跌倒后如何急救…… 182

第五部分
糖尿病的自然疗法

第一章 糖尿病的营养素疗法 184
营养素与糖尿病…… 184
糖尿病人的营养素补充…… 191
糖尿病的特别营养素补充…… 210

第二章 糖尿病的运动疗法 213
运动对机体葡萄糖调节的影响… 213
糖尿病患者与运动…… 214
运动治疗的原则…… 215
不适合采用运动疗法的情况…… 216
糖尿病的运动治疗方法…… 217
适应人群和禁忌人群…… 219
运动前的身体检查评估…… 220
运动时间的选择…… 221
运动强度的选择…… 222
制订一套运动计划…… 223
运动治疗的风险…… 224
运动治疗的注意事项…… 225
运动治疗的安全性…… 226

第三章　糖尿病的心理疗法…… 228
心理疗法的重要性……………… 228
心理障碍的表现………………… 229
心理治疗的原则………………… 230
心理治疗的方法………………… 231
心理疗法的注意事项…………… 232

第四章　糖尿病的针灸疗法…… 234
针灸疗法的作用机制…………… 234

三消分型论治…………………… 235
阴阳辨证论治…………………… 236
针灸疗法的常用针具…………… 237
针灸疗法的注意事项…………… 238
常用针法介绍…………………… 240
电子治疗仪……………………… 241
耳针疗法………………………… 242
皮肤针疗法……………………… 243
水针疗法………………………… 244
埋线疗法………………………… 246

第一部分
认识糖尿病

第一章
糖尿病的基础知识

糖尿病的概念

糖尿病的名字名副其实，精炼科学，准确地概括出糖尿病的具体特征，那就是尿中有糖。也就是说，只要患有糖尿病的病人，尿中一定含有糖分。

关于糖尿病的记载出现很早，古代埃及、古希腊、古印度和中国，都留下过有关糖尿病的记录。经过漫长的探索和研究，直到20世纪，医学家才彻底揭开了糖尿病的神秘面纱。

现代医学认为，糖尿病是一种以糖代谢失常为主要特征的、常见的慢性内分泌代谢疾病，其表现特征为体内胰岛素分泌或作用异常，致使体内代谢发生紊乱，血糖水平不断升高。当人体内的血糖水平超过一定的阈值，尿中就会出现糖分。这样，糖尿病就发生了。糖尿病患者，除了糖代谢失常，体内的蛋白质，还有脂肪，都会出现代谢失常。

糖尿病是一种严重的代谢性疾病，如果长时间得不到治疗或控制，就会导致肾、眼、神经、心脏和血管等组织、器官病变，进一步发展，便会发生失明、肾衰竭、下肢坏疽、中风或心肌梗死，最终危及生命。糖尿病患者的死亡率很高，它与心脑血管疾病和癌症并称为危害人类健康的三大杀手。

国际糖尿病联盟（IDF）2007年在全球性的"争取联合国通过糖尿病决议"运动中公布出的惊人数字——在地球上，每10秒钟就有1位糖尿病患者因糖尿病的并发症而死亡，在同一个10秒钟内，就有两例新的糖尿病病例发生。据此推算，在一年内，全球就有300万人死于糖尿病，600万新的糖尿病患者加入到日益壮大的"糖尿病大军"。流行病学调查显示，在全球范围内，每年死于糖尿病的人数已经和死于艾滋病的人数相当。

2009年10月底，第20届世界糖尿病大会在加拿大蒙特利尔举行。会上，国际糖尿病联盟发布了最新数据，当前，全世界糖尿病患者已达到2.85亿。多么惊人！要知道，1985年的时候，全世界糖尿病患者只有3000万，2000年时，人数增加到1.5亿。新世纪不到10年，糖尿病患者竟然接近3亿。如果照此发展，到2030年，世界糖尿患者将达到4.35亿。与此同时，糖尿病的发展还出现新的特点，那就是，低收入水平国家的糖尿病患者急剧增加，中青年患者所占的比例快速增高。

基于此，国际糖尿病协会发出警告，声称若不加以关注，糖尿病的发展将面临失控的危险。国际糖尿病联协会的姆班亚教授说："最新的糖尿病地图的数据表明，糖尿病蔓延已经失控。在与糖尿病的战斗中，我们正在节节败退。没有国家会幸免，而且没有国家有能力打败这一共同的敌人。"

世界上糖尿病患者最多的10个国家（2009年10月）	
印度	5080万
中国	4320万
美国	2680万
俄罗斯	960万
巴西	760万
德国	750万
巴基斯坦	710万
日本	710万
印度尼西亚	700万
墨西哥	680万

20世纪80年代以前，中国的糖尿病患者和发病率一直保持在较低水平。但是，随着中国经济的迅猛发展和社会生活水平的提高，糖尿病患者的人数急剧增加，发病率也快速增长。据2009年底中华医学会糖尿病分会发布的数据，中国的糖尿病患者已经高达4320万人，仅次于印度位列世界第二。糖尿病发病率也从1980年的0.67%上升到目前的5%，而城市的发病率则逼近10%。也就是说，中国的糖尿病发病率正在迅速上升，患病人数也正以令人担忧的速度增长。医学研究表明，中国糖尿病的快速发展，主要与国人错误的饮食观以及不良的生活习惯有关。

虽然糖尿病病因至今仍然不是十分清楚，也无法根治，但是，医学界一致认为，糖尿病是可以防治的，并且，饮食治疗是最主要、最基础的方法。如果再加上适当的体育锻炼、合理的用药、及时的自我检测和一定的心理治疗，我们在对付糖尿病方面，完全可以达到满意的效果。

血糖与胰岛素的关系

血糖是什么

血糖,顾名思义是血液中的糖。糖是我们身体不可缺少的营养物质之一,人摄入食物以后,经过消化系统转化为单糖(如葡萄糖)进入血液。血糖其实就是指血液中的葡萄糖。血糖通过血液被运送到全身的各个组织细胞,分解燃烧产生人体所需能量。

血糖随血液流经全身,与全身的组织细胞代谢有密切关系,因此,血糖的稳定与否影响到身体的正常生理活动机能。正常情况下,血糖处于一种动态平衡状态,消耗和补充同时进行。而糖尿病患者的血糖则是失衡的。

在人体中,主要由肝脏、激素和神经系统负责调节血糖。

·肝脏。在血糖升高时,多余的葡萄糖进入肝细胞,肝细胞将这部分葡萄糖合成糖原,储存起来。饥饿时,血糖会下降,这时体内的血糖来源主要依靠肝糖原的分解,从而达到血糖的平衡。患有严重肝病的人,由于肝功能不佳,肝糖原储备不足,很容易产生低血糖。

·激素。人体内有多种激素,它们共同组成一个糖代谢调节系统,维持着血糖的动态平衡。这些激素有胰岛素、胰高血糖素、肾上腺素、糖皮质激素、生长激素和甲状腺素。其中胰岛素是体内唯一可以降低血糖的激素,它主导着葡萄糖在体内的合成和转化,是调节血糖的最重要激素。其余五种激素的作用主要是升高血糖。正常情况下,升高血糖激素与胰岛素处在一个平衡状态,从而使得血糖保持平衡。

·神经系统。中枢神经系统通过交感神经系统控制各种激素的分泌,进而维持血糖的平衡。

在肝脏、激素以及神经系统的调节下,空腹血糖正常值应为3.9～6.1毫摩尔/升,餐后2小时血糖不超过7.8毫摩尔/升。

胰岛素是什么

谈到糖尿病,就不得不提到胰岛素,而胰岛素的来源是胰腺。糖尿病的核心问题就是因为某种原因使胰腺分泌胰岛素的功能出现了异常。那胰腺究竟是个什么样的器官呢?

胰腺位于肝脏和胃的下部,长约15厘米,重70～100克,外形像是一把勺子,顶端部分与十二指肠相连。胰腺具有外分泌和内分泌两种功能,外分泌功能是指分泌胰液至消化道,帮助人体消化吸收的功能;内分泌功能就是指分泌胰岛素等人体激素的功能。发生了糖尿病，常常是因为胰腺的内分泌功能出现异常所致。

胰腺中有一个像小岛一样分布的细胞团，因而人们称其为"胰岛"。胰岛内的β细胞能生产出一种蛋白质，这就是所谓的胰岛素了。胰岛素是人体内唯一能帮助降低血糖的激素，因而它的分泌直接关系到血液中血糖的水平。胰岛每天生产大约50单位（相当于2毫克）的胰岛素，约占人体中胰岛素总量的1/5。

两者之间的关系

血糖进入人体后，其中大部分通过血液被送往全身各处组织细胞，以维持正常的生理机能。但血液中的葡萄糖并不是可以随意进入细胞的，因为在每个细胞的细胞膜上存在着葡萄糖进入的"特别通行证"，这个结构叫做"胰岛素受体"。胰岛素在这里起着关键的作用，只有当胰岛素和胰岛素受体结合时，才能打开通道，葡萄糖才可以进入细胞被利用。所以，胰岛素是葡萄糖进入人体细胞的钥匙。胰岛素既可以促进血糖进入肌肉、脂肪组织细胞，促进血糖转化为能量等，也可以抑制肝脏葡萄糖的异生，降低血糖的浓度。

血糖对胰岛素的分泌也有制约作用，当血糖升高时，胰岛就会接受"命令"——多制造胰岛素，降低血糖；而血糖过低时，胰岛也会减少或停止制造胰岛素，血糖就不再下降了。所以健康的人不论进食与否，一般血糖含量都比较稳定。

而糖尿病患者因为胰岛发生病变，不但不能生产足够的胰岛素降低血糖，而在高血糖的刺激下又需不断地分泌胰岛素。这样一来糖尿病患者的胰岛就长期处于疲劳的状态，胰岛的分泌功能会变得很差，而血糖也无法通过胰岛素的作用进入细胞，细胞因为缺乏营养而逐渐衰弱，最终导致人体受到严重损坏。

糖尿病的发病原因

虽然糖尿病患者有着类似的症状，但很多患者的发病原因却不尽相同。据医学界研究，现在有一部分可以找到确切的原因，但是大部分患者的发病原因目前并不清楚。根据临床研究证明，糖尿病的发生主要与以下因素有着密切的关系。

·遗传因素。早在20世纪30年代，糖尿病研究的学者们就发现糖尿病具有明显的遗传倾向。如果一个家族有糖尿病患病史，则家族的血统亲属患病率高达34.3%，是普通人的26倍。此外，如果一对双胞胎其中一个是糖尿病患者，那另外一个也有50%的发病几率。所以现在很多专家认为部分糖尿病患者是基因遗传。糖尿病的发生与否不是由个别基因决定的，而是其基因量达到或超过其阈值时才有发病的可能。

·肥胖。诱发糖尿病的一个重要原因就是肥胖。肥胖者体内的血糖含量比较高，胰岛长期"超负荷"工作，功能就会出现损害，陷入一种恶性循环，如果不采取措施，就会发生糖尿病。据统计，60%～80%的成年糖尿病患者在发病前都是肥胖者，而且糖尿病的发生与肥胖的程度也有很大关系。

·饮食习惯。糖尿病是个"富贵病"，据调查，越是富裕的地方，得糖尿病的人就越多，像我国的发达地区，如广州及珠三角地带是糖尿病发病率最高的地方，约为6%，是全国平均水平的1.5倍。现代社会不合理的饮食结构，特别是甜食或高脂肪、高蛋白、高热量食物的过多食用，进食没有节制，加上运动又少，容易发胖，种种因素致使胰岛β细胞的负担过重，诱发糖尿病。而且现在的糖尿病已经开始从老年糖尿病向中青年，甚至儿童转移，应该引起大家的重视。

·妊娠。妊娠过程中，孕妇妊娠后期由于生理原因对血糖浓度的调节能力下降，少数人就会发生妊娠糖尿病。

·感染。许多糖尿病发生于病毒感染后，例如，风疹病毒、流行性腮腺炎病毒、柯萨奇病毒、腺病毒等，但病毒感染是否是糖尿病发病的原因，目前没有明确的结论。

糖尿病的发病机理

我们的身体要想正常运作，就必须通过食物获取各类营养物质，而糖分（碳水化合物）则是最重要的三大营养素之一，是人体主要的能量来源。

糖分主要是以谷物类、薯类、砂糖和水果等食物形式进入人体的，经人体消化吸收后转化为糖原，储存在肝脏和肌肉中，或是转化为葡萄糖进入血液，然后被运送到全身各处的细胞，以备肌肉运动所用。

人们常说的"血糖"，其实就是血液中葡萄糖含量的简称。在正常情况下，人体血液中血糖的水平是经常变化的，一般在饭后，血糖的含量会明显上升。健康人在饭后血糖上升时，胰岛素的分泌量就会自动增加，促进葡萄糖的吸收，使其作为热量被消耗。因此，大约在饭后一小时左右，经过人体紧张的工作，血糖的水平就开始下降，饭后约两小时，血糖的水平就能基本恢复正常。当然，这都是针对一切正常（包括器官的功能和我们的饮食量、饮食结构）的情况下来说的。

然而，如果我们摄入体内的糖分过多，无法被身体及时消耗的葡萄糖就会存留在血液中。这样，过多的葡萄糖就需要大量的胰岛素促进吸收，短期内对胰腺功能的影响可能不是很明显，但若长期如此，胰腺就会逐渐疲劳以至功能衰退，逐渐变得无法顺利分泌胰岛素、无法自动调节胰岛素的分泌量或者所分泌的胰岛素质量欠佳，不能有效促进葡萄糖的吸收。于是，血液中的葡萄糖含量就会上升，在空腹的时候或者吃饭两小时之后仍然居高不下，并且一直持续，形成比较"稳定"的高血糖状态。

在血糖上升的初期，如果没有及时发现（目前，大多数人都不能及时发现，因为他们在健康的时候很少去进行全面的身体检查），饮食结构和生活方式等方面也未加以纠正与改善，任由这种状况持续下去，那么高血糖就会发展成为糖尿病。血糖水平正常时，血液中的葡萄糖会被肾脏的肾小管再吸收，而不会进入到尿液中。但是，当到达肾脏的葡萄糖太多的时候，肾小管就无法将它们完全吸收，未被吸收的葡萄糖就会进入尿液，形成"糖尿"而排出，被人们发现。前面已经谈到，糖尿病是因为血液中多余的葡萄糖通过尿液排出体外而得名。

糖尿病的分类与分型

1965年，根据糖尿病的不同病因及临床表现，世界卫生组织（WHO）糖尿病专家委员会建议将糖尿病分为原发性和继发性两大类。原发性糖尿病占发病的大多数，其病因尚未完全明了；继发性糖尿病占发病的极少数，发病原因较明确，大都继发于胰岛细胞的广泛损害，如胰腺炎、胰切除术后等，或继发于分泌拮抗胰岛素作用的激素（如生长激素、糖皮质激素）过多的疾病，如肢端肥大症、皮质醇增多症等。

随着对糖尿病认识的加深，1980年世界卫生组织糖尿病专家委员会，在第二次会议报告中又发表了关于糖尿病分类的新建议，1985年还作了某些修改。

下表就是1985年进行修改后的糖尿病及其他类型糖耐量异常的分类。

1996年，美国糖尿病学会（ADA）专家委员会认为下表的分类尚不够全面，遂对其进行了修改，取消了基于治疗的胰岛素依赖型糖尿病（IDDM）和非胰岛素依赖型糖尿病（NIDDM）的医学术语，保留了Ⅰ型和Ⅱ型糖尿病的名称，用

糖尿病及其他类型糖耐量异常的分类

临床类型	糖尿病	胰岛素依赖型糖尿病（IDM，I型）	
		非胰岛素依赖型糖尿（IDM，I型）病	非肥胖
			肥胖
		营养不良相关性糖尿病（MR.DM）	胰腺纤维钙化性糖尿病（FCPD）
			蛋白质缺乏胰腺性糖尿病（PDPD）
		其他类型（包括伴有其他情况或综合征的糖尿病，即继发性糖尿病）	胰腺疾病
			内分泌疾病
			药源性或化学制剂引起者
			胰岛素或其受体异常
			某些遗传综合征
			其他
	葡萄糖耐量异常（IGT）	非肥胖	
		肥胖	
		伴有其他情况或综合征，同上述类型	
	妊娠期糖尿病（GDM）		
统计学危险性类型（糖耐量正常）	曾有糖耐量异常（Prev AGT）		
	潜在性糖耐量异常（Pot AGT）		

阿拉伯数字，不用罗马数字；不将糖耐量低减作为一种分型，而是糖尿病发展过程中的一个阶段；取消营养不良相关性糖尿病。

1997年，美国糖尿病学会专家委员会又提出了糖尿病的新的病因分型方案，将糖尿病分为I型糖尿病、II型糖尿病、特异型糖尿病和妊娠糖尿病。下面仅就较常见的I型糖尿病、II型糖尿病及妊娠糖尿病进行介绍。

I型糖尿病

I型糖尿病又称为胰岛素依赖型糖尿病（IDDM）。它的基本病理是胰岛β细胞大量破坏，胰岛素分泌严重缺乏，导致高血糖、高酮血症和酸中毒及由此引发的各种临床表现。这类糖尿病可发生在任何年龄，尤其以儿童多见，也有少部分成人患病。

I型糖尿病主要是由于遗传以及环境因素所致。研究发现遗传因素赋予个体的仅是I型糖尿病的易患性，它还受环境因素的影响，只有二者共同作用，个体才能发生糖尿病。环境因素涉及面较广，有物理性因素、化学性因素，其中主要有病毒感染、营养食品和化学食品等。这些因素可以直接或间接破坏胰岛β细胞，使胰岛素分泌缺乏。

I型糖尿病发病快，来势凶猛，

大多数患者在很短的时间内体内的胰岛β细胞就被彻底破坏掉了。部分患者会有一个缓冲期——几个月后，胰岛β细胞才会被彻底破坏掉。

因为自身不能产生胰岛素，所以Ⅰ型糖尿病只能通过体外补充来获得胰岛素。自发性酮症酸中毒是Ⅰ型糖尿病的主要特征，为防止其发生，糖尿病患者必须每天注射胰岛素才能生存。

Ⅰ型糖尿病在整个糖尿病发病人群中只占很小一部分，其中儿童患者所占比例较大，在3～4岁和11～12岁两个年龄阶段，糖尿病的发病率最高。

Ⅰ型糖尿病发病后会在短时间内急剧恶化，甚至会出现糖尿病性昏迷的危险，必须引起足够的重视。

Ⅱ型糖尿病

Ⅱ型糖尿病即非胰岛素依赖型糖尿病（NIDDM），它包括胰岛素抵抗和胰岛功能损伤两个方面。

所谓的"胰岛素抵抗"，就是人体的肝脏、肌肉、脂肪等组织细胞抵抗胰岛素的作用，使胰岛素不能正常发挥它的作用，使其转送血糖的能力降低，不能顺利地打开葡萄糖通道，血糖不能进入到细胞中。另外，胰岛素对肝脏葡萄糖的输出具有调控作用，当存在胰岛素抵抗时，胰岛素就不能有效地抑制肝脏葡萄糖的输出。胰岛素抵抗的特点就是人体对胰岛素的需要异常升高。如果长期存在胰岛素抵抗，胰岛储备功能就会全部耗竭，由胰岛β细胞所分泌的胰岛素也就不能满足人体对胰岛素的无限需求，出现"胰岛素相对缺乏"，血糖也随之升高。

胰岛功能损伤是一个逐渐加重的过程，也就是说，胰岛β细胞分泌胰岛素的能力是逐渐下降的，所以，Ⅱ型糖尿病患者发病比较缓慢。随着病情的加重，胰腺的β细胞进一步严重受损，所分泌的胰岛素不能满足人体各种状态下的需要，人体所需的胰岛素就会严重缺乏。这个时候，如若得不到及时的补充，就会危及生命。

Ⅱ型糖尿病属于生活方式病，它与过量饮食、缺乏运动及过量饮酒等不良的生活方式密切相关。所以，如被诊断为Ⅱ型糖尿病，首先应该检查一下自己的生活方式。Ⅱ型糖尿病患者占糖尿病患者总人数的90%以上。

妊娠糖尿病

所谓妊娠糖尿病就是指妊娠前没有糖尿病，妊娠以后出现了糖尿病。

妊娠糖尿病常在妊娠的第24周左右出现，因为这一阶段的胎盘会分泌出一种减弱胰岛素作用的激素。不过，大部分妊娠糖尿病患者随着妊娠分娩的完成，血糖水平会很快回到正常水平。也有一部分患者血糖会持续较高水平，成为真正的糖尿病患者。那些血糖回到正常水平的妇女，在5年内发生糖尿病的危险会比常人高很多，因此，要经常做体检，做到早发现早治疗。

遗传因素和肥胖症是发生妊娠糖尿病的重要因素，有家族糖尿病史的或肥胖的孕妇，在妊娠期间就应该注意糖尿病的检查。从这点看，怀孕后吃得越多对孩子越好这样的观点其实是不科学的。

糖尿病的临床症状

糖尿病患者由于体内胰岛素不足，不能把摄入人体内的葡萄糖有效地组织氧化利用，从而导致血糖升高，尿糖呈阳性，随之出现代谢紊乱。为了能及早地做好预防工作，我们有必要了解一些糖尿病典型的临床症状。

·多食。多食是由于糖尿病患者体内胰岛素绝对或相对不足，食物在肠胃消化后转为葡萄糖，而葡萄糖还没能被充分利用，就从尿中流失了。机体没有足够的能量来维持正常的生命活动，短缺的部分需要从体外补充，患者的饥饿反应加强，故出现多食，多食是为了补充尿中失去的糖分，而多食又导致血糖升高，高血糖又致多尿，尿糖又会增加，饥饿感加强，如此形成恶性循环。所以，糖尿病患者即使多食易饥，也应该控制自己的饮食，遏制这种恶性循环，减轻胰腺的负担，有利于疾病的治疗。

·多尿。多尿即尿的频次和尿量增多。由于糖尿病患者的血糖过高，大量的葡萄糖从肾脏中排出，肾小球滤液中的葡萄糖又不能完全被肾小管再吸收，以致形成渗透性利尿，故出现多尿症状。一般尿量与尿糖成正比，尿糖越高尿量越大。糖尿病患者每日的尿量可以达到3000～5000毫升，甚至超过8000～10000毫升。随着尿糖增加，尿量增大，肾囊膨胀，患者可出现腰酸背痛等症状。

·多饮。多饮是由于多尿引起。多尿使体内流失大量水分，引起口干舌燥，皮肤脱水而失去弹性。患者每日饮水量几乎与尿量相同，且饮不解渴。

·体重减轻。体重减轻是糖尿病患者最常见的临床表现。由于糖尿病患者体内胰岛素不足，不能充分吸收利用葡萄糖，而身体就会用自身的蛋白质和脂肪来补充能量，加速了蛋白质和脂肪的分解速度，再加上水分丢失，患者体重急剧下降,形体消瘦。

以上就是糖尿病患者最常见的"三多一少"典型临床表现,但并不是所有糖尿病患者都会出现这些症状,尤其成年非肥胖型糖尿病患者或者老年糖尿病患者,这些患者的典型症状就不明显。一些Ⅱ型糖尿病患者和老年得病的糖尿病患者,平时没有明显的临床症状,在体检时或因为牙周炎、皮肤溃疡、水肿、视力减退等,到医院检查时才发现血糖明显高于正常水平,从而得知自己患上糖尿病。尽管此时他们的血糖已经很高,但他们并没有尿糖,因而"三多一少"的典型症状在他们身上体现得并不明显。

这就要求我们在日常生活中多关注自己的身体信号,以便及早发现糖尿病,及时就医治疗。

糖尿病的病症信号

糖尿病是一种慢性病,国内外医学界目前尚无根治的方法。一旦患上,必须终生治疗。因而为了避免它对我们健康的侵袭,对其进行积极预防是非常有必要的。一般来说,在糖尿病形成的过程中,每个人身体都会出现一些异常情况,如果能及时发现异常情况,并及时采取相应的措施,就会大大降低患上糖尿病的可能。

通常情况下,如果在平常的自我监测中发现身体出现下列异常症状,就要警惕糖尿病的发生了。

·口渴。每天总是感觉很口渴,虽然已喝了不少水,但仍不能解渴。

·饥饿。尽管每餐吃得不少,但总有饥饿感,体重不仅没有增加,反而开始逐渐减轻。

·小便次数大大增加。小便排出量比平常多了2倍左右,而且一旦喝了水,大约一刻钟后就想立即上厕所。

·身体疲乏、耐力下降。这是由于血液中的葡萄糖虽然增多,但仍然不够供应机体的需要。

·消瘦、虚弱。没来由地人就变得消瘦、体重下降,或胖人变瘦,易感疲乏、虚弱无力等,这些都是糖尿病的特异表现。

·餐前或餐后数小时出现饥饿、心慌、乏力且四肢颤抖的现象。

·出现肌肉痉挛,小腿肚抽筋等现象。

·上楼梯时突然一侧腿膝关节乏力,有欲跪倒现象。

·无其他原因出现视物模糊、视力下降的现象。

·无明显原因地出现性功能障碍现象,如女性月经紊乱,男子性欲减退或阳痿。

·老年人出现性欲亢进现象。

·齿槽溢脓，这是糖尿病的常见表现和重要征兆。

·手足时常出现麻木，甚至有剧烈疼痛感、热感、虫爬感。

·反复发作低血糖，也是糖尿病的一个征兆。

·舌面上出现没有舌苔覆盖的菱形缺损区（菱形舌炎）。

·出现排尿困难现象，可能是膀胱括约肌功能障碍所致，应引起注意。

·皮肤上经常反复出现毛囊炎、疖、痈、癣等。

·出现发展迅速的白内障。

·每日大便2～3次至5～6次不等，呈稀糊状，这是功能性腹泻，可能与糖尿病有关。

·手足发凉，全身发抖，有时还出冷汗。

·受到创伤的地方，伤口的愈合速度大大低于从前。

·血压和血脂突然出现不明原因的增高。

·感觉神经出现一些异常情况，如不明原因的疼痛、麻痹等症状。

·耳道经常发炎，或是耳垢突然增加。

·尿液检查中，曾查出尿中含有糖分。

·血糖检查中，曾查出血糖水平稍微偏高。

·偶尔出现不明原因的恶心、呕吐，乃至昏迷症状。

·尿道、胆道、肺部、皮肤等部经常出现反复感染症状。

糖尿病发病前的症状是多种多样的。它可能有典型的症状，也可能毫无征兆，或者因糖尿病并发症而出现的症状。有相当一部分患者是在体检时或者发生并发症时才被发现。大家可以参考上面的表现及时去医院进行全面诊治。

另外，受女性特有的生理特点影响，女性糖尿病患者会在早期出现一些有别于男性的症状。

·阴部瘙痒。这是尿糖刺激局部所致。

·出现白色念珠菌等真菌性阴道炎，并伴以白带分泌。

·性功能障碍。

·腰臀比例过大（正常的腰围与臀围比值为0.7～0.85）。

·孕妇产下巨大婴儿。糖尿病孕妇有15%～25%的人分娩出巨大胎儿（体重超过4000克）。

再有，小儿糖尿病不同于成人。小儿糖尿病一般起病比较急，发病比较快，若不及时治疗，很容易发展为糖尿病酮症酸中毒，出现呕吐、腹痛、脱水、呼吸困难、昏迷等，严重者可能引起死亡。

下面是小儿糖尿病的几个表现。

·多食、多尿、多饮，体重明显下降，精神委靡，经常性的遗尿。

·起病急，发病前常伴有呼吸道感染、尿路感染，皮肤反复起疖肿或湿疹，而且不易痊愈。

·腹痛、腹泻，这类患儿常被误诊为肠炎、急性阑尾炎。

·频繁呕吐，这是糖尿病酮症酸中毒的典型症状。

·排尿困难，患儿体内糖代谢障碍，能量来源不足，导致神经、肌肉等功能障碍，出现排尿困难、排尿不尽。

因此，家长一旦发现孩子有以上症状，应立即到医院进行全面体检和血糖检测，以免延误病情造成误诊。

糖尿病的严重危害

当糖尿病发展到一定程度之后，首先出现的症状就是排尿量增加，上厕所的次数更加频繁，口渴的感觉很明显，于是便大量饮水。因为当血糖上升时，血液的渗透压会随之增大，身体细胞里所含的水分就开始向血管转移，尿的正常代谢过程受到影响，产生大量尿液，进而出现脱水症状。

与此同时，由于胰岛素的分泌量下降，葡萄糖无法被身体吸收，从而为身体提供能量，所以会觉得全身乏力，肚子的饥饿感增强，于是食量逐渐增加。然而，虽然吃得更多，但结果却只见血糖值上升，身体并未发胖，相反体重却不断减轻（其原理前文已经提到）。

随着病情的进一步发展恶化，就会引发一系列的症状，波及到身体各处。相继出现的症状有手脚麻痹、疼痛、冰凉（以上三种情况常常左右对称发生，夜里感觉尤为明显）、小腿抽筋、站立时抽筋等神经功能异常的症状。如果未能得到及时的治疗和控制，就会出现更加严重的病症，如糖尿病性视网膜病变、白内障、牙周疾病、肺炎等感染性疾病、高血压、脑梗塞、体位性眩晕、心绞痛、心肌梗塞、糖尿病性肾病、肾盂肾炎、胆囊炎、畏寒症、膀胱炎、便秘、腹泻、性欲减退、勃起功能障碍、全身肌力减退、闭塞性动脉硬化症、全身性皮炎、足部坏疽（严重时甚至需要截肢）等。这就是糖尿病的巨大危害，就是由于血糖上升所造成的严重后果。

在糖尿病的这些并发症中，发病率最高的是糖尿病性神经病变、糖尿病性视网膜病变和糖尿病性肾病，它们被称为糖尿病的三大并发症。更要命的是，糖尿病有时会和高血压、高血脂合并出现，造成难以控制的后果。

其中，糖尿病性神经病变是由于持续的高血糖造成的神经纤维传递能力下降引起的。这样，末梢神经、植物神经等的功能发生障碍，就会表现出种种症状。而糖尿病性视网膜病变是由于眼部的毛细血管受到高血糖的损伤所引起的，将会导致视力下降，严重者甚至可能失明。同样，糖尿病引起肾病也是因为肾脏的毛细血管受到高血糖的损伤造成的。由于肾脏的功能减弱，处理废物的能力下降，体内的有害物质就会在血液中积存，进而损害到全身各处，甚至引发尿毒症而导致死亡。

糖尿病的这些并发症有的会突然发病，有的则是经过很长的时间逐渐积累而成的。临床上，多种并发症同时出现的病例也很常见，它们共同作用会造成整个身体的严重病变，导致器官和身体衰竭，最终危及生命。而这一切都是由高血糖造成的。

在胰岛素应用之前，急性酮症酸中毒是糖尿病的主要死亡原因——由于胰岛素严重不足，患者血糖异常升高，脱水，迅速进入昏迷、休克、呼吸衰竭。酮症酸中毒的死亡率为10%。自1921年胰岛素应用于临床后，其死亡率大大降低，糖尿病性昏迷及感染所致的死亡急剧减少，仅占糖尿病患者死亡率的1%。

目前，在糖尿病性动脉硬化及微血管病变基础上产生的慢性并发症，已成为左右糖尿病预后的主要因素，因此糖尿病慢性并发症致残致死的患者逐渐增加。冠心病、脑血管病、肾病是糖尿病的主要死亡原因。其中冠心病，占糖尿病患者死亡的60%～80%；脑血管疾病引起大约10%的死亡；糖尿病肾病一般占死亡总数的10%～30%，患者的年龄越小，糖尿病肾病导致的死亡比例就越高。

糖尿病易患人群

有糖尿病家族史者

糖尿病是具有遗传性的，但它所遗传的并不是糖尿病本身，而是它的易感性，当然这并不意味着父母有糖尿病，子女就一定会患糖尿病。糖尿病的遗传涉及多个基因，这些基因变异后使人更容易患上糖尿病。因此，有糖尿病家族史的人要努力做到饮食均衡，合理运动，保持乐观的精神状态。积极的预防对于那些易患糖尿病的人来说是非常有意义的。同时，有家族病史的应及早做定期检查，防患于未然。

肥胖者

首先，肥胖者往往同时伴有高血脂和高血压，而且胖人多不爱活动，使糖代谢减慢，造成体重进一步增加，形成恶性循环。其次，肥胖的人摄食量过高，脂肪细胞变得肥大，对胰岛素需求增多，胰岛细胞负荷过重，刺激胰岛β细胞过度分泌，导致胰岛功能衰竭而发生糖尿病。所以，为了预防糖尿病的发生首先应该预防肥胖，建立有规律的生活制度，合理饮食，积极参加体育锻炼和文娱活动。

肥胖带来的健康损害

（1）脂肪代谢紊乱
（2）高血压
（3）Ⅱ型糖尿病
（4）冠状动脉疾病：心绞痛、心肌梗死
（5）脂肪肝
（6）脑血管疾病：脑血栓、暂时性脑缺血
（7）骨科疾病：变形性关节炎、腰椎间盘突出
（8）高尿酸血症（或痛风）

从上表我们可以看出肥胖会给我们的健康带来巨大的威胁，严重损害我们的身体健康，而且它也可以直接导致糖尿病的发生，是糖尿病发病的一个重要原因。因此，我们更应该合理饮食，杜绝肥胖。

长期精神紧张、心理压力大者

精神紧张会使对抗胰岛素的肾上腺素、甲状腺素等激素的分泌增多，使血糖升高。临床中还发现，易怒，脾气暴躁，爱生闷气，肝火旺盛的人，血糖容易升高。同时，精神紧张使中枢神经系统发生紊乱，也会引起内分泌失调。最近，医学家还发现大脑皮层紧张时可分泌一种物质，促使血糖升高，这可能是Ⅱ型糖尿病的诱因之一。因此，无论是健康的人还是糖尿病患者都应该保持健康乐观的心态，注意调节放松自己的情绪。

妊娠期妇女

在妊娠期，胎盘会分泌出一种减弱胰岛素作用的激素，这种激素有可能会引发糖尿病。在大多数情况下，这种糖尿病只是暂时性的，生产之后会自然恢复，不过也存在康复数年之后再患糖尿病的可能性。

此外，有食欲正常而体重明显下降，却找不到原因，妇女分娩巨大婴儿，年龄超过50岁，肢体溃疡经久不愈等情形者，也应及时到医院进行检查，以确定自己是否患有糖尿病。

爱喝酒的瘦弱男性

我们都知道胖人容易得糖尿病，可是，日本厚生劳动省的研究小组与日本国力癌症中心预防研究部，在英国的糖尿病专业杂志上发表文章称瘦人同样面临着糖尿病的威胁。通过调查研究他们发现比较瘦的男性如果饮酒量增多的话，患糖尿病的概率也会随之增高。参与此项研究的日本虎之门医院内分泌代谢科主任野田光彦分析说："这里面其实有一个双重作用。首先，胰岛素可以抑制人体血糖值的增高，而在身体瘦弱的人当中，多数人分泌胰岛素的功能都比较弱；其次，现有的科学研究已经证明，长期饮酒也会导致体内分泌胰岛素的能力减弱。所以，体质瘦弱的人再饮酒的话，分泌胰岛素的功能就会变得更差。"

野田主任因此建议，身体较瘦的男性一定要注意保持良好的生活习惯，并控制饮酒量——每天最好不要超过180毫升（酒精含量不超过20克），这样才能减少罹患糖尿病的风险。

每天睡眠不够者

美国波士顿大学医学院副教授丹尼尔·戈特列布，在美国《内科学档案》周刊上发表了他的一项研究成果：与每天睡7～8小时的人相比，那些睡眠时间不足5小时的人患糖尿病的比例要高出2.5倍，也就是说，经常熬夜、睡眠不足可以导致糖尿病。

这项研究成果是在对1486名年龄在53～93岁之间的成年人进行调查时得出的。由于研究已经排除了性别、年龄、种族等因素对于实验者的影响，因此戈特列布教授认为睡眠时间长短与糖尿病之间有直接因果关系，但是什么因素使睡眠时间过短与糖尿病产生联系尚不清楚。戈特列布教授进而强调，无论是什么原因，这项研究都再次表明了充足睡眠的重要性。

第二章
糖尿病的实验室检查与诊断

确诊糖尿病需做哪些检查

糖尿病初期没有明显症状,大多数患者是通过体检才发现自己患有糖尿病的。糖尿病最明显的标志就是血糖升高,如果血液中的血糖含量出现了异常,我们就应该马上去医院做详细的检查。

确诊糖尿病需做的检查包括:尿糖检查、血糖检查和葡萄糖耐量测试等。通过检查确认患有糖尿病后,还应该做更详细的检查来确认糖尿病的类型以及是否出现了并发症,如血糖日差变动、糖化血红蛋白、血清胰岛素、尿微量白蛋白等。

血糖检查

血糖检查包括空腹血糖检查、餐后两小时血糖值检查和葡萄糖耐量试验等3项检查。

·空腹血糖值。空腹血糖值是指早上起床后到早饭前空腹状态时的血液血糖值。检查前一天晚饭后不能再进食。血糖值在

检查糖尿病的流程

问诊:在检查之前医生会询问患者是否有糖尿病家族史、血糖值高不高等。
BMI(体重指数)检查:测量身高、体重、判断肥胖度。
空腹尿检:空腹状态下,检查尿液中的葡萄糖、蛋白质、白蛋白含量。
空腹血糖检查:空腹状态下,测量血糖值以及糖化血红蛋白。
葡萄糖耐量测验:口服75克葡萄糖,2小时后测定血糖浓度。每30分钟采血、采尿一次,同时测定胰岛素的分泌情况。
眼底和眼压检查:检查视网膜病变,糖尿病性视网膜病变是糖尿病的三大并发症之一。
血压脉搏检查:检查动脉硬化的发展程度。
跟腱反射检查:检查神经功能障碍,糖尿病性神经功能障碍是糖尿病的三大并发症之一。

6.1～7.0毫摩尔/升为空腹血糖异常，大于7.0毫摩尔/升便可以诊断为糖尿病。

·餐后两小时血糖值检查。餐后血糖检查与空腹血糖检查是相对应的。空腹血糖值正常范围是3.9～6.1毫摩尔/升，健康人在进餐后，身体会自动将血糖值控制在10毫摩尔/升以下。糖尿病患者的空腹血糖值会超过7.0毫摩尔/升，餐后两小时血糖值会达到11.1毫摩尔/升以上。

·葡萄糖耐量测验。清晨空腹口服75克无水葡萄糖，并于服用前和服用后30分钟、60分钟、120分钟、180分钟抽取血液进行血糖测定。在葡萄糖耐量测验中，如果口服葡萄糖两小时内，血糖值超过11.1毫摩尔/升，通常可以确诊为糖尿病。

这三项检查中如果有一项检查结果超过了标准值，就可以确诊为糖尿病。

但有一点需要注意，血糖检查前一天应避免饮酒，注意饮食，尽量保持平常的状态去接受血糖检查。同时，为了检查结果更加准确，至少要做两次以上的检查。

如果血糖检查结果是糖尿病，还需要做进一步的检查。

糖化血红蛋白和糖化血清蛋白

糖化血红蛋白

糖化血红蛋白是血中葡萄糖与红细胞相结合的产物，即红血球的血红蛋白中糖基化部分。当血糖值升高后，葡萄糖很容易就会跟血红蛋白相结合，这样糖化血红蛋白就会增多，糖尿病也会随之加重。

糖化血红蛋白在糖尿病监测中有很大的意义，它能够反映过去2～3个月血糖控制的平均水平，它不受偶尔一次血糖升高或降低的影响，与采血时是否空腹也有关系，因为血红蛋白一旦与葡萄糖结合就不会再分开，直到血红蛋白死去（一般血红蛋白的寿命为3～4个月）。

糖化血红蛋白值不同于血糖值，血糖值在进餐前后有很大的变动，而糖化血红蛋白值在进餐前后变化并不明显。因此对糖化血红蛋白进行测定，可以比较全面地了解过去一段时间的血糖控制水平，是目前评价糖尿病患者血糖控制状况的最佳指标。国际糖尿病联盟推出的新版亚太糖尿病防治指南明确规定，糖化血红蛋白在总血红蛋白中所占比例是国际公认的糖尿病监控"金标准"。

世界权威机构对于糖化血红蛋白有着明确的控制指标，美国糖尿病学会建议糖化血红蛋白控制在小于7%，国际糖尿病联盟建议糖化血红蛋白控制标准为小于6.5%，目前，我国将糖尿病患者糖化血红蛋白的控制标准定为6.5%以下。

血糖控制的目标值	
控制情况	糖化血红蛋白
优	<5.8%
良	5.8%～6.4%
中	6.5%～7.9%
差	8.0%以上

糖化血红蛋白的多少与血中葡萄糖的含量高低成正比关系，临床采用糖化血红蛋白占总蛋白的百分比来反映糖化血红蛋白的高低，其正常值为4%～6%。糖化血红蛋白越高表示血糖与血红蛋白结合越多，而糖化血红蛋白的增高对糖尿病患者有很大的危害，它会加速心脑血管并发症的发生，是心脑血管病的一个高危因素；还会使眼睛内的晶状体被糖化，可引发白内障；它还可引起肾小球基底膜增厚，诱发糖尿病肾病等。

测定糖化血红蛋白的临床意义有以下几点。

·糖化血红蛋白可作为糖尿病患者长期血糖控制的指标。糖化血红蛋白的测定目的在于消除波动的血糖对病情控制观察的影响，因而对血糖波动较大的Ⅰ型糖尿病患者是一个很有价值的血糖控制指标。对于Ⅱ型糖尿病患者也可作为长期的血糖控制指标。若糖化血红蛋白值小于6%，表示血糖控制理想，若大于10%，说明患者存在着持续性高血糖。

·糖化血红蛋白可用于糖尿病的诊断。有研究证明，大多数空腹血糖高于正常的糖尿病患者及糖耐量减低的患者糖化血红蛋白也增高，因此，糖化血红蛋白也可作为糖尿病筛选时应用，但也有人认为糖化血红蛋白对诊断糖尿病不是一个敏感指标，不能取代现行的糖耐量试验和血糖测定。

·糖化血红蛋白有助于对糖尿病慢性并发症的认识。糖化血红蛋白越高，发生并发症的危险性就越大。

·糖化血红蛋白有助于制订降糖治疗策略。有研究表明，当糖化血红蛋白小于7.3%时，餐后血糖在总体血糖中所占比重较大，治疗时应着重控制餐后血糖；当糖化血红蛋白大于8.4%时，则空腹血糖在总体血糖中所占比重较大，治疗时应着重控制空腹血糖；当糖化血红蛋白在7.3%～8.4%时，在控制血糖时应两方面并重。

糖化血清蛋白

糖化血清蛋白是血清葡萄糖与白蛋白及其他血清蛋白分子N末端的氨基上发生非酶促糖化反应形成的高分子酮胺结构。由于血清白蛋白的半衰期为21天，因此，它可以反映糖尿病治疗近期的效果，同时也可以反映患者过去1～2周的平均血糖水平。它和糖化血红蛋白一样，不受当时血糖浓度的影响，可用作监测糖尿病病人过去一段时间内血糖控制情况的指标。对于急性代谢失常的糖尿病患者，如酮症酸中毒、非酮症高渗综合征，以及糖尿病合并妊娠、胰岛素强化治疗等尤为适用。糖化血清蛋白不能作为筛查糖尿病患者的依据，但它对于追踪病情、观察疗效有一定的参考价值。

糖化血清蛋白的正常值为1.9(±0.25)毫摩尔/升。

尿液分析

糖尿病人的尿液含糖量要比一般人高出很多，每天尿中排出的糖超过150毫克称为糖尿。不过尿糖值的个体差异性较大，即使是同一个人，他的尿糖值也会因为前后两天所吃食物不同而有所不同。因此，只通过一次的尿液分析是诊断不出是否患有糖尿病的。

正常情况下，一天内通过尿排出的糖应为30～130毫克。如果血糖值超过8.9～10.0毫摩尔/升，尿糖值就会随之升高。

在进行尿液检查时，需要按照一定的方法进行取尿，否则可能会导致化验结果不准确，影响糖尿病的确诊。

血脂质分析

血液里的脂肪叫做血脂，它来源于食物经肠胃消化吸收的脂肪，一般包括甘油三酯、胆固醇、高密度脂蛋白和低密度脂蛋白等。脂肪组织是机体的能量仓库，脂肪被消化吸收后，将多余的"燃料"储存起来，等到饥饿时则动员脂库分解，用来满足身体所需的能量。

脂质代谢紊乱在糖尿病的病理过程中有着极为重要的作用，因此测定血脂含量对了解病情、分析和判断药物治疗情况有很大的意义。

糖尿病患者由于体内胰岛素不足，机体内脂肪合成减少，分解加速，引起脂质代谢紊乱，使血液中的胆固醇、甘油三酯和载脂蛋白的浓度超出正常范围，我们称之为糖尿病性高脂血症。糖尿病性高脂血症是一种综合征，它的特点是乳糜微粒、极低密度的脂蛋白在血浆中大量堆积，血浆甘油三酯常在22毫摩尔/升以上。

血脂异常与胰岛素抵抗、高胰岛素血症有着密切关系。糖尿病患者不仅有血脂、脂蛋白和载脂蛋白异常，而且脂蛋白成分也可能发生改变。还有糖耐量减低者和Ⅱ型糖尿病患者在餐后血脂代谢也会发生异常，乳糜微粒和乳糜微粒残骸增加，大而漂浮的低密度脂蛋白颗粒经肝三酰甘油脂酶处理而转变为小而致密的低密度脂蛋白，促进动脉粥样硬化的发生和发展。

查血脂应注意的事项如下。

· 禁食12～24小时后抽取静脉血化验。

· 抽血前数天最好停用血脂调节药物、降压药、激素等影响血脂的药物，如服用则记录用药情况。

· 抽血前至少两周保持平时的饮食习惯，禁止抽血前大吃大喝。抽血前最后一餐忌用高脂食物，不饮酒，以免导致化验结果出现误差。

· 抽血前避免剧烈运动。

· 保持近期体重稳定，无急性病、外伤和手术等情况。

胰岛β细胞功能测定

胰岛素释放试验

胰岛β细胞的功能变化与各型糖尿病的发生、发展、病理改变及病情转归均密切相关，故β细胞功能检查对于糖尿病的诊断、鉴别诊断、判断病情和指导治疗具有重要意义。

应用以猪胰岛素为抗原取得特异抗清组成放射免疫试剂，可以有效地测定人血清中胰岛素的含量。根据胰岛素释放的曲线，对糖尿病的分型、鉴别诊断、判断胰岛β细胞的功能、药物对糖代谢的影响等均有重要的意义。

正常人在饮葡萄糖后30～60

尿液的检查方法

即时尿液：取任意一次排尿尿液。只取中段和后段尿，因为前段尿液可能含有沉淀物和尿道细菌等。

晨尿：晚上睡觉前把尿排尽，第二天早晨取尿的中段和后段，晨尿属于浓缩尿液，如检查有异，则视为有病。

分杯尿液：将尿液的前2/3收集到一个杯子里，剩下的收集到第二个杯子里。通过检测哪一个杯子中出现血尿，可判断出血部位。收集一定时间内的尿液。

24小时尿液：这种方法可测定肾功能、一天内尿的蛋白量和糖分的摄入量，以及排泄状况。

分钟出现胰岛素释放高峰，以后逐渐下降，血中胰岛素和血糖浓度呈平行关系。

糖尿病患者胰岛素释放包括以下3种类型。

胰岛素释放障碍型：较正常人胰岛素水平略低，且饮葡萄糖后胰岛素分泌值呈低水平状态，峰值低于正常值。表明胰岛素障碍导致迟缓反应。多见于Ⅱ型糖尿病患者。

胰岛素分泌不足型：较正常人胰岛素水平略低，口服葡萄糖后没有明显反应，部分患者高峰值出现在60～120分钟后，表明胰岛素分泌迟缓，称为胰岛素分泌不足型，多见于Ⅰ型糖尿病患者。

胰岛素分泌增多型：空腹胰岛素水平高于正常，口服葡萄糖后，胰岛素峰值明显高于正常，表明胰岛素分泌功能偏高。多见于Ⅱ型糖尿病患者，尤其是肥胖者。

C肽释放测定

C肽是胰岛素分泌过程中产生的一种物质，β细胞分泌C肽与胰岛素的分泌有密切的联系。一般情况下，如果C肽分泌量较多，那么胰岛所分泌的胰岛素也较多，反之，C肽分泌较少胰岛素的分泌也会较少。

因糖尿病患者C肽水平与临床分型及病情的严重程度是一致的，所以通过测定糖尿病患者C肽的分泌水平可以准确反映出胰岛β细胞的分泌功能，进而判定糖尿病的类型以及其严重程度。

应用放射免疫法，分别测定空腹及葡萄糖耐量后1、2、3小时血清C肽的含量。C肽清除率为5.1（±0.6）毫升/分钟，较胰岛素1.1（±0.2）毫升/分钟为高，C肽每日含量相当于胰岛素的5%，占胰岛素分泌总量的0.1%。

胰岛素抗体和血清胰岛细胞抗体测定

糖尿病患者在胰岛素治疗过程中，随着治疗时间的加长，用药剂量的增加，加之外源性胰岛素不纯，部分患者会产生胰岛素抗体。还有一种出现于从未接受过胰岛素治疗的病人，称为胰岛素自身抗体。

如果糖尿病患者胰岛素用量不断增加而病情却日益加重难以得到很好的控制，就应该检测胰岛素抗体。检查结果若呈现阳性，表明已经产生了胰岛素抗体。

Ⅰ型糖尿病患者在发病过程中与免疫关系密切，在血清中可测出胰岛素细胞抗体。

胰岛素细胞抗体在Ⅰ型糖尿病患者中阳性率高达65%～85%，随着病情的延长而降低。Ⅱ型糖尿病患者中胰岛素细胞抗体阳性率为10%，但这些患者最终会发展成Ⅰ型糖尿病。胰岛素细胞抗体阳性的非糖尿病患者60%~70%会发展成Ⅰ型糖尿病。

应用完整的胰腺组织或分离的胰岛细胞作为抗原，可以测定胰岛素细胞抗体，具体方法有免疫组化法、荧光免疫法、酶免法3种。

糖尿病的诊断标准

糖尿病是一种常见病，严重影响着人们的身体健康。近年来，随着科学技术的进步，对糖尿病的研究有了进一步的发展，对它的诊断、分型有了进一步的认识，产生了许多实验室标准。

1997年，世界卫生组织"糖尿病专家委员会"提出了糖尿病诊断新标准，我国医学界大多也引用此标准，其具体内容如下：

（1）有糖尿病典型症状（口渴、多饮、多尿、体重减轻等），任何时候血糖≥11.1毫摩尔／升（200毫克／分升）或空腹血糖≥7.0毫摩尔／升（126毫克／分升），不需作糖耐量试验即可诊断为糖尿病。

（2）有糖尿病症状，但血糖值未达到上述指标者，应进行OGTT（成人口服75克葡萄糖，儿童每千克体重用1.75克、总量不超过75克），2小时血糖≥11.1毫摩尔／升（200毫克／分升）可诊断为糖尿病。

（3）无糖尿病症状者要求OGTT，2小时及1小时血糖均≥11.1毫摩尔／升（200毫克／分升），或另一次OGTT 2小时血糖≥11.1毫摩尔／升（200毫克／分升），或另一次空腹血糖≥7.0毫摩尔／升（126毫克／分升），方可诊断为糖尿病。

凡符合上述标准之一者均可诊断为糖尿病。

1999年，WHO推荐标准如下。

（1）随机血糖≥11.1毫摩尔／升，有口渴、尿液增加、体重减轻或反复感染等症状，如空腹血糖≥7.0毫摩尔／升（126毫克／分升）或2小时血糖≥11.1毫摩尔／升(200毫克／分升)时。

（2）空腹血糖<6.1毫摩尔／升（110毫克／分升）。

（3）IGT，空腹血糖<7.0毫摩尔／升（126毫克／分升）和2小时血糖≥7.8毫摩尔／升（140毫克／分升）且<11.1毫摩尔／升（200毫克／分升）。

（4）IFG，空腹血糖≥6.1毫摩尔／升（110毫克／分升）且<7.0毫摩尔／升（126毫克／分升）。所有人均应做OGTT以排除糖尿病。

（5）OGTT要求：过夜空腹（10

小时）后进行；早晨采空腹血标本；喝75克葡萄糖溶于250毫升水中；采葡萄糖负荷后2小时血标本（只需一次标本）。

2004年，美国糖尿病医学会糖尿病诊断基准如下。

（1）有糖尿病的症状，加上任意时间测得血糖值大于或等于200毫克／分升（11.11毫摩尔／升）。

（2）空腹血糖值大于或等于126毫克／分升（7毫摩尔／升）（空腹的定义为至少8个小时未进食含有热量的食物）。

（3）在葡萄糖耐受试验（OGTT，受试者必须口服75克葡萄糖）中，2小时血糖值大于或等于200毫克／分升（11.11毫摩尔／升）。

符合前三项任意一项即可诊断为糖尿病。

诊断注意事项

要准确无误地诊断糖尿病，患者必须详细告诉医生现病史、家族史、既往史，并进行详尽的身体检查和化验室检查，才能确诊，而不至于漏诊、误诊。

·在诊断糖尿病时患者应详细陈述有无家族病史，因为糖尿病具有遗传因素。

·是否有既往病史，如冠心病、肢体动脉粥样硬化、末梢神经炎等。

·有无糖尿病常见的"三多一少"症状，即有无多食、多饮、多尿，体重下降，形体消瘦等这些症状。但这些症状并不是所有患者都会有，也许有但未引起足够的重视和警觉，比如食量增加，好多人会认为是好事而被忽略了。

·妇女患者要注意有无异常分娩（流产、早产），生产巨大婴儿，外阴瘙痒等症状。

·是否有内分泌疾病，如巨人症、肢体肥大症等。

·尿酮阳性不一定是酮症酸中毒。一般情况下，健康人和糖尿病患者在极度饥饿、呕吐频繁时也会出现酮尿，此时酮尿程度相对较轻，且血糖不高或降低。

另外，患者在做糖尿病检查之前也应该注意以下几点：

·检查前正常饮食和体力活动至少3天；

·检查当天早晨勿进食、饮水、服降糖药及注射胰岛素；

·检查前停用激素、利尿剂、避孕药3～7天；

·近期无急性感染、创伤、酮症酸中毒及情绪的剧烈波动；

·早8：30前携带当天零点后第一次小便10～20毫升到医院进行检查，抽4次血，中午12：00之前做完检查。

第三章
走出糖尿病认识误区

糖尿病是由于胰岛功能减退而引起的吗

多年来,人们一直认为糖尿病和胰岛功能密切相关,胰岛β细胞分泌胰岛素的功能缺失或者减退是引起糖尿病的根本原因,注射胰岛素是治疗糖尿病最后的杀手锏。但是随着研究的深入,越来越多的证据表明,绝大多数Ⅱ型糖尿病患者的胰岛功能并没有大的损害,胰岛功能都在正常的范围内。

病理学研究发现,Ⅰ型糖尿病病人的胰岛β细胞会显著减少,在1年内死亡的病例,β细胞的数量仅为正常的10%左右。而Ⅱ型糖尿病90%的病人的胰岛改变为胰岛淀粉样变性,胰岛在电子显微镜下可以看见淀粉样物质沉积于毛细血管和内分泌细胞之间,胰岛β细胞数量仅中度或无减少。那些淀粉样的物质称为胰淀素,是胰岛β细胞分泌的一种激素,Ⅱ型糖尿病患者的胰岛内存在大量的这种胰淀素,它们并没有按照正

糖耐量异常患者对照检查表

(1) 家族中有糖尿病患者。 是( ) 否( )
(2) 现在的体重比25岁前增加了10%以上。 是( ) 否( )
(3) 喜欢吃米饭、面包、面食等碳水化合物类食物。 是( ) 否( )
(4) 喜欢吃甜食。 是( ) 否( )
(5) 很少运动。 是( ) 否( )
(6) 喜欢吃油炸食品和奶油。 是( ) 否( )
(7) 压力较大。 是( ) 否( )
(8) 腹部肥胖,腰围大于臀围。 是( ) 否( )
(9) 常在外就餐,还吸烟、喝酒。 是( ) 否( )
(10) 吃饭时间不规律,吃饭过快。 是( ) 否( )

常情况释放到血液中，而是堆积在胰岛内，从而造成了胰岛的损伤。这是一个随病情发展而逐渐发生的过程，所以说，不是胰岛的损伤造成了Ⅱ型糖尿病，而是Ⅱ型糖尿病的发展造成了胰岛的损伤。从这里也可以看出，糖尿病并不都是由于胰岛的功能减退而引起的。

引发糖尿病的外界环境因素	
Ⅰ型糖尿病	病毒感染
Ⅱ型糖尿病	肥胖
	饮食过量
	缺乏运动
	应激
	妊娠
	年龄增长
	服用某些特殊药物

没有糖尿病家族史就不会患糖尿病吗

糖尿病的可遗传性已经得到广泛的认可。我们经常可以看到一个家族中有多人患糖尿病的现象，说明遗传因素在糖尿病的发病中起着重要的作用。但同时我们也注意到在有糖尿病家族史的同一家庭中并不是所有的人都会患糖尿病。这就说明，不是带有糖尿病遗传基因的人就一定会患糖尿病。与遗传因素相比，饮食过量、缺乏运动等不良的生活方式对糖尿病的影响更大。

对于遗传因素在糖尿病发病过程中的作用，我们一定要有清醒的认识。糖尿病是具有遗传性的，但它所遗传的并不是糖尿病本身，而是它的易感性。没有糖尿病家族史不能说从此就不会患上糖尿病，引发糖尿病的除遗传因素外，环境因素也很重要，其中包括：病毒感染、肥胖、体力活动减少及精神过度紧张等。

糖尿病遗传无法预防吗

糖尿病是一种可以遗传的疾病，尤其是Ⅱ型糖尿病，有20%～40%的子女会从母亲那儿遗传患上此病。但研究表明糖尿病的遗传不是单一基因遗传，而是多基因突变。且糖尿病的遗传不是疾病本身，而是对糖尿病的易感性，必须有某些环境因素的作用，才能发生糖尿病，所以糖尿病遗传是可以预防的。

首先，为了预防下一代遗传病的发生，必须在这一代做好择偶与婚配的工作。以Ⅱ型糖尿病患者为例，如果父母中有一方患有Ⅱ型糖尿病，遗传几率在1/7～1/3；但如果父母双方都是Ⅱ型糖尿病，遗传几率就提高到1/2。因此，糖尿病患者之间不建议相互婚配。

其次，合理、科学的调控饮食，忌辛辣甜腻食物及烟酒，控制体重；

坚持劳逸结合，参加适当的文娱活动、体育运动和体力劳动，可促进糖的利用，有助于预防和治疗此病；妇女妊娠时应合理饮食，尽量使胎儿体重在理想范围，因为新生儿过瘦、过胖，将来都容易患糖尿病；保持乐观的情绪，避免情绪过激和精神紧张。

再次，做到早发现、早治疗。糖尿病遗传病并非都是在出生时就能表现出来的，有的在儿童时期，有的甚至成年后才逐渐显出症状和体征。如能在症状出现前定期做尿检查和口服葡萄糖耐量试验，一旦出现异常或糖耐量减低，立即进行干预治疗，便可以控制一些糖尿病遗传病的发生。

糖尿病是富人病吗

糖尿病在中国已经成为一种常见的慢性疾病，与发达国家不同，中国罹患该病者多为富人。

发达国家很少有富人罹患糖尿病，因为那里的富人很注重锻炼身体和合理饮食，而低收入人群却因为经常食用汉堡包等肉类食品，而较易患上该病。中国的情况恰恰相反，生活富裕导致饮食习惯的改变，使得糖尿病患者多为有钱人。

在中国糖尿病患者疾病教育水平普遍偏低，不管穷人还是富人对糖尿病的了解都很少。由于缺乏对疾病的认识和管理，许多患者平时不注意饮食，缺少锻炼，养成许多不好的生活习惯，从而导致大量的糖尿病患者产生。尤其是富人，经济比较宽裕，日常生活中应酬多，饮食不规律，经常性摄入大量高脂肪食物，吸烟酗酒，这些都增加了他们罹患糖尿病的可能性，给自身的健康埋下隐患。

糖尿病的发生是不会以个人财富来作为标准的，如果你的生活饮食不规律，平时又缺少锻炼，那么不论你是富人还是穷人，糖尿病都会自己找上门来。因此，我们应该加强糖尿病的教育、提高公众对该病的认知，从而控制这一疾病的进展。

吃糖易得糖尿病吗

很多人一听到糖尿病这个名字，就会联想到糖，进而认为糖尿病是由吃糖引起的。这种认识其实没有一点科学道理，是望文生义造成的误区。

糖尿病分为Ⅰ型和Ⅱ型，两者都与遗传因素和感染、肥胖等多种环境因素有关，但最主要的致病机理就是胰岛受损，胰岛素活性不足。正常人的血糖之所以保持在正常范围，是因为有充足的胰岛素进行调节。如果胰岛素分泌失调，活性不足或相对不足，就会引起血液中血糖水平升高，从而影响了对糖的调节。当每100毫升血液中的血糖升至160~180毫克时，即超过肾小管吸收糖分的能力时，尿液中的糖分增加，就出现了血糖增高现象，出现糖尿病。

由此可见，糖尿病与多种因素有关，却跟吃糖与否没有直接关系。但是，吃糖可以导致肥胖，而肥胖又可能诱发糖尿病，这种间接关系还是有的，所以，吃糖也不应过量。

只有老年人才会得糖尿病吗

来自世界卫生组织的资料表明，老年人（65岁以上）患糖尿病的危险性是20~40岁人群的10倍。老年人是糖尿病的最高发病人群。但这些并不能说明只有老年人才会得糖尿病，只是相比较而言老年人患糖尿病的可能性更大一点。

为什么老年人易患糖尿病呢？主要有以下几个原因。

· 机体组织老化，基础代谢率下降，胰腺随年龄增高而逐渐老化，胰腺的β细胞功能降低，胰岛素的分泌量减少，全身各器官衰老不协调。

· 生活质量提高，营养成分改善，老年肥胖者尤其腹部肥胖逐渐增多，肥大的脂肪细胞膜上单位面积的胰岛素受体相对减少，其与胰岛素结合的亲和力降低，导致机体对胰岛素的敏感性大大降低，出现胰岛素抵抗。

· 体力活动减少，机体利用和消耗葡萄糖量减少，导致机体对胰岛素的敏感性降低，糖耐量减弱。

· 老年人肌肉逐渐减少，由占人体的47%减少到36%，而脂肪组织则从20%增至36%，此消彼长，导致葡萄糖消耗减少，胰岛素敏感性降低。

多数老年糖尿病患者起病后不易被发现，症状也不明显，较难及时诊断，因此若有以下情况应首先考虑是否有糖尿病的存在。

· 食欲大增而体重却日益下降。

· 常发生皮肤、口腔感染且伤口日久不愈。

· 四肢麻木，肌肉酸痛。

· 老年白内障或视网膜病变。

· 老年皮肤瘙痒，尤其是妇女外阴瘙痒。

另外，老年糖尿病有以下临床特点。

· 患病率高。50岁以上者随着年龄的增长而增高，老年糖尿病患者占糖尿病病人总数的40%以上，60~69岁为患病峰龄。调查显示，北方城区中老年人群中，有14.5%体重超重，69%达到肥胖程度，糖尿病患病率为7.8%。

·表现不典型，较难及时诊断。老年糖尿病人多起病隐匿，临床症状不明显，病情较轻，难以及时诊断，容易漏诊。许多患者是在进行身体检查或者因其他疾病做常规血糖检查时才发现。

·老年糖尿病以Ⅱ型糖尿病为主。老年糖尿病绝大多数（95%以上），为Ⅱ型糖尿病，属于多基因-多因素遗传病。

·非酮症高渗性并发症。非酮症高渗性糖尿病是老年Ⅱ型糖尿病的常见并发症之一。其中2/3的病人大病前无糖尿病病史或不知道自己已经患有糖尿病，一旦发生，如不及时诊治，则预后严重，会导致脑细胞坏死，死亡率可达到40%～60%。

·心脑血管病为主要死亡原因。有人统计，有70%～80%的老年糖尿病患者死于心脑血管并发症。其患病率随着年龄的增加和病程的延长而增加，常见的心脑血管疾病有动脉粥样硬化、脑梗死、高血压、冠心病、心肌梗死等。

·易感染。老年糖尿病患者本身免疫能力下降，细胞介导免疫功能受损，防御感染的能力也随之下降。大多数老年糖尿病患者同时患有多种慢性疾病，对感染的应激能力下降，因此，老年糖尿病患者易发感染，感染又会加重糖尿病。感染以肺部多见，其次为泌尿道、胆道肺结核及真菌。

孩子小就不会得糖尿病吗

提起糖尿病，大家就会想到这是大人才得的病，糖尿病基本上是成人的专利。但据调查显示，目前全球学龄前儿童糖尿病患者以每年5%的速度递增，全球15岁以下人群中平均每天增加200名糖尿病患者。

造成孩子患糖尿病的一个重要因素就是肥胖。现如今，生活水平提高了，孩子在家长的宠爱下得到了过分的满足，经常吃甜腻、油炸等高热量、高油脂的食物，但平时又缺少运动，消耗少，体重上升得特别快，结果导致孩子血糖过高，引发糖尿病。另外，遗传导致患糖尿病的儿童和青少年患者也在不断增多。这些因素成为近年来儿童和青少年糖尿病的主要发病趋势。

儿童糖尿病是可起始于任何年龄的，但有两个发病高峰期：一为5～6岁（或7～9岁），另一为青春期初期（11～13岁），发病率明显低于成年人。儿童糖尿病多数起病急，病情严重，其中半数以酮症酸中毒综合征起病，多见于Ⅰ型糖尿病。

儿童糖尿病会有非常明显的症

状,多食、多尿、多饮,且形体瘦弱,血糖与尿糖显著升高,尿酮体呈阳性。大部分儿童患者可以通过血糖测定确诊糖尿病。

以下是儿童糖尿病的几个主要特点。

·儿童糖尿病患病率明显低于成年人。

·儿童糖尿病大多数为Ⅰ型糖尿病,其发病机理及病因与Ⅱ型糖尿病明显不同,二者均有家族史,但Ⅰ型有某些病毒感染史。

·儿童糖尿病多急骤,且年龄越小酮症酸中毒发生率越高。慢性并发症以肾脏病变、视网膜病变多见,约有40%死于肾功能衰竭。

·儿童糖尿病血浆胰岛素与C肽水平绝对降低,需终身以胰岛素替代补充治疗。

作为家长应该了解、学习有关儿童、青少年糖尿病的常识,规范自己的各种行为,如良好的饮食习惯、规律的作息、经常锻炼身体等等,做孩子的生活榜样,而不是宠着孩子。如果能做到这些,则对于预防糖尿病会有非常大的帮助。

此外,对于有家族病史尤其是肥胖的青少年应该定期到医院检查血糖,做到早防早治。家长一旦发现青少年出现不明原因的口渴、消瘦、胃口不适等症状,最好及时带他们去医院检查,排除糖尿病隐患。

消瘦者不会患糖尿病吗

日本的研究人员在1993～2004年收集了4万名男性和9万名女性的健康状况资料,在研究开始时所有参与者都没有糖尿病。研究期间,在60～79岁的参与者中,跟传统观念一致,体重指数(BMI)较高的参与者糖尿病的发病率较高,但令人惊讶的是,体重指数低于18.5(BMI较低)的人糖尿病的发病率也较高,比BMI为18.5～24.9(BMI正常)的人高出30%。

从这个调查中我们可以看出,并不是消瘦的身体就不会患糖尿病,相反,身体过于消瘦的人患糖尿病的几率会比正常人高很多。

消瘦分两种情况,一种是本身体型就瘦,还有一种是由于已经患有糖尿病,因糖尿病而导致身体消瘦。本身体型就瘦的人,如果有不良的生活习惯,经常吸烟、酗酒,身体营养水平差,这都会影响或减少胰岛素分泌,最终引发糖尿病。另外一种由于糖尿病而导致的身体消瘦,由于人体所需的葡萄糖不被吸收,大量的排出体外,只能消耗机体的脂肪能量来维持正常的生理需求,这样长期下来就会造成体重下降,身体消瘦。

因此,消瘦者不会患糖尿病的说法是错误的。要想远离糖尿病,任何人都要养成良好的生活习惯，不吸烟少喝酒，积极参加文体活动，保持乐观心态。在出现不明原因的体重下降时，应及时到医院进行检查，确保身体健康。

吸脂术有助于治疗糖尿病吗

目前认为超重和肥胖是中国人心血管疾病的危险因素，而且可以加重糖尿病、高血压、脑卒中等疾病的症状。无论男女，脂肪沉积于躯体上部者，其心血管疾病的危险率都会增高。目前通过外科手术的方法对肥胖者施行吸脂手术只能减去肥胖者体内有限的脂肪，对肥胖症或许有一定疗效。但由于手术吸除的脂肪主要都是病人皮下组织中的，而与糖尿病相关的脂肪则基本上位于人体腹腔内，因此吸脂手术对糖尿病治疗并无帮助。

德国雷根斯堡大学的糖尿病专家贝蒂娜·齐茨也曾指出，尽管目前日渐兴起的外科吸脂手术能在一定程度上减轻肥胖病症，但对与肥胖有着紧密联系的糖尿病并无积极疗效。

I 型糖尿病"蜜月期"就是治愈吗

糖尿病"蜜月期"一般是指 I 型糖尿病（II 型糖尿病的相对少）在发病初期，经胰岛素治疗1~2个月以后，有少数病人进入了典型的缓解期，在这段时间，病人胰岛β细胞功能不同程度得到改善，胰岛素用量明显减少，甚至个别病人可以停止使用胰岛素，这种现象医学上称为糖尿病"蜜月期"。许多进入"蜜月期"的患者以为自己的糖尿病已经治愈，便停止用药。可惜好景不长，经过几个月时间，患者的胰岛又因为自身免疫性的第二次破坏，再次遭到重创，这次损害可能就是永久性的了，患者不得不终身使用胰岛素进行治疗。

"蜜月期"只是糖尿病的暂时缓解阶段，每位患者的"蜜月期"长短是不同的。因此，进入"蜜月期"的患者不要盲目乐观，更不能放松对血糖的监控，应继续使用小剂量的胰岛素治疗，以增强患者的自身抵抗力和免疫力，使患者的胰岛免遭细菌、病毒等有害物质的侵害。

糖尿病只能控制不能根治吗

糖尿病确切病因还不十分明确，在全世界范围内，糖尿病的达标治疗都还是一个难题，根治与攻克更无从谈起。糖尿病的主要危害在于它的并发症，血糖长期升高会严重损害微血管和大血管,可导致视网膜病变、冠心病、脑卒中和肾病等一系列并发症,给患者健康造成极大的危害,甚至死亡。当前,糖尿病治疗的目的是严格控制血糖,使其长期达标,避免或延缓并发症的发生,最终达到延长患者寿命、提高患者生存质量的目标。

虽然目前糖尿病还不能根治,但通过早期的药物和胰岛素规范化治疗,使血糖长期稳定达标,患者完全可以和正常人一样,不会出现并发症,不会影响寿命。

糖尿病的治疗是一个漫长的过程,任何打着"彻底治愈"或"特效药"幌子的广告宣传都是不科学的,患者一定要有打持久战的心理准备,每天坚持用药,配合医生的治疗及定期复查,养成健康的生活方式,切不可急于求成。

糖尿病慢性并发症是不可避免的吗

糖尿病慢性并发症对人体健康的危害十分严重,是糖尿病防治的重点和难点。糖尿病慢性并发症发病较为隐蔽,可以在不知不觉中发生,早期尚可逆转,晚期则必受其害。然而,糖尿病慢性并发症却是可以预防的。

糖尿病的慢性并发症可遍及全身各重要器官,并与遗传易感性有关。无论是Ⅰ型糖尿病还是Ⅱ型糖尿病,常伴有动脉粥样硬化性心脑血管疾患、糖尿病性肾病、眼部病变、神经病变等,其发生、发展与糖尿病发病年龄、病程长短、代谢紊乱程度和病情控制程度相关。还有研究表明,糖尿病的每种慢性并发症均与糖尿病患者蛋白质糖基化密切相关。因此,采取各种措施,控制调节糖基化过程,可有效预防和减少糖尿病的慢性并发症。

对已诊断的糖尿病患者,预防糖尿病慢性并发症的关键是尽早和尽可能地控制好患者的血糖、血压,避免引发血脂紊乱和肥胖的危险因素。对Ⅱ型糖尿病病人定期进行糖尿病并发症以及相关疾病的筛查,了解病人有无糖尿病的并发症以及有关的疾病或代谢紊乱,如高血压、血脂紊乱或心血管疾病等,以加强相关的治疗措施,全面达到治疗的目标。原则上,Ⅱ型糖尿病患者并发症每年要筛查一次。Ⅰ型糖尿病患者如首次筛查正常,3～5年后应每年筛查一次。

通过有效的治疗,糖尿病慢性并发症的发展在早期是可能终止或逆转的。

第二部分
糖尿病的西医防治

第一章

糖尿病的预防

预防比治疗好

糖尿病是一种严重危害人类生存和健康的常见慢性疾病。目前全球的糖尿病患者2.85亿。近年来，随着人民生活水平的改善、生活方式的改变、老龄化日益严重，我国糖尿病的患病率逐年增加，发病率越来越高，而且越来越年轻化。

糖尿病是一种终生性疾病，一旦患病就难以治愈，需要终身治疗。糖尿病对人类的危害很大，可引起许多急、慢性并发症，严重影响着人们的生活质量。糖尿病患者承受精神和肉体双重折磨的同时，也给家庭带来了沉重的经济负担。假如病情控制不好，出现各种并发症，则很可能致残或死亡。

2002年，我国曾对11个城市的Ⅱ型糖尿病医疗费用作出了调查。结果显示，糖尿病患者用于直接治疗的费用为188亿元，占医疗总支出的3.95%。其中的81%用于糖尿病患者并发症的治疗。若再加上患者和家属误工等费用，糖尿病治疗的直接费用和间接费用是一个庞大的数字。

糖尿病给家庭和社会都带来了负担，那么这一问题要如何解决呢？虽然近年糖尿病治疗在研究上有很大的进展，但对待糖尿病，预防仍比治疗要好得多。这里说的预防不仅是发病之前的预防，还有发病之后对糖尿病并发症的预防。预防一共分为3个级别，分别是一级预防、二级预防、三级预防，我们在后面会给出详细的介绍。

对于那些有糖尿病家族史、肥胖、运动较少、血压较高的糖尿病高危人群来说，预防糖尿病要特别讲究饮食。不能摄入太多的热量，少吃油脂类食物和快餐；多吃粗粮、蔬菜、水果、海鲜，少吃猪肉、羊肉，且不能吃得太饱；晚上8点以后尽量不要再摄入食物；不要喝含糖饮料。此外，高危人群还要抽出时间多做运动，即使现在出行的条件好了，每天也要坚持步行或散步，条件允许的情况下，还可适当进行体育运动。如果男性腰围小于90厘米，女性腰围小于80厘米，血糖、血压、血脂都比较正常，Ⅱ型糖尿病发生的机会就很小了。

积极开展糖尿病预防知识的传播活动，可以让公众了解糖尿病发病的诱因，提高自觉预防意识，降低糖尿病的发病率，特别是Ⅱ型糖尿病；有助于早期诊断和早期治疗，减少糖尿病的致残率和死亡率；还能够减轻国家和个人的经济负担。虽然糖尿病预防也需要投入一定的人力、物力，但是相对于糖尿病的治疗费用，可以说小巫见大巫，而且糖尿病的早期预防可以起到事半功倍的效果，对个人、家庭、社会、国家都有利。

预防糖尿病的方针

糖尿病对个人、家庭、社会造成的危害和损失都提醒我们要重视其预防工作。具体应怎样预防呢？概括起来包括如下3个方针：

第一方针：多懂

近年来，我国正逐渐成为糖尿病大国，糖尿病的防治任务十分沉重。但总体来说，我国人民对糖尿病的认识还有太多不足。有的人不知道糖尿病的发病原因，有的人不清楚糖尿病并发症的危险性，甚至有的人还不知道什么是糖尿病，就更不用说糖尿病的预防和治疗了。

为此，政府、学校、协会等公共机构应该首先做好糖尿病的宣传和教育工作，让人们知道什么是糖尿病，糖尿病是如何发生的，哪些人容易患糖尿病，预防糖尿病的基本措施有哪些。人们对糖尿病有了初步的了解，才有可能在思想上重视其预防。对个人来说，了解糖尿病后，要从思想上重视，不能抱侥幸心理或无所谓的态度。那些糖尿病发病的高危人群更要尽快行动起来，避免或延缓糖尿病的发生和发展。

第二方针：少吃

我国对"吃"特别讲究，尤其是在不愁吃穿的今天，但"讲究"与"科学"和"健康"是不能划等号的，病仍然有可能从口而入。预防糖尿病需要一个合理健康的饮食计划。

"少吃"是预防糖尿病的关键。少吃了，人才不会容易发胖，身体的各项机能才不会变得不协调。但是"少吃"不等于"节食"，"少吃"是建立在满足人体正常生理需要的基础上的，就是说一个人吃八分饱可以，但是吃四分饱就有损健康了。预防糖尿病要"少吃"的食物包括高盐、高脂、高糖等食物，同时要戒烟限酒。

第三方针：勤动

现代人拥有舒适的工作和生活环境，体力活动越来越少。上下楼有电梯，出门有公交车、私家车，洗衣服有洗衣机，几乎所有耗费体力的工作都由机器替代了。许多人在电脑前边一坐就是一整天，还有的人认为挤公交车都是不方便的。人吃得好、吃得多，但运动少了，能量盈余堆积起来，就会发胖，一旦胖起来，与之相关的疾病也会紧随而来。

预防糖尿病，运动也是不可缺少的方式之一。适当的运动可以增加肌肉及其他组织对血糖的吸收和利用，降低血糖，还能增强人的免疫力。血糖低了，免疫力强了，糖尿病自然对你敬而远之。

这三个方针虽然看起来简单，但要实际执行起来需要极大的耐心和毅力。只有坚持下来了，才会起到预防糖尿病的效果，半途而废不会起到任何效果。

糖尿病的一级预防

糖尿病一级预防就是预防糖尿病的发病，通过有针对性地采取某些措施，最大限度地降低糖尿病的发生。一级预防的对象包括糖尿病易发人群和糖尿病潜在人群，主要对象是有Ⅱ型糖尿病家族史的非糖尿病者，肥胖、体力运动较少者，饮酒过多者，高血压病患者，以及年龄在40岁以上的人群。

糖尿病是一种非传染性疾病，虽然遗传因素会起到一些作用，但决定因素还是后天的生活方式及环境。一级预防采取的措施主要是行为干预和药物干预。

行为干预的措施一般包括养成合理的饮食习惯、适当增加体力活动等。当出现摄入热量过多、营养过剩、身体肥胖、缺少运动等情况时，就给糖尿病提供了可乘之机。因此，糖尿病的高危人群、潜在人群最好多吃一些低热量、低盐、低糖、低脂、高纤维、维生素含量高的食物。

运动及体力活动可以减少体内的脂肪含量，增加肌肉组织的含量，促进有氧代谢，改善胰岛素抵抗，防止胰岛功能衰竭。所以，日常生活中注意饮食与运动的合理结合，尽可能让身体处于健康状态，尤其是糖尿病高危人群——那些有糖尿病家族史，本身又肥胖多食、血糖偏高的人群。

药物干预的重点在药物的选择上。预防糖尿病的理想药物既可以改善糖耐量，而又不会引起低血糖；既能降低血浆胰岛素的水平，而又不会增加胰岛的负担；还不会出现血脂紊乱、体重增加等副作用。

常用的预防药物主要有二甲双胍和α-糖苷酶抑制剂。二甲双胍能抑制肝糖原合成，减少消化道对葡萄糖的吸收，促进外周组织对葡萄糖的摄取和利用，在降低血糖的同时不但不会增加胰岛素的分泌，还会增强胰岛素的敏感性。二甲双胍可直接改善糖尿病患者的胰岛素抵抗，有效地防止糖耐量异常（IGT）者血糖高的现象，这说明二甲双胍适合Ⅱ型糖尿病的一级预防，但需要注意的是，肾功能不全的人不能服用二甲双胍，否则会加重病情，甚至会发生乳酸性酸中毒。

α-糖苷酶抑制剂可以减轻胰岛β细胞负担，保护胰岛分泌功能，同时也是一种胰岛素增敏剂，改善周围靶组织对胰岛素的敏感性。长期服用α-糖苷酶抑制剂不会出现毒副作用，是药物预防糖尿病的较好选择。

一级预防是一种积极的预防措施，不仅可以最大程度上降低糖尿病的发病率，减轻糖尿病对人类健康的危害，减少糖尿病对家庭及社会造成的负担，而且还可以从根本上延缓和防止糖尿病并发症的发生。

糖尿病的二级预防

糖尿病二级预防就是对已经发生糖尿病的患者做到早发现、早治疗，发现糖耐量减低（无症状糖尿病）者，并对其进行早期的干预治疗，以降低糖尿病的发病率并减少糖尿病并发症的危险。

糖耐量通俗地说就是人体对葡萄糖的耐受能力。糖耐量能力减低就是说身体对糖的吸收和利用比正常人差。糖耐量减低的患者一般没有明显的不适感，但一定不可掉以轻心。

糖耐量减低是糖耐量异常者的糖代谢介于正常与糖尿病之间的中间状态。处于这种状态的人有极大的可能会发展成Ⅱ型糖尿病患者。据统计，几乎所有的Ⅱ型糖尿病患者都会经过糖耐量减低这个阶段。糖耐量减低患者空腹时的血糖低于7.8毫摩尔/升，口服75克葡萄糖后2小时的血糖高于7.8毫摩尔/升但却达不到11.1毫摩尔/升，口服75克葡萄糖后半小时、1小时、1.5小时3个时间段中至少有一个时间段的血糖高于11.1毫摩尔/升。糖耐量减低的患者，如果治疗得当，病情会不再发展，甚至还会恢复正常；如果治疗不得当，就会发展成为糖尿病。对二级预防来说，糖耐量减低的治疗是一个重点。

二级预防的一个重要措施就要是定期测血糖，以便能尽早发现身体的不适。对中老年人来说，血糖检测应列入中老年的常规体检项目。有些人测得血糖一次正常后，便不再检测，这无法显示身体的真实状况，因此一定要做到定期检测。而出现皮肤感觉异常、性功能减退、视力不佳、多尿、白内障等病症的人，更要做到及时检测和治疗，争取早期治疗的宝贵时间。治疗时要综合调动饮食、运动、药物等手段，将血糖长期控制在正常和接近正常的水平上，切忌半途而废。此外，确诊的糖尿病患者，平时还要定期测量血脂、血压、心电图这些血糖的间接指标。

通过对血糖等指标的测量，如果发现自己已有糖尿病的前期症状，或者已经是糖尿病患者，就要及时采取措施。不但要改变饮食上的不良习惯，减少热量、盐分、脂肪等摄入，还要配合运动和体力活动。当然，药物治疗也是必不可少的。目前，Ⅰ型糖尿病二级预防实施的药物治疗主要有烟酰胺、免疫抑制剂、胰岛素、单克隆抗体以及光照射治疗等。

烟酰胺能增加胰岛素合成，降低高血糖。高浓度的烟酰胺可减少胰岛自身免疫产生的自由基对胰岛 β 细胞的破坏作用。临床上使用的免疫抑制剂主要有环孢菌素，可以增强体内细胞的免疫能力，减少因免疫紊乱而破坏胰岛 β 细胞。糖尿病前期使用胰岛素可修复和保护胰岛 β 细胞，延缓病情的自然病程，有预防作用。单克隆抗体可减少 β 细胞的破坏，有治疗早期Ⅰ型糖尿病的潜在可能。光照射治疗是将患者的淋巴细胞，在体外用甲氧补骨脂素发出的紫外光照射4～5小时后，再输入体内的过程，与氧自由基清除剂合用于糖尿病前期的防治，效果比较理想。

糖尿病的三级预防

糖尿病的三级预防就是在糖尿病发生之后，预防糖尿病各种急性并发症，以及预防和延缓慢性并发症的发生和发展，减少患者的伤残和死亡率，尽可能地提高患者的生活质量。

糖尿病一旦发生，很容易就会产生一些并发症，有数据显示，有相当大一部分的患者并非死于糖尿病本身，而是死于糖尿病的并发症。糖尿病的并发症比较容易发生，对生命的危害性大，我们要做到加强监测、尽早发现。

糖尿病急性并发症包括糖尿病酮症酸中毒、非酮症性高渗性糖尿病昏迷、低血糖等。其常见的诱发原因有：各种感染，如呼吸道、消化道、尿道和皮肤感染；胰岛素用量不当，如用量过多、不足或突然中断等；饮食失调；精神受到刺激。糖尿病慢性并发症包括糖尿病脑动脉硬化、糖尿病高血脂症、糖尿病足等大血管或微血管病变，有时还会伴有感染等伴发病。慢性病出现的因素主要有血压增高、血脂异常、血黏度增高、高血糖、肥胖、吸烟、饮食控制不当和缺乏体育锻炼等。

身体某些部位或器官不健康的糖尿病患者，在治疗过程中要特别关注这些部位，不能服用一些对其有副作用的降糖药。如肝功能不全者，就要慎服磺脲类药物和α-葡萄糖苷酶抑制剂；有缺铁性贫血的患者要慎服α-葡萄糖苷酶抑制剂，否则很有可能会引发各种急慢性并发症，若处理得不及时，很可能会导致残疾或死亡。另外，处于高热、手术、外伤等应激状态的糖尿病患者，不能轻易服用降糖药，要视情况给予胰岛素治疗，以防血糖波动较大引发并发症。

其实，一旦患上糖尿病，它就会终生伴随患者。虽然糖尿病不能根治，但是能得到控制，在服用药物的同时，注意与饮食、运动和精神的结合，不仅可以获得较好的生活质量，有的还可以活到耄耋之年。

三级预防的主要措施是让患者以积极、乐观、自信的态度治疗糖尿病，将血糖控制在正常或接近正常的水平，严格控制糖尿病的继续发展，以及采用胰岛素强化治疗。

糖尿病治疗过程中，往往会因为药物的副作用而引发并发症，所以患者除了不使用对自己身体薄弱环节有副作用的药物外，还可以选择能"中和"药物副作用的另一种药物联合使用，如二甲双胍能将噻唑烷二酮类药物使体重增加和低密度蛋白升高的副作用抵消。这样一来，不仅增加了药效，还减少了糖尿病并发症发生的几率。

老年人怎样预防糖尿病

健康人30岁以后，随着年龄的增长糖耐量会逐步减弱，胰岛素抵抗也会逐渐增加，血糖逐步上升。据统计，在60岁的老年人中，糖尿病和糖耐量减低者的发病率分别是11.4%和11.62%，远远高于30岁左右的年轻人，这与胰岛素作用系统的变化（主要是胰岛素抵抗的变化）有关。而胰岛素作用系统变化与肌肉组织的减少和内脏脂肪的增加密切相关。老年人运动量的减少，饮食习惯的变化都会导致肌肉组织的减少和内脏脂肪增加。可以说老年人的生理特点决定了糖尿病的高发病率。

因此，老年人在预防糖尿病方面要紧紧围绕生活方式（饮食和运动）展开。

从饮食上预防

老年人要想血糖（特别是餐后血糖）、血脂、血黏度、血压、体重、胰岛素敏感性等都达到良好的标准，要谨记饮食上的"六不要"：不甜、不咸、不腻、不辣、不烟、不酒。

老年人最好不要吃纯糖类食品（如白糖、红糖、冰糖、麦芽糖、蜂蜜、葡萄糖等）或含糖量较高的甜食。土豆、芋头、山芋、藕等块根类食物虽吃起来不甜，但容易引起餐后高血糖。

老年人的饭菜要保持低盐、低脂。一般1天摄入的盐不超过6克，不要吃腌制的菜食。吃的太咸会导致血压升高，促进糖的吸收，导致餐后血糖上升。高脂类食品中含有大量饱和脂肪酸，能使血脂、血黏度升高，引起肥胖，加重胰岛素抵抗。

辣椒、胡椒、芥末、花椒等刺激性食物，可加重"三多一少"的症状，加速糖尿病的发生，老年人要禁食。烟和酒有加重血管和肝脏的负担、降低和破坏免疫力的副作用。戒烟是绝对的，戒酒是相对的。老年人可少量饮酒，每周要少于两次，且酒的热量要在碳水化合物的热量中扣除，饮酒后要相应地减少主食。

从运动上预防

老年人适当的有氧运动，可以减肥、调脂、降糖、增加胰岛素敏感性、增加血管弹性、增强抗病力。应在餐后30～60分钟开始运动，运动形式以全身运动为宜，如散步、保健操、慢跑、游泳、太极拳、跳绳、爬楼梯、羽毛球、乒乓球等。运动时间要适宜，若每周运动3次，每次应运动30分钟；若每周4～5次，每次可20分钟。但运动时需要注意的是，不能进行空腹运动，不能在酷暑或寒风中运动，感到双腿疲劳、运动不协调、头晕目眩时，应停止运动。

饮食和运动是预防老年人糖尿病最基本，也是最重要的方式。老年人若能坚持合理的饮食和运动，可有效地预防糖尿病的发生和发展，提高生活质量。

中年人怎样预防糖尿病

中年时期是个人事业的高峰期，也是人生收获的黄金时期。然而，中年人却不能抗拒衰老的自然因素，身体各个器官的功能逐渐衰退，健康水平逐步下降。中年人肥胖的比例较大，而肥胖会增加身体对胰岛素的需求量。如果体内的胰岛素分泌不足，就会引起糖代谢紊乱，发生糖尿病。

中年人在遇到以下情况时，要高度重视，因为这很有可能就是糖尿病前期给人体发出的警告。

·阳痿：男性糖尿病患者并发阳痿的概率在50%左右，尤其是中年肥胖男性。

·排尿困难：若不是前列腺肥大，中年人出现排尿困难（糖尿病患者出现排尿困难的概率是42.3%），应考虑是否患糖尿病。

·周围神经炎：中年人出现手足麻木、身体有灼热或蚁行感时，要考虑糖尿病的发生。

·反复发作的低血糖：局部出汗特别多，同时常见饥饿、头晕、心慌等现象。

·皮肤发痒：全身皮肤发痒，女性阴部发痒比较明显。

·视力改变：视力减退或过早出现白内障，且发展速度很快。

·间歇性跛行：走路多了，下肢疼痛难忍，无法正常行走或手掌挛缩。

·疲倦感：即使什么都不做，也感觉很疲劳。

此外，若经常有饥饿感，且喜食甜食，也要引起足够的重视。当怀疑自己患有糖尿病时，要尽早去医院检查，以做到早发现、早治疗。往往就是因为不认识和不重视身体上的某些变化，才导致了糖尿病的

快速发生和发展。

中年人预防糖尿病的措施主要有几下几点。

·防止和控制肥胖。控制肥胖是中年人预防糖尿病的关键。中年人再忙也要抽出时间来进行适量的体力活动或体育锻炼，以达到减肥的目的，特别要关注腹部的脂肪，因为腹部减肥能大大提高人体的糖耐量。为防止肥胖，中年人要避免高脂肪饮食，从源头杜绝肥胖的产生。另外，还要避免服用抗精神病药物、他汀类药物等对糖代谢不利的药物。

·饮食要合理。日常饮食中，碳水化合物应占食物总热量的50%~65%，以非精制、富含可溶性维生素为好，脂肪应占食物总热量的15%~20%，蛋白质应占10%~15%。要多吃蔬菜和水果补充身体所需的各种元素。

·积极发现和治疗高血压、高血脂和冠心病。血压、血脂的异常都可能引发糖尿病。血压、血脂偏高的中年人要注意对血糖的定期监测，尤其是肥胖的中年人。若发现异常，要及时治疗，以降低糖尿病发生的几率。

·戒烟戒酒。中年期正是发展事业的时期，不免有许多应酬，烟酒通常是少不了的。但健康是事业的基础，没有了健康就等于没有了

事业，中年人可尽量减少不必要的应酬，倘若不能减少应酬，就更换应酬的方式，减少烟酒的摄入量，做到点到为止。

·定期体检。人的身体从30岁开始走下坡路，身体的各项机能逐渐减退，因此最好每年都要全面体检一次，清楚自己的身体状态，重点加强比较薄弱的方面，让身体处于健康的状态。

儿童怎样预防糖尿病

2007年的统计数据显示，全球儿童和青少年Ⅰ型糖尿病患者每年约增长3%，估计每年有7万名15岁以下的儿童发生糖尿病。而更值得关注的是，随着生活水平的日益提高，"小胖墩"逐渐增加，目前曾被认为是成人疾病的Ⅱ型糖尿病，在儿童和青少年中的发病率也在升高。2007年，美国各区新发Ⅱ型糖尿病患者中，儿童占到了8%~45%，日本儿童Ⅱ型糖尿病患者比20年前增加了10倍。近年来，我国儿童Ⅱ型糖尿病的增加趋势也非常明显。

儿童肥胖，将会使糖尿病的发生几率提高3~4倍。研究显示，男童腰围超过90厘米，女童腰围超过80厘米时，就要特别注重血糖情况了。肥胖儿童在体重超标的初期就存在高胰岛素血症及胰岛素抵抗现象，其中的一部分肥胖儿童还开始出现糖耐量受损，因为如果体重继续超标，胰岛β细胞就会逐渐衰弱，体内的胰岛素不能控制血糖水平时，就会出现糖耐量受损，最终发展成为Ⅱ型糖尿病。如果是腹型肥胖，演变为Ⅱ型糖尿病的几率就会更大。

儿童发生糖尿病的主要因素是遗传和饮食。糖尿病是一种遗传性疾病，但遗传的是易发糖尿病的体质，而不是糖尿病这一疾病。如果父母有糖尿病，子女发生糖尿病的几率会非常大，但如果积极预防，还是会比较健康的。

儿童相对于成年人来说，自制和自理能力都较差，预防糖尿病需要学校、家长、医生的共同参与。

·控制饮食。不论是Ⅰ型糖尿病还是Ⅱ型糖尿病，饮食控制都是预防疾病的关键。控制饮食需要家长的积极参与，不能给孩子使用过甜、过咸、过油腻的食物，同时也要适当制止孩子食用这样的食物。目前，大多数家庭只有一个孩子，家长们将他们视为"小王子"或"小公主"，百般宠爱，要吃什么都给，结果让孩子变成了"小胖墩"，这样实际上是害了孩子。

·家长们应该理智地让孩子保持合理而健康的饮食，少吃高糖、高热的快餐、油炸、含咖啡因的食物，多吃绿叶蔬菜、豆类、粗谷物、含糖量低的水果等。这样不仅会给身体提供生长发育的膳食纤维和维生素，也有利于血糖的控制。有糖尿病家族史的孩子，更要注意饮食上的禁忌。

·运动也是很有必要的。儿童一天中有较长的时间是待在学校的，学校老师要给学生们安排合理的时间进行体育锻炼，这样既能振奋学习时的精神，也能强健身体。

·学校要积极开展糖尿病的宣传和教育。糖尿病的预防要从娃娃抓起，从小就让孩子了解糖尿病，可以提高他们自身防御的意识。学校可以从医院中请来医生，在课堂上做宣传讲座。

·定期体检。儿童处于生长发育期，家长要定期带他们做体检，以了解孩子的身体状况，尤其是那些身体肥胖的儿童或青少年。

第二章
糖尿病治疗总则

糖尿病治疗的目标

糖尿病治疗的唯一目的

治疗糖尿病的唯一目的，就是要全面控制糖尿病的病情，减少并发症，降低死亡率，并对加重病情、产生并发症的危险因素进行全面干预。为达到这一目的，糖尿病患者需要从以下几个方面着手。

控制血糖

控制血糖是糖尿病患者迎战各种病症的手段之一。从某种角度上说，血糖水平反映了糖尿病患者的病情。如果糖尿病患者没有控制好血糖，处于高血糖的状态，轻则出现头晕、恶心、心慌等症状，重则引发糖尿病肾病、糖尿病足等并发症，危及到患者的生命。只有血糖正常了，糖尿病患者的身体情况才会较为"安全"。

当然，低血糖对糖尿病患者来说也很危险，在治疗糖尿病的过程中，要尽量避免出现低血糖。有冠心病的患者，低血糖比高血糖更危险，因为低血糖会加重心肌缺血、诱发心肌梗塞，因此，合并冠心病的糖尿病患者要尽量避免使用降糖作用强、持续时间长的药物。

调节异常血脂

血脂是血中所含脂质的总称，主要包括胆固醇和甘油三酯。正常范围内的血脂不仅无害，而且还是维持人体生理活动的基本物质。

如果糖尿病患者的血脂异常，不仅会影响到血糖的控制，还会使发生糖尿病血管病变的几率增大。因此，糖尿病患者在及时检测血糖的同时，也不能忽视体内血脂的水平。一旦血脂出现异常，就要及时采取措施，如控制饮食、服用药物等。40岁以上的糖尿病患者，必须要服用降脂药物。但降脂药会造成肝损害和肌损害，在服药期间应每月复查肝功能、肌酸激酶，如果肌酸激酶比正常值增高10倍以上，转氨酶比正常值增高3倍以上，就应停用降脂药。

降压

糖尿病与高血压的共同发病因

素是糖代谢的异常,糖尿病患者发生高血压的几率是非糖尿病患者的2倍,且发病高峰比正常人提前10年。伴有高血压的糖尿病患者,容易并发心肌梗塞、脑血管意外及末梢大血管病。高血压还会加速视网膜病变及肾脏病变的发生和发展。若糖尿病患者本身肥胖、血脂异常、缺乏运动,都必须要注意测量血压,发现高血压后应高度重视,且要进行有效治疗。

戒烟戒酒

烟草中的烟碱会导致心跳加快,血压升高(若过度吸烟,则会使血压下降),血管痉挛,血液流动异常等不良反应。每一种不良反应都会加重糖尿病患者的病情。

科学实验证明,乙醇对心脏具有毒害作用,过多摄入乙醇会降低心肌的收缩能力,加重心脏的负担,严重时会导致心律失常,并影响脂肪代谢,加速动脉硬化的形成。这也会加重糖尿病患者的病情,甚至会引发严重的糖尿病并发症。

降低血液高凝状态

糖尿病患者的血管内皮细胞受到损伤,血小板功能异常,血液、血细胞的流动性发生改变。血液高凝时,处于低流动的状态,这些情况会变得更加严重。糖尿病多种严重并发症,如心肌梗死、脑梗死、视网膜病变失明、下肢血管病变足坏疽、肾病、肾衰竭等,都与患者体内的高凝状态关系密切。

糖尿病的治疗是一项长期而又艰巨的任务,需要结合患者的病情、日常生活环境等因素,制定出全方面、切实可行的治疗方案,也只有这样才能达到治疗糖尿病的目的。

糖尿病治疗的 3 大目标

短期目标——控制血糖,降糖达标

血糖就是血液中的糖,绝大多数情况下是葡萄糖。体内各组织细胞活动所需的能量多来源于葡萄糖,所以血糖必须要保持在一定水平才能维持体内各器官和组织的需要。正常的人早晨空腹血糖在 4.44~6.66 毫摩尔/升,若超过 7.22 毫摩尔/升就称为高血糖。

人体长期处于高血糖状态,会使胰岛 β 细胞功能衰竭,尿糖增加,出现血管、神经等并发症。糖尿病发病的病因虽然复杂,但归根到底是因为胰岛素出现相对或绝对缺乏,或产生胰岛素抵抗。而胰岛 β 细胞功能衰竭,就会导致无法产生胰岛素,进而引起糖尿病。所以,治疗糖尿病的首要目标就是要控制血糖。

但相对于漫长的糖尿病治疗过程来说，控制血糖只能算是短期目标，因为只有血糖正常了，糖尿病患者出现其他病症的几率才会降到最低。

控制血糖的过程中，如果药物治疗或饮食、运动治疗运用不得当，就会使身体进入低血糖。像高血糖一样，低血糖对糖尿病患者也会产生不同程度的不良影响。因此糖尿病患者的血糖应该尽量"达标"，维持在正常水平内。血糖"达标"是糖尿病治疗的基础。

长期目标——保护心血管，预防并发症

糖尿病治疗的长期目标是通过良好的代谢控制，预防各种急慢性并发症，延缓病情的发展，提高糖尿病患者的生活质量。

糖尿病常见并发症中，尤其要受到重视的是心血管并发症。有数据显示，糖尿病患者心血管疾病的发生率高达25.3%，在所有与糖尿病相关的死亡病例中，与心血管疾病有关的高达80%，心血管疾病已成为糖尿病患者的"头号杀手"。

二甲双胍对降低血糖和保护心血管有较好的作用。Ⅱ型糖尿病患者在治疗过程中，可优先考虑这种药物。但对糖尿病患者来说，个体化用药（根据自身的病情确定使用药物的种类）的效果更为明显。通过个体化的药物、饮食、运动等支流，糖尿病患者的血糖、血脂、血压、体重等指标会逐步恢复正常，以实现对心血管等身体各要素的保护，延缓糖尿病各种急慢性并发症的发生和发展。

在重视预防心血管疾病的同时，也要做一些预防其他并发症的措施，如通过改善血脂异常，降低高血压等措施预防糖尿病肾病、糖尿病脑血栓等病症。

糖尿病患者如果做到了"达标"和"护心"这两个目标，就会让病情得到长期良好的控制。

生活目标——养成健康的生活习惯，提高生活质量

糖尿病患者患病以后，需要得到长期有效的健康管理和教育指导。在治疗的过程中，既不能保留生活中原有的不良习惯，那样会导致治疗效果不佳；也不能在思想上惧怕糖尿病，不积极配合治疗，任由病情发展；更不能因自觉症状不明显，而轻视糖尿病的治疗。糖尿病患者应经常参加一些有关糖尿病的健康讲座，让自己对糖尿病有一个正确的认识，并了解哪些生活习惯会对糖尿病产生不良影响，以便养成健康的生活方式，提高生活质量，尤其是饮食和运动方面。

糖尿病治疗的关键

控制饮食

糖尿病患者体内的胰岛素相对或绝对不足，假如像正常人那样无所顾忌地进食，餐后血糖就会明显升高，这会对胰岛组织产生不良影响，进而加重病情，影响糖尿病的治疗和预后。所以，任何糖尿病患者，不论病情的轻重，或正采取何种治疗方式（口服降糖药、胰岛素治疗等），都要科学合理地控制饮食。一些病情较轻的糖尿病患者，只需要控制饮食就可使病症得到控制，甚至是消失，血糖、尿糖也会恢复正常水平。病情较重的患者在接受治疗时，若饮食控制良好，治疗效果也会大大增加。

Ⅰ型糖尿病患者在饮食上要注意定时、定量，同时要注意饮食搭配，掌握好胰岛素、饮食与活动量三者之间的平衡关系。其中任何一项出现变化时，都要对其他几项作出相应的调整。Ⅱ型糖尿病的肥胖患者，一定要控制热量的摄入，减轻体重，以更好地改善症状。

在采取饮食控制时，糖尿病患者经常会出现饥饿感，有许多患者因此而放弃饮食治疗。为解决这一问题，患者可多吃一些低热量、高容积的食品；可少食多餐；可用粗杂粮代替精细粮；可先吃副食后吃主食。

勤做运动

适当而有规律的运动，能够促进肌肉和组织对糖的利用，改善胰岛素的敏感性，减少胰岛素抵抗，增强胰岛素的利用，还能起到减轻体重、降低血脂水平的作用。此外，运动对血管、神经功能、关节灵活性也有良好的作用，能预防慢性并发症的发生和发展。

Ⅰ型糖尿病患者的运动适宜在餐后进行，运动量不能过大，持续的时间也不宜过长，因为过多的运动会增加胰岛素的吸收速度，容易出现低血糖反应。Ⅱ型糖尿病患者进行适当的运动，可减轻体重，增加胰岛素的敏感性，改善血糖和脂代谢紊乱。

糖尿病患者采用的运动法主要有散步健身法、慢跑健身法、糖尿病健身操等。

多了解有关糖尿病的知识

糖尿病患者应多了解一些有关糖尿病的知识，包括糖尿病的发病原因，对人体造成的损害、应采取的防治措施和治疗方法等。对糖尿病的了解越深刻，患者对自己病情的掌握相应地也会越准确，在治疗时，也就越能充分发挥主观能动性。

那些惧怕和轻视治疗的患者，往往就是对糖尿病了解不深刻的人。了解糖尿病可增强应对糖尿病的信心。

放松心情

放松心情主要是指糖尿病患者平时的心理调节问题。糖尿病患者应该保持良好的心态，这有利于糖尿病的防治。心理上的紧张或不平衡，则会加重胰岛素抵抗，促使糖尿病的发生。实践证明，许多糖尿病前期的患者本来再过几年才会发展成为糖尿病，但受过一次重大的精神刺激后，很快就得了糖尿病。也有一些糖尿病患者在治疗过程中，因紧张、惧怕而导致病情加重。

治疗糖尿病的"四大转变"

从"重治轻防"到"防治并重"的转变

对糖尿病前期的患者从"重治轻防"向"防治并重"转变。糖尿病前期是血糖介于正常人和糖尿病患者之间的过渡阶段，处于这一阶段的人有3种情况：糖耐量损害、空腹血糖异常、糖耐量损害＋空腹血糖异常。不管是哪种情况，以后发展为糖尿病的风险都很高。另外，如果这类人伴有高血压、脂代谢紊乱等症状，很可能会发生血管病变。

这类糖尿病高发人群要尽早进行早期干预（一级预防），包括生活行为干预和药物干预。通过干预不仅可以减少糖尿病的发生率，还能降低心血管疾病的发生率。有医学实验证实，生活方式干预比药物干预更为有效、经济，应该大力提倡。

从单纯降糖到控制多重心血管危险因素的转变

糖尿病往往聚集了众多心血管并发症的因素，如高血糖、高血压、血脂异常、高血凝、慢性炎症以及腹型肥胖等，这些因素会促进动脉粥样硬化的形成。英国前瞻性糖尿病研究表明，严格控制血糖，能减小糖尿病微血管并发症的发生几率，但预防大血管并发症的作用并不明显。因此，对Ⅱ型糖尿病的治疗仅控制血糖是远远不够的，应该对各种心血管危险因素实施全面控制，以达到降低大血管并发症和其他慢性并发症发生的几率。

从"逐级渐进治疗"到"积极理性化治疗"的转变

逐级渐进治疗是Ⅱ型糖尿病的传统治疗模式，即从饮食治疗和运动治疗开始，每一步骤无法较好满意控制血糖时，逐渐升级，依次进行单一口服降糖药治疗、联合治疗、采用胰岛素治疗。这种治疗模式比较保守，不能迅速控制血糖。患者处在高血糖状态下的时间越长，糖尿病并发症发生的几率就越大。而且，如果使用胰岛素的时间太迟，就有可能错过修复胰岛功能的最佳时间，到时胰岛β细胞下降或消失的趋势将无法逆转。

积极理性化治疗是根据Ⅱ型糖尿病自然进程中不同阶段的病理和生理特点，提出的最新治疗理念。这种疗法遵循糖尿病发生发展的内在规律，根据不同阶段的病理特征采取有针对性的治疗方案，尽早给予药物联合治疗，尽快控制患者的血糖，并使之达标。

积极理性化治疗主张疾病治疗的全过程都要使用噻唑烷二酮类药物（胰岛素增敏剂），并且根据不同胰岛功能不同阶段的衰减程度，适时加用胰岛素或胰岛素促泌剂。

从"常规治疗"到"强化治疗"的转变

强化治疗能较为有效地保护正常的胰岛β细胞，修复受损的β细胞，进而恢复和提高患者自身胰岛素分泌功能，同时还能有效地保护血管，减轻或延缓各种并发症的发生。经过强化治疗的早期糖尿病患者，有10%能恢复到停用口服药物的程度，这是常规治疗所无法取得的效果。

强化治疗适用于早期糖尿病、血糖严重超标的糖尿病患者、口服药物疗效欠佳的三种糖尿病患者。

糖尿病治疗的准则

重视糖尿病的前期干预

对糖尿病的防治，要特别重视糖尿病的前期干预，也就是要采取积极措施，使糖尿病前期的患者延缓或控制病情的发展。

一般来说，健康人的空腹血糖应该低于6.1毫摩尔/升，餐后或口服一定量的葡萄糖后2小时的血糖应低于7.8毫摩尔/升。假如有人的空腹血糖高于7.0毫摩尔/升，餐后2小时的血糖高于11.1毫摩尔/升，就说明他得了糖尿病。

糖尿病前期指的是空腹血糖或餐后两小时血糖介于正常值和糖尿病数值之间。有研究指出，糖尿病前期的患者在5～10年内，有1/3发展成为糖尿病患者，有1/3仍保持这种状态不变，剩下的1/3血糖恢复正常。也就是说处于糖尿病前期的人，有较大的可能发展成为糖尿病患者。也有大量的临床事实表明，如果不对这类人群进行积极干预，糖尿病前期的患者发展成为糖尿病患者的可能性将会更大。

那么，该如何对糖尿病进行前期干预呢？主要方式有两种：生活行为干预和药物干预。

生活行为干预主要包括饮食和

运动两方面。饮食上，糖尿病前期的患者要减少摄入高热量的食物，尤其是油脂类食物，每天摄入的动物脂肪应该少于每天摄入食物总量的1/10。多吃一些富含纤维素的食物，如蔬菜、水果、粗粮、豆类等，每天摄入的纤维素至少为20克。运动上，糖尿病前期患者要经常参加各项体力活动，积极进行一些体育锻炼，如慢跑、平地骑车、游泳、跳舞等，患者可选择适合自己的一项或几项运动，每周的锻炼时间不能少于3小时。对于肥胖者来说，不管是饮食还是运动都要将控制体重作为一项目标。

药物干预在必要时才能进行，应该由医生决定。能对糖尿病前期患者实施干预的药物要符合以下条件：能改善糖耐量，不引起低血糖；不刺激胰岛β细胞；可改善血脂异常；不增加体重；最好能减低血浆胰岛素水平；安全性高，无严重不良反应。目前，已通过测试并大量用于糖尿病前期药物干预的药物有以下几种。

（1）属α-糖苷酶抑制剂的阿卡波糖（优降糖）：可以延缓碳水化合物的吸收，减轻餐后高血糖，降低餐后高胰岛素血症，还能动员肠道类胰高糖素肽-1，以修复胰岛β细胞分泌胰岛素的轻微缺陷。

（2）二甲双胍：可减少肠道糖的吸收，降低血糖，提高胰岛素的敏感性，同时对降低高血脂也有一定的作用。

（3）属噻唑烷二酮类的罗格列酮（文迪雅）：可改善胰岛素抵抗，降低血胰岛素和甘油三酯，而且不增加体重。

有些处于糖尿病前期的患者，因临床反应小或无症状，并不清楚自己的身体情况，以致于不对其采取任何干预措施，加重了病情，甚至发展成为糖尿病。因此，即使无糖尿病自觉症状，也要经常检查血糖水平，尤其是那些不明原因的体重减轻（食欲正常）、有过妊娠并发症、年龄超过50岁、肢体溃疡久治不愈、肥胖或超重、有糖尿病家族史的人群。

治疗糖尿病要发挥主观能动性

一旦患上糖尿病，患者除要进行必要的药物、饮食、运动治疗外，还需发挥自身的主观能动性，调整好自己的心态，与糖尿病做斗争。很多时候患者的主观思想在治疗中会起决定性的作用。

第一，要有信心

有的人一旦被查出患有糖尿病，就开始怨天尤人、委靡不振，甚至失去活着的勇气和信心，用"破罐子破摔"的心态去对待生活。对治疗不抱信心，不仅不会让各种治疗发挥最佳功效，反而受心情的影响，人的机体免疫功能也会急剧下降，导致抗病能力降低，而这又严重干扰了正常的心理和生理，以致于形成恶性循环，最终导致患者的心理和身体完全崩溃。糖尿病患者在治疗过程中，要对自己有信心，也要对医院、医生有信心，更要对自己的治疗方案有信心。有了信心的支持，应对疾病才更加游刃有余。

第二，要有决心

再困难的事情，一旦下定决心去做，往往就会变得简单起来，糖尿病的治疗也不例外。糖尿病患者要下定决心抗战糖尿病这凶恶的敌人。那些生活质量提高的糖尿病患者，都是决心与糖尿病一搏，意志坚韧的人。下定了决心，患者才能勇敢地面对疾病，而疾病也会被你顽强拼搏的精神所吓退。可以说决心是战胜糖尿病最锋利的"武器"。

第三，要有打长期战的恒心

治疗糖尿病需要打长期战，需要脚踏实地、坚持不懈的治疗。有的糖尿病患者在治疗后取得了较好的效果，血糖得到了满意的控制，血压、血脂等指标也比较正常，就认为可以放松了，不再坚持每天治疗，漏服药物，饮食上也不再重视，

结果导致病情恶化，需要付出更多的金钱和精力再次做出强化治疗。也有的患者在和糖尿病进行了长期的斗争后，病情只得到了较小的缓和，便认为再继续治疗下去也不会有好的效果，于是就放弃了。殊不知，人体内部的调节需要较长的时间，而且糖尿病的治疗本身就是一个长期的过程。糖尿病患者只有具备了长期应对疾病的恒心，病情才有可能会处于平稳的状态。

第四，患者家属对患者要有足够的爱心

糖尿病患者因受病魔的折磨，心理普遍比较脆弱，希望得到更多人的关怀。而另一方面，糖尿病患者如果将自己的爱心奉献给别人，给身边的人带去快乐和关怀，也会使自我心理得到调节。当糖尿病患者的爱心获得回报时，相信他们比得到别人的关怀会更加快乐。因此，爱心在带给别人快乐和感动的同时，也会让患者们收获良多。

较为重要的是，给予别人爱心，可以使糖尿病患者感受到正常人的生活，而不是总让自己处于"特殊"的位置。爱心可以改变糖尿病患者的生活质量。

第五，要能正确看待糖尿病

对待糖尿病要有一颗平常心，既不能把糖尿病看成是可怕的恶魔，

将自己的病情夸大,也不能将其看成是平常的一般小病,对其不重视。平常心不会让糖尿病患者觉得自己"特殊",有助于调节自己的心理。

患有糖尿病的人,在官场、商场、工作上会受病情的影响,减慢甚至是阻碍事业上的步伐。对待这些,糖尿病患者也要以一颗平常心,将名利看淡。即使有再高的官位或再多钱,但没有了健康,这些都不会长久。

掌握正确的治疗方法

木桶原理说的是,构成木桶的任何一块木板如果被截短,都会影响到木桶的容积,其他未被截短的木板也就相应地失去了作用。糖尿病需要综合治疗,饮食、运动、药物、心理、自我检测病情等方面缺一不可,其中任何一方面出现问题,就会像木桶原理那样,大大影响疗效。对患者来说,就是病情因此而受到严重影响。因此,治疗糖尿病的过程中,患者一定要掌握正确方法。

饮食治疗是糖尿病治疗的基础

需要注意的问题是,糖尿病患者要控制摄入体内的总热量,合理搭配饮食,吃一些低脂、低糖、低盐、高碳水化合物、高纤维素的食物。有关饮食治疗的顺口溜这样说:饭前喝汤苗条健康,饭后喝汤越喝越胖;先吃饭后吃菜,血糖翻番;先吃菜后吃饭,血糖减半。基础关做好了,其他治疗才有保障。

运动治疗是糖尿病治疗的手段

糖尿病患者进行适当的运动或体力活动,可以促进外周组织对葡萄糖的吸收和利用,能较好地降低血糖和控制糖尿病的发展。那么,糖尿病患者运动治疗的原则有哪些呢?

运动强度:要以运动时心跳加快、有微汗为度,安全心律为(170－年龄)次／分钟。只有当运动强度到达某一程度时,才能改善代谢和心血管功能。

运动时间:最初可定为10分钟,以后可逐渐增加至30～40分钟。

运动频率:每周锻炼4～5次最适宜。

运动方式:可根据个人兴趣、生活环境决定采取何种方式,可采取步行、慢跑、太极拳、练功十八法、爬楼梯等方式。

药物治疗是糖尿病治疗的关键

药物治疗的目的是保护和修复胰岛β细胞的功能,增加胰岛素的敏感性。Ⅰ型糖尿病患者主要是通过注射胰岛素进行治疗。Ⅱ型糖尿病患者则需要综合治疗,在饮食和运动无法控制血糖时,要服用降糖药。但糖尿病目前还没有根治的方法，不能轻信某种药物可以根治糖尿病。大多数患者通过口服降糖药都能比较满意地控制血糖。

心理治疗是糖尿病治疗的统帅

已有实例说明，人在紧张和遭受重大刺激时，能引发糖尿病。焦虑、抑郁、紧张等心情能通过神经系统的反应使人体的血糖升高。而愉快的心情可使糖尿病的病情得到缓和。因此，糖尿病患者要保持好的心情。因治病而达到养性的目的，对糖尿病患者来说也是"因祸得福"。

自我监测病情是糖尿病治疗的必需环节

自我监测的内容包括血糖、尿糖、糖化血红蛋白等指标，尤其是血糖的监测，处于强化治疗期的患者，每天要进行多次血糖监测，以及时控制血糖水平，避免出现高血糖或低血糖的反应。要做好自我监测的工作，需要糖尿病患者多了解一些糖尿病的知识。

糖尿病患者必须做到"五戒"

做任何事情都要把握好一个度，不能矫枉过正，糖尿病的治疗也不例外。糖尿病患者除了积极配合治疗外，还要做到"五戒"，否则就会引发新问题，影响治疗的效果。

一戒：过度瘦身

虽然肥胖是糖尿病发生的主要因素之一，但并不是越瘦越好，糖尿病患者体重的理想状态是标准体重。过度消瘦会导致身体营养不良，以及免疫力和抗感染能力下降，加重糖尿病病情，甚至会增加发生并发症的几率。过度消瘦的糖尿病患者的肝糖储备降低，自我调节低血糖的能力下降，容易诱发低血糖。

二戒：过度节食

饮食治疗时，要控制饮食，但这不等于是饥饿疗法。糖尿病患者要在保证人体基本生理活动的基础上，适当合理地限制摄入体内的热量，但是要保证营养的均衡。过度节食会导致营养不良、贫血、饥饿性酮症等问题和疾病，降低机体的抵抗力和免疫力，而且还会导致低血糖后血糖反复性升高，很不利于血糖的平稳控制。只有合理地控制饮食，所用的药物才能较好地发挥它的效力。

三戒：过度降糖

血糖只有维持在一定水平内，才能发挥出对人体的作用，否则将会对人体造成损害。低血糖造成的危害绝不亚于高血糖，会导致交感神经兴奋性增加、血管收缩、血压升高，严重的低血糖会严重损害中枢神经，导致意识障碍、昏迷、心肌梗死、脑血栓等。因此，糖尿病患者切记要根据自己的身体情况服药，不能因为血糖偏高一点，就私自加药，从而导致血糖过低。应慢慢地将血糖降下，而不是在短时间使血糖大幅度下降。

四戒：过度运动

激烈、幅度大的运动，尤其是无氧运动，会导致儿茶酚胺等胰岛素拮抗激素分泌增加，使血糖升高。而运动的时间过长，运动量较大则会加大对葡萄糖的利用和吸收，从而引发低血糖的危险。有的糖尿病患者餐后的血糖较高，可以采取适量运动的方法降低血糖，但切忌运动过度，以免出现低血糖。糖尿病患者在空腹状态下进行大量运动，更可能会造成低血糖。所以，糖尿病患者要采取适度运动，运动的时间、强度、频率等都要做到心中有数。

五戒：过度思虑

糖尿病患者关心自己的病情是人之常情，但担心也应该是有度的。适当地担心自己的病情，会提醒自己重视当前的治疗，将每一步骤都做好。过度思虑则会使得心理压力过大，而紧张和焦虑的心态，不仅会让患者的休息受到影响，还会导致血糖升高或波动。对糖尿病患者来说，保持一颗平常心是比较重要的。

糖尿病治疗不容忽视的指标

肥胖、血糖、血压、血脂、血黏度、有无胰岛素抵抗是影响糖尿病的六大指标。

肥胖

肥胖与糖尿病是一对"难兄难弟"，两者关系密切。肥胖是导致糖尿病发病的主要原因之一，所以不管是糖尿病患者还是非糖尿病患者，如果存在肥胖病，就应该及时采取措施。保守点的措施是控制饮食，多进行运动。若有必要，可采取药物治疗。最好将体重指数（体重公斤数除以身高米数的平方得出的数字）控制在 23~26。

高血糖

糖尿病，换句话来说就是体内的血糖水平较高。高血糖会加重糖尿病的病情，引发眼病、肾病等微血管并发症，对自主神经和大血管的负面影响也较大。

近年的研究表明，高血糖会对胰岛产生糖毒性，持续的高血糖能毒害胰岛，导致胰岛素分泌功能日趋下降，甚至是衰竭，加重糖尿病的病情。将血糖降到正常水平，是糖尿病追求的目标。糖尿病患者应及时监测空腹血糖水平、餐后2小时血糖以及糖化血红蛋白。

高血压

糖尿病患者若伴有高血压,将有极大的可能并发各种心脑血管疾病。降低血压和控制血糖,对减小糖尿病性心脑血管病的发生率有同样重要的作用和意义。糖尿病患者在治疗的过程中,不能只重视对血糖的控制,还应经常监测血压,尤其是那些本身肥胖,血脂异常、缺乏运动的患者,一旦发现高血压的现象,应当给予及时的治疗。糖尿病患者的血压至少要小于140/90毫米汞柱,最理想的情况应该是低于125/80毫米汞柱。

高血脂

血脂异常是心脑血管疾病的导火线,与糖尿病的发生和发展有密切关系。糖尿病与血脂异常通常会同时出现,因此调节血脂,可以在一定程度上控制糖尿病的病情。

血脂各项指标的标准数值

指标名称	较满意数值	一般满意数值
三酰甘油		
胆固醇	<1.69毫摩尔/升	<2.25毫摩尔/升
低密度脂蛋白	<5.13毫摩尔/升	<5.64毫摩尔/升
高密度脂蛋白	<3.08毫摩尔/升	<3.59毫摩尔/升
	>1.03毫摩尔/升	>0.90毫摩尔/升

高血黏度

血黏度高会造成血液流动性减弱,导致供血不足、血管损伤、局部缺氧缺糖、酸中毒,甚至是形成血栓。这些负面影响都会加速糖尿病并发症的发生和发展,从而影响到糖尿病的治疗。因此,血黏度一定要保持在相对正常的范围内。

胰岛素抵抗

胰岛素抵抗是指胰岛素对身体不能发挥其相应的作用。胰岛素抵抗的危害较大,不仅是Ⅱ型糖尿病发生的主要原因,也是糖尿病慢性并发症发生的重要原因,还会较为严重地影响到糖尿病的治疗效果。Ⅱ型糖尿病患者与胰岛素抵抗的斗争贯穿于整个治疗过程之中。肥胖的糖尿病患者因胰岛素抵抗,吃药和打针的效果都不好。

治疗糖尿病的"六个不等式"

血糖恢复正常≠糖尿病痊愈

糖尿病发现的初期,许多患者的病情较轻,通过一段时间的坚持治疗,血糖恢复到正常水平,但这只是说明病情得到了控制,并不等于糖尿病痊愈了。有的患者在血糖恢复正常后就放弃治疗的做法是错误的,很容易使血糖迅速升高,加重病情。到目前为止,糖尿病还没有根治的方法,一旦得上糖尿病就要做好打持久战的思想准备，不能轻易中止治疗。

糖尿病治疗≠单纯服药

很多糖尿病患者认为，治疗糖尿病只要按时服降糖药就可以了。而实际上，糖尿病需要综合治疗，如饮食治疗、运动治疗、心理治疗等，单凭服药无法理想地将血糖控制在正常水平。

血糖降得快≠病好得快

糖尿病的高血糖不是一下子升上来的，而是一点一点慢慢上升的，只是因为人体自身有一定的耐受能力，等感到不适时，血糖已经很高了。因此，降血糖也要一点一点地进行，否则人体就无法适应。血糖降得快对糖尿病患者来说不一定是好事。在治疗过程中，糖尿病患者不要自行加药。

治疗糖尿病≠单纯降血糖

糖尿病的主要症状是高血糖，但在它的治疗上，并不是只降糖就可以的。糖尿病本身并不可怕，可怕的是糖尿病的并发症。为防止糖尿病并发症的发生和发展，除控制血糖外，还要综合控制体重、血脂、血压、血黏度等一系列指标。

空腹、餐后血糖正常≠血糖控制理想

空腹、餐后血糖数值，仅反映最近一段时间内血糖的水平，是进行治疗的主要参考数值。但它们容易受进食和糖代谢等因素的影响，并不是一个稳定的数值。

国际上公认的糖尿病监控的金标准是糖化血红蛋白（人体血液中红细胞内的血红蛋白与血糖结合的产物）。糖尿病患者应该每3～6个月监测一次。

糖化血红蛋白与血糖的关系	
糖化血红蛋白数值	血糖控制情况
4%～6%	血糖正常
6%～7%	控制比较理想
7%～8%	一般
8%～9%	控制不理想，需调整治疗方案
＞9%	血糖控制很差，有发生急慢性并发症的危险

尿糖正常≠血糖正常

不少患者，尤其是老年糖尿病患者和糖尿病肾病患者，尿糖正常，这是因为他们的肾糖阈值（尿中开始出现葡萄糖时最低血糖浓度）升高而导致的。由此看来监测尿糖不如血糖准确，尿糖正常不一定血糖正常。

糖尿病患者要控制好血糖

血糖是监测糖尿病病情的重要

指标，常见的血糖异常情况主要有高血糖和低血糖。

高血糖

短时间或一次性的高血糖对人体无严重损害。处于应激状态，或情绪波动、紧张时，容易出现短暂高血糖。之后，血糖会逐渐恢复正常。而糖尿病患者如果不控制血糖就会使人体长期处于高血糖的状态。

血糖越高，尿糖就越多，导致人体绝大多数的营养成分从尿液中排出。体内的营养不足，导致进食增加，血糖升高。这样下来就形成了恶性循环，使糖尿病的病情加重。长期高血糖，有较强的利尿作用，排尿的次数和量增加，会使体内水和电解质大量流失，出现脱水和电解质紊乱的问题，严重时还会引起昏迷、休克，危及生命。

高血糖会刺激胰岛β细胞分泌胰岛素，增加胰岛细胞的负担。长期高血糖，会导致胰岛β细胞的功能衰竭，导致病情加重。长期高血糖还会加重糖代谢紊乱，使全身各个组织器官发生病变，导致急慢性并发症的发生，如胰腺功能衰竭、肾功能受损、神经病变、眼底病变等。

低血糖

糖尿病患者在进行药物治疗时，如果过多地服用了降糖药物，很可能就会造成血糖过度下降，出现低血糖，尤其是Ⅰ型糖尿病患者和病情较为严重的Ⅱ型糖尿病患者。因为胰岛素分泌能力下降的同时，胰岛素拮抗激素的分泌往往也会相应地下降。

当血糖低于2.78毫摩尔/升时，就会出现颤抖、心悸、乏力、出汗、恶心、视物模糊等症状。如果血糖的浓度继续下降，通常就会出现注意力不集中、浑身无力、思维混乱、语言不清、复视等更为严重的症状。若仍不采取措施，很有可能会神志不清，出现低血糖昏迷，甚至会导致死亡。

如果重度低血糖持续1~2个月，那么就很可能在无征兆的情况下，突然出现神志不清或低血糖昏迷等症状。这种情况通常见于病史较长或长期接受胰岛素治疗，以及伴有糖尿病神经病变的三种患者身上。

综上所述，无论是高血糖还是低血糖，都会加重糖尿病患者的病情，对人体造成一定的伤害，甚至会导致死亡。所以，糖尿病患者一定要控制血糖，尽量让血糖保持在比较满意的程度。只有这样，才能有效地控制糖尿病，延缓糖尿病并发症的发生和发展。

糖尿病患者如何科学就医

·明确就医目的。在去医院之

前，糖尿病患者应根据最近的病症，找出那些要重点诊疗的项目。比如是要咨询饮食、运动或用药方面的细节，还是要了解最近血糖的控制情况。必要时将需要咨询的问题记录下来，以免有遗漏。

·做好就诊准备。医生诊治是对病情的综合分析，需要患者的病例、化验检查结果、血糖监测记录、用药情况记录等资料。患者在就诊前应把以上资料都备齐，让医生对病情有充分的了解，以便能快速准确地做出诊断和给出治疗建议。

·选择最佳的就诊时间。通常上午去医院就诊的人较多，医生留给每位患者的时间就会相对较少，因此糖尿病患者可考虑下午去医院就医，这样会有更多的时间与医生交流，也不会因为时间仓促而有所遗漏。

·简明而有重点地介绍病情。患者需要让医生知道的方面主要有病症、目前使用的药物、治疗效果。如果怕"跑题"，患者可事先将这几方面写在纸上，以做提醒。如果近期的生活规律有变，如旅游、探亲等，一定要向医生说明，并请教要注意的问题。

·该做的检查要做。有的患者认为检查不治病，只有药方才能治病，殊不知，药方是在检查的基础上完成的，要想清楚自己的病情，就一定要配合各项检查。否则盲目吃药，害的只有自己。

·合理安排复诊。这要求患者要充分了解自己的病情控制情况，如血糖、血压、血脂等各项指标是否达标；有无出现并发症；近期的病情有无加重等。如果各方面控制得较好，则可以适当地延长复诊时间。若控制得不好，则一定要及时复诊，以免延误诊治的时间。

·常规开药时列好清单。病情平稳的患者每月常规开药时，最好将之前用药的药物名称、剂量等列一份清单，以防不了解自己病情的医生漏开或错开药物，影响后面的治疗。

·无须每次都去专家门诊。在以下情况时可选择专家门诊：首次就诊或病情出现恶化时；糖尿病治疗方案需要作出调整；怀疑自己已患有某些急慢性并发症等特殊情况。如果是常规性地复诊开药，糖尿病患者只需要选择一位普通的专科医生，这样可以节省部分开支。

综上所述，糖尿病患者若想做到科学就医，一定要做到有备而来，让自己既得到有效的治疗，也能节省就诊的时间。

糖尿病患者如何评估病情轻重

任何一位患有疾病的人都想准

确地评估自己病情的轻重。有的糖尿病患者及其家人会片面地将血糖高低作为评价病情轻重的唯一标准，忽视了其他许多并存的危险因素，以至于对自己的病情过于乐观，错过了治疗的最佳时机。为避免出现这样的恶果，糖尿病患者及家人要学会从以下几个方面评估病情的轻重。

（1）从糖尿病的类型看，Ⅰ型糖尿病一般比Ⅱ型糖尿病的病情重。Ⅰ型糖尿病患者的胰岛β细胞严重受损，其分泌功能几乎丧失，必须终身进行胰岛素代替治疗，否则就可能会发生危及生命的急性并发症，如糖尿病酮症酸中毒等。而Ⅱ型糖尿病患者除非到了晚期，胰岛β细胞的功能才会出现衰竭。大多数的Ⅱ型糖尿病患者，也不需要使用胰岛素进行代替治疗。

（2）从血糖看，血糖波动频繁或居高不下的糖尿病患者病情比较严重。血糖波动频繁说明患者的病情没有得到满意的控制，而这会加重病情。长期的高血糖对血管的毒性作用较大，还会增加血液的黏度，加重动脉粥样硬化，导致大血管或微细血管出现慢性并发症。这两种情况的患者在感染、外伤、情绪波动等应激状态下，还会引发急性并发症。

血糖长期保持稳定，没有低血糖反应的患者，糖尿病病情较轻。

（3）从并发症看，有并发症的糖尿病患者病情严重。

·慢性并发症。糖尿病是一种全身性的疾病，如果病情控制不好，很可能会损害到心、脑、肾、眼、神经、肢体等部位，出现各种慢性并发症。实例证明，各种慢性并发症是糖尿病致残或死亡的主要原因。

·反复发生急性并发症或合并重症感染。酮症酸中毒和感染是糖尿病最常见的急性并发症。酮症酸中毒如果抢救不及时可能会导致死亡。而感染也会严重影响糖尿病患者的生活。糖尿病患者的身体抵抗力较弱，容易引发感染，发生感染会加重糖尿病患者的病情。而如果糖尿病患者的血糖突然升高，病情恶化，应该首先从感染方面找寻原因。

若糖尿病患者无任何急慢性并发症，说明病情较轻。

（4）从胰岛功能看，随着胰岛功能的逐渐衰竭，糖尿病患者的病情会加重。胰岛功能严重衰竭的糖尿病患者，通常血糖会波动较大，而且有明显的酮症倾向，口服降糖药往往无效，必须要采用胰岛素治疗。

虽然上述指标可以判断出糖尿病患者病情的轻重，但每位糖尿病患者都应该知道，病情的轻重是相对而言的，两者是可以相互转化的。病情较轻的患者若不及时治疗，将各项指标控制在正常范围内，就会由轻变重。同样，病情较重的患者通过一系列正规的治疗，病情也可能会由重变轻。

糖尿病患者何时需要住院治疗

病情较轻的糖尿病患者可以在门诊检查，院外治疗；但病情较重、伴有并发症的患者就需要住院观察和治疗。那么具体哪些情况要住院治疗呢？

·首次接受胰岛素治疗的患者。所有Ⅰ型糖尿病患者和部分病情比较严重的Ⅱ型糖尿病患者，都需要进行胰岛素治疗。首次接受胰岛素治疗的患者住院治疗可以方便医生进行全天候血糖监测，便于制订出个体化的治疗方案。此外，通过住院治疗，患者还可以学会自我监测血糖，掌握注射胰岛素的技术，学会根据血糖的变化自行调整胰岛素的剂量，能较快地提高自我管理能力。首次进行胰岛素泵强化治疗的患者，必须要住院治疗。

·血糖波动频繁或居高不下的患者。这类患者通过住院治疗，能得到全面检查和严密监测，可较快地找出血糖异常的原因，以便调整治疗方案，对症下药。治疗期间，医生会安排患者进行合理的饮食、运动及生活起居，可以帮助患者消除引发血糖异常的各种诱因，让血糖维持在正常水平内。

·糖尿病急性并发症的患者。糖尿病急性并发症主要有糖尿病酮症酸中毒、非酮症高渗性昏迷、乳酸性酸中毒以及严重的低血糖昏迷。这些急性并发症发病急、进展快、死亡率高，一旦发现要以最快的速度送入医院治疗，否则会危及到糖尿病患者的生命。

·伴有严重糖尿病慢性并发症的患者。比较严重的糖尿病慢性并发症有糖尿病肾病、眼底出血、痛性神经病、顽固性腹泻、足部坏疽以及心脑血管病变等。出现严重慢性糖尿病并发症的患者要住院治疗，以便全面检查和了解病情，拟定治疗方案，提高治疗效果。

·处于应激状态的患者。糖尿病患者处于高热、各种感染、外伤、肺结核、急性胆囊炎、急性心肌梗死、脑卒中等应急状态下，都应该住院治疗，否则会引发料想不到的严重后果。糖尿病患者在妊娠期间或妊娠糖尿病患者，如果血糖控制得不好，也要住院治疗。糖尿病患者在手术前后也要住院治疗，无关痛痒的小手术也要住院治疗，因为这样更有利于糖尿病的病情和手术后的恢复。

·新确诊为Ⅰ型糖尿病的患者。新确诊的Ⅰ型糖尿病发病急、血糖高，年龄多在30岁以下。通过住院治疗，可以控制高血糖，使患者掌握糖尿病的基础知识，学会自我观察病情。更重要的是，患者可向医生学习胰岛素的注射技巧，对以后病情的控制有较好的作用。

存在以上几种情况的糖尿病患者一定要及时住院，进行系统的观察和治疗，不能延误，以免加重病情。

第三章
口服降糖药治疗

药物治疗基本常识

糖尿病患者必须使用降糖药吗

并不是所有的糖尿病患者都要服用降糖药。糖尿病早期的患者，血糖或尿糖升高，在还没有了解血糖真实水平的情况下，如果盲目地使用降糖药，常常不能收到应有的疗效。大多数糖尿病患者在发现病情之前，并没有意识到自己有糖尿病，没有控制饮食，有时甚至还会暴饮暴食。也有的患者是受感染、创伤、手术、精神刺激等应激因素的影响而诱发糖尿病。因此，糖尿病发病初期的血糖，并不是患者真实的血糖水平，也不能正确地反映病情的轻重，只有在通过一段时间的饮食治疗之后才能看到真实的病情。

而不同的患者对降糖药的敏感性不同，有些患者在发病初期如果使用大量的降糖药，可能会造成血糖的迅速下降，经常会出现低血糖，甚至是低血糖后反复性地出现高血糖，这很容易混淆病情，不利于治疗。一部分身体较为肥胖的糖尿病患者，能通过饮食治疗和体育锻炼减轻体重，改善体内环境，使胰岛素受体的数目增加，提高胰岛素的敏感性。每天减少热量的摄入，会减轻胰岛β细胞的负担，较好地控制血糖，从而达到不使用降糖药降血糖的目的。

初次确诊为糖尿病的患者，无论血糖有多高，只要不伴有酮症、酮症酸中毒等急性并发症，没有感染、创伤、强烈精神刺激等，多数情况是Ⅱ型糖尿病患者，可首先控制饮食，经过2～4周的治疗后，再按照血糖水平，进行下一步的治疗。

饮食控制2～4周后，空腹血糖低于8.33毫摩尔/升的患者，要继续进行饮食治疗，不建议使用降糖药，但要定期检测空腹血糖及餐后2小时血糖。空腹血糖在8.33～9.99毫摩尔/升的患者，在饮食治疗的基础上，适当配合服用中药降糖制剂。空腹血糖在9.99～13.88毫摩尔/升的患者，就应开始服用小剂量的口服降糖药。

若糖尿病早期患者伴有急性并发症,如糖尿病酮症、酮症酸中毒、高渗性非酮症性昏迷等应激情况,应当在给予胰岛素治疗的同时补充液体。

一些确诊为初次糖尿病的患者,血糖只有轻度增高,没有临床症状,这时可单纯采取饮食疗法和运动疗法,观察1~3个月后,根据血糖的变化决定是否适宜降糖药及何种种类的降糖药。特别是Ⅱ型糖尿病患者,确诊后首先要进行单纯的饮食疗法和运动疗法。对于Ⅰ型糖尿病的治疗,要同时进行饮食治疗、运动治疗、胰岛素治疗。这两种类型的患者在饮食治疗和运动治疗后,如果仍然没有控制好血糖,要考虑口服降糖药治疗。当然,对那些症状明显、血糖很高的患者,应该及早使用口服降糖药。

需要注意的是,饮食治疗一定要持之以恒,不能间断性地无节制饮食,也不能采用饥饿疗法,而应根据患者自身的体型、活动强度来确定热量的摄入。

药物治疗糖尿病须知

对糖尿病患者来说,药物治疗仍是主要治疗方法,因此药物治疗时,一定要了解一些用药的注意事项。

· 关于降糖药的应用。常规的选用方法是肥胖型的糖尿病患者使用双胍类药,消瘦型糖尿病患者使用磺脲类药。空腹血糖低于10毫摩尔/升时,用双胍类药,高于10毫摩尔/升时,用磺脲类药。近年的研究表明,磺脲类药受体除存在于胰岛细胞外,也存在于心脑血管细胞中。优降糖能与心脑血管的磺脲类药受体结合,促使血管收缩,导致缺血加重。而格列齐特(达美康)则只和胰岛细胞的磺脲类药受体结合,刺激胰岛素的分泌。因此,糖尿病合并心脑血管病患者,要使用达美康而不是优降糖。

· 关于胰岛素的使用。存在以下任何症状的Ⅱ型糖尿病患者要尽早使用胰岛素治疗:空腹胰岛素小于0.2毫摩尔/升;胰岛素分泌指数小于20;空腹C肽小于1.4纳摩尔/升;病史超过10年,空腹血糖长期高于10毫摩尔/升;反复出现酮症;有心、肝、肾、眼方面的并发症。成年晚发型或肥胖型糖尿病患者尤其要尽早使用胰岛素。

· 如何做到对症用药。都知道血糖高时要服用降糖药,但服用的药物是否对症却常常被忽视,从而造成治疗过错。如磺脲类药物可刺激胰腺细胞分泌更多的胰岛素,而本来体内的胰岛素就多,如果继续服用分泌胰岛素的药物,就会加重胰岛的负担，长期下去就会导致胰腺功能衰竭。假如胰岛细胞分泌胰岛素的功能已经丧失，使用磺脲类药已毫无作用。因此在决定使用或已经使用磺脲类药时，要检测空腹胰岛素水平。若检测的结果显示，糖尿病患者有胰岛素抵抗、高胰岛素血症时，就要选用胰岛素增敏剂。

·如何减少副作用。为了减少副作用，避免中毒，多数药物标明的都是服用最大剂量。患者每天的服用量，如果没有医生的特别叮嘱，不能超过药物标明的剂量。有些患者自行增加每日服用剂量，以致于超过最大剂量，这只会增加药物对身体的副作用，而不会增加疗效。因此，糖尿病患者尤其要注意所服药物的剂量。

·关于联合用药。联合用药是同时服用几种单药，可使每种单药的服用剂量减少，副作用也相对减少，同时有些单药之间有互补性，能更好地适应者复杂的病情。通常说的联合用药是"一种药加倍，不如两种药搭配"，但两种药不宜选择同类降糖药，否则增加的就不是疗效，而是副作用了。通常采用的联合疗法主要有：磺脲类联合双胍类或α-葡萄糖苷酶抑制剂；双胍类联合α-葡萄糖苷酶抑制剂或胰岛素增敏剂。

·关于用药时间。糖尿病是一种慢性疾病，需要终身治疗，长期服药。漏服或忘服都会导致血糖水平的不稳定，影响病情。容易遗忘或事务繁忙的Ⅱ型糖尿病患者，可服用新一代磺脲类口服降糖药瑞易宁，只需每日服用一次就可控制全天的血糖，比较方便，利于长期治疗。

使用口服降糖药的糖尿病患者，需要定期检查血糖。控制血糖较好的糖尿病患者，也要至少3个月做一次比较全面的检查。口服降糖药最常见的副作用就是低血糖。一旦出现这种现象，应该及时处理，需找原因，确定是不是要调整药物的剂量。

如何选择口服降糖药

糖尿病患者从确诊的那一天起，就开始和各种降糖药相伴，为较好地控制病情，如何选择口服降糖药就显得尤为重要。选择口服降糖药之前首先要全面了解自己的病情，然后了解各类降糖药的特点，还要结合每位患者的具体情况，如血糖特点、肝肾功能、服药依从性、体型、年龄、经济条件等。可参考以下几点。

·根据糖尿病类型选药。一般来说，Ⅰ型糖尿病患者要终身使用胰岛素治疗，但如果血糖控制不理想，则可在此基础上加用α-葡萄糖苷酶抑制剂或双胍类药物。Ⅱ型糖尿病患者通常采用药物治疗，但当患者药物治疗效果不佳，出现急慢性并发症，处于手术、严重感染等应激状态以及妊娠期时，须使用胰岛素治疗。另外，Ⅱ型糖尿病在病情的不同阶段，所使用的药物也有所不同，早期要适应改善胰岛素抵抗或延缓葡萄糖吸收的药物，胰岛素分泌功能开始减退时，须选用胰岛素促泌剂，病情晚期，胰岛功能趋于衰竭，就要采用胰岛素联合治疗。

· 根据患者的体型选药。男性的标准体重＝[身高（厘米）－80]×70％，女性的标准体重＝[身高（厘米）－70]×60％。如果糖尿病患者的体重超过标准体重的10％就视为偏胖，应该选药双胍类药物或α－葡萄糖甘酸抑制剂，这些药物有减轻患者体重的副作用，而对肥胖患者来说则正好是变害为利。如果患者的体重小于标准体重的10％，那么就视为偏瘦，应优先使用格列奈类药物或磺脲类药物，因为这些药物不会使患者的体重继续下降。

· 根据高血糖类型选药。如果患者空腹和餐前的血糖不高，以餐后高血糖为主，要首选α－葡萄糖苷酶抑制剂。如果空腹和餐前的血糖较高，不管餐后的血糖有没有增高，都要考虑使用磺脲类、双胍类或噻唑烷二酮类药物，治疗初期可联合使用两种作用机理不同的口服药物，如磺脲类和双胍类药物联合使用。此外，对于空腹血糖高于13.9毫摩尔／升，随机血糖高于16.7毫摩尔／升的患者，治疗时，可使用短期胰岛素强化治疗。

· 根据患者有无其他疾病或并发症选药。伴有高血压、高血脂、冠心病等疾病的糖尿病患者，首先考虑使用双胍类、噻唑烷二酮类和α－葡萄糖甘酶抑制剂。伴有胃肠道疾病的患者，尽量不要使用α－葡萄糖甘酶抑制剂和双胍类药物。伴有慢性支气管炎、肺气肿、心力衰竭等缺氧性疾病的患者，要慎用双胍类药物。伴有肝病的患者，要慎用噻唑烷二酮类。如果患者有严重的心、肝、肾等疾病或糖尿病并发症，要及时使用胰岛素。

· 根据年龄选药。老年糖尿病患者，因对低血糖的耐受能力差，不宜选用长效、强力降糖药，要选择服用方便、降糖效果温和、作用时间短的药物。但考虑到老年人的记忆力，其家人要经常提醒。儿童Ⅱ型糖尿病患者能使用的药物仅有二甲双胍。

· 根据患者的生活特点选药。如果患者的生活不规律，进餐次数不确定，可以选用速效胰岛素促分泌剂，如诺和龙、唐力等。

总之，糖尿病患者使用的药物，要考虑到药物的特性和患者自身的病情，进行个体化用药，根据各种因素调整用药种类和剂量。

口服降糖药的服法

服用降糖药的效果主要受两个方面因素的影响：一是药效是否得到了最大程度的发挥；二是药物的不良影响是否降到了最低。而如果想把这两方面做到最好，就要重视口服降糖药的服用方法。也就是说，糖尿病患者除了要选对药之外，还要懂得如何服用，方法对了，才能事半功倍。

口服降糖药的服用方法要根据药物的起效时间、药效高峰时间、半衰期长短等特点，以及剂型等确定。从降糖效力来看，如果药物没有明显的胃肠道刺激作用，绝大多数口服降糖药在餐前服用的效果比较好。因为这样可以给药物留下发挥药效的时间，使患者血药浓度高峰与进餐后的血糖高峰达到同步，对餐后血糖的控制效果更好。那么，不同种类的口服降糖药要掌握怎样的服用方法呢？

·磺脲类药物。以餐前半小时服用为宜。患者如果服用像格列苯脲（优降糖）这样的长效磺脲类药物，服药剂量每天在5毫克以下的，可以在早餐前1次服用，服药剂量每天7.5~15毫克的，可在早晚餐前分别服用。格列喹酮（糖适平）、格列吡嗪（美吡达）等短效的磺脲类药物，服用剂量逐渐增多后，则需要一日3次餐前口服。格列齐特（达美康）等中效药物也可早晚餐前分2次服用。

·格列奈类药物。也叫促胰岛素分泌剂，这类药物包括瑞格列奈（诺和龙）、那格列奈（唐力），具有起效快、半衰期短的特点，被称为"餐时血糖调节剂"，属于快速胰岛素促泌剂，应该3餐前口服，不需要提前服用，但也最好不要在餐后服用，坚持不进餐不服用的原则。不论每天进餐几次，只要在餐前服用即可，每次服用的最大剂量为4毫克，但全天的最大用量不宜超过16毫克。

·α-葡萄糖苷酶抑制剂物。这类药物主要包括阿卡波糖（拜糖平）、伏格列波糖（倍欣）、米格列醇（奥恬平）等。它们通过抑制肠道内分解淀粉的消化酶、延缓碳水化合物的吸收，达到降血糖的目的。如果提前（如餐前半小时）服用，因肠道中没有作用底物（食物中的碳水化合物），作用得不到发挥。如果餐后服用，则葡萄糖已被吸收，用药也失去了意义。所以，这类药物的服法是要与第一口饭一起咀嚼服用。

·双胍类药物。这类药物服用

后会直接刺激胃肠道，出现胃部不适、口中有金属味道、恶心、呕吐、腹痛、腹泻等副作用。因此，为减轻副作用，双胍类药物最好在餐中或餐后服用，但药效没有餐前好。但二甲双胍肠溶片（如君力达）对胃肠道刺激相对较小，可于餐前服用。

·噻唑烷二酮类药物。也叫胰岛素增敏剂，这类药物包括罗格列酮（文迪雅）、吡格列酮（瑞通）等，起效时间较慢，一般服用4周以上才有明显的疗效。因此，无论是餐前还是餐后服用，都不会对药效造成影响。

另外，需要注意的是，做成控释、缓释或肠衣等特殊剂型的降糖药不要掰开服用。

降糖药物漏服的补救方法

糖尿病患者若想较好地控制好血糖，就要定时、定量，且规律用药。漏服药物的后果比较严重，即使是偶尔漏服一次，也可能会导致血糖出现显著波动或短期内居高不下。如果经常忘记服药，那么后果就更严重了。

然而，在糖尿病的治疗过程中，几乎所有的患者都有忘记服药的经历。为保证身体的健康，漏服药物后要及时采取补救措施，以减轻漏服对血糖造成的负面影响。

如果患者只是偶尔忘记服药，且漏服药物的时间不长，可在检查血糖后决定补服的剂量。如果患者已经漏服几次，甚至是多日，那么就要及时就医，寻求医生的补救建议，最好不要自行决定办法。

但不同的药物有不同的补救方法，服药的种类是做出不同处理办法的基础，以下我们就不同的药物类别做出分析。

·磺脲类药物。这类药物的种类较多，使用不当极易出现低血糖，所以漏服的补救措施比较复杂。磺脲类药物按作用时间可分为短效和中长效两大类。

短效药物要在餐前半小时服用，若漏服可将吃饭的时间后延半小时。若吃饭时间不能改，可偶尔直接服药，但要适当减少药量。若在两餐之间才想起漏服，要立即检查血糖，若血糖微高，可增加运动量，不用补服；若血糖明显升高，可即时减量补服。如果在下一餐前才意识到漏服，也要即刻测量血糖，若血糖微高，可按原剂量服药，若血糖明显升高，可适当减少用餐量，尽快让血糖恢复正常。

中长效磺脲类药物一般一日只在早餐前服用一次，若在午餐前想起漏服，可根据血糖情况按原剂量补服；若午餐后才想起，可视情况半量补服。但是年龄较大或血糖控制较好的患者，可漏服一日，无需补服，以免引起夜间低血糖。

·格列奈类药物。处理此类药物漏服的方法可参考短效磺脲类药物。两餐之间想起漏服了药物，可根据血糖情况决定补服量；快到下一餐想起，无需补服，但要测量血糖，视情况而定是否要减少用餐量，以减少漏服的影响。

·α－葡萄糖苷酶抑制剂。这类药物的作用底物是肠道中的碳水化合物，因此若在用餐时想起漏服，完全可以补上，若是吃晚饭再补，疗效就会减少许多。

·双胍类药物。临床应用的这类药物主要是二甲双胍。若患者服用二甲双胍的量较小，可适当增加运动量，无需补服。与二甲双胍联合用药的患者也最好采取以上措施，血糖有明显升高时再补服，以减少因用药时间发生变化，导致多种药物相互作用而出现低血糖反应。若已到下一次使用二甲双胍的时间，上一次无需补服。

·噻唑烷二酮类药物。这类药物只需一日一次服用，起效较慢，单独使用一般不会引起低血糖，漏服后可当天补上。联合用药者只要血糖不低也可当日补上。若到了次日，则无需补服。

·胰岛素。一般是在餐前注射，若餐后想起，使用超短效胰岛素（如诺和锐）的患者，可于餐后即刻注射。使用早晚餐前注射的预混胰岛素（如诺和灵30R）的患者，若早餐前忘记，可在餐后即刻补上，但要注意监测血糖，必要时加餐；若在接近中午时才想起，而血糖又超过10毫摩尔/升，可在午餐前临时注射一次短效胰岛素。一定不能将两次预混胰岛素一起在晚餐前注射。

如何选择保健品

近年来，糖尿病的发病率逐年升高，糖尿病已成为一种世界性的流行病。随着糖尿病患者的增多，降糖保健品市场逐渐升温。走进各大商场、超市，降糖类保健品种类繁多，让人目不暇接。那么面对如此多的保健品，糖尿病患者该如何选择呢？

糖尿病患者首先需要明白的一点是，保健品是经过科学验证，适合特定人群食用的具有调节机体功能的无毒、无害的食品，与药品有着本质的区别，不能以治疗疾病为目的，所以糖尿病患者绝不能用保健品代替药物的治疗。

不论是何种保健品，只要经过了国家卫生部的统一审批，产品的外包装上就会标有"保健食品"的绿色标识。但这只说明这些保健食品只在调节血糖上有一定的作用，功效上不能降糖。目前，市场上常见的糖尿病保健食品有三大类，分别是营养素类、天然食品类和药用食物类。

营养素类主要是指含有膳食纤维、维生素和微量元素的食品。果胶、藻胶等可溶性膳食纤维可以抑制餐后血糖和胰岛素反应，改善胰岛素敏感性，从而起到调节血糖水平的作用。维生素和微量元素主要包括锌、镁、锰等与糖尿病有密切关系的元素。糖尿病患者可每日补充锌50～80毫克、镁750毫克、锰5～10毫克，但要与钙剂分开服用。复合维生素在改善糖代谢、加强血液循环、防治动脉粥样硬化上有一定作用，糖尿病患者可每天服用3次，每次50毫克。

天然食品主要有苦瓜、南瓜、苦荞麦、大蒜、蜂胶等。其中苦瓜有类胰岛素作用，降糖效果明显，无毒副作用。南瓜能延缓肠道对单糖的消化和吸收，修复胰岛细胞，调节血糖。但老南瓜含有大量的碳水化合物，要减少摄入量。苦荞麦含有大量的膳食纤维，餐后血糖影响小，且含有钙、钾、锌等多种微量元素，是糖尿病患者的理想主食。

药用食物中，灵芝可以提高机体免疫力，消除自由基，调节血糖，镇静催眠。玉米须煎剂服用，可明显降低血糖，对葡萄糖引起的高血糖益处良多，还可预防糖尿病心血管并发症。

绞股蓝提取物降糖作用也比较明显，适宜高血压、冠心病、高血脂及肥胖症的糖尿病患者。桑叶能通过刺激胰岛β细胞分泌胰岛素来调节血糖。

以上介绍的是保健品中可以吃的，糖尿病患者可以根据食用说明书，每天定量摄取。糖尿病患者最好选用经国家批准的正规保健食品，其调节血脂、调节血糖等作用，比普通的保健品要好。需注意的是，许多保健品外包装上标示的"无糖"，只说明产品中没有蔗糖，其他的甜味剂食品也会含有一些热量，切忌过多食用。

还有一类保健品本质上多以中医理论为基础，以阴阳平衡、中医穴位、经络的理论制作而成，但这类保健还需要更多正规的临床试验研究，糖尿病患者不可对其抱有治愈疾病的幻想，要以平常心对待。

保健品虽不是药品，但也需要慎重选择，并在专业人员的指导下使用，定期监测血糖，不能轻信虚假广告，也不能随意停服降糖药物。患者在购买时，还要认清保健品的批准文号和规定标志。

克服错误用药倾向

糖尿病患者需要克服的错误用药倾向主要有以下几个。

倾向1：忽视非药物治疗，只单纯依赖药物。糖尿病需要综合治疗，只是靠药物无法获得最佳疗效。

在药物治疗的同时，还要进行饮食、运动等多种治疗。临床实践证明，药物治疗配合饮食和运动治疗才能取得良好的降糖效果。

倾向2：同类口服降糖药物联合应用。目前，市场上的口服降糖药主要有5大类，而每类中又有小分类。同类药物作用机制没有太多区别，不适宜联合应用。因为同类降糖药的联合使用，不仅不会增加药物的疗效，反而会加重副作用。消渴丸和优降糖、美吡达和糖适平、二甲双胍和苯乙双胍等同类口服降糖药不可合用。

倾向3：用药时断时续。一些糖尿病患者完全凭自觉症状来决定是否用药，而不是根据血糖监测结果决定用药，在自觉症状减小时，就会擅自停药，这样做是非常危险的。调理身体需要长期坚持，何况糖尿病是一种无法根治的病，一旦得上，就会终身相随，用药时断时续极不利于血糖的控制，容易使血糖忽高忽低，不利于患者的健康。即使血糖水平达到了正常水平，也不能擅自停药，要征询医生的建议。

倾向4：大量服药急速降糖。有的糖尿病患者过度担心自己的病情，往往进入急于求成的误区，擅自加大药量，或多药联合，导致出现低血糖，甚至是低血糖昏迷，非常危险。人体无法适应血糖骤降，应当稳定降糖。大量服药还可能会增加药物的副作用，因此应该根据血糖的高低循序渐进地调整用药剂量。

倾向5：光吃药，不复查。进行药物治疗的糖尿病患者一定要经常检查血糖，了解治疗效果，并将此作为调整药量或更换药物的重要依据。有的患者不注意定期复查，认为只要不间断服药，就不会出现问题，但如果药物出现继发性失效（即疗效随着时间的推移而逐渐下降），就相当于未作任何治疗，很容易引发并发症。

倾向6：频繁换药。通常来说，一种药物充分发挥药效需要一段时间，如胰岛素增敏剂（噻唑烷二酮类降糖药）服用一个月以上才会达到最佳降糖效果。不懂得这一点的患者，服药后的几天，血糖水平不满意，就认为药物没有效果，而转为服用其他药物，这样做对病情非常不利。应根据血糖逐渐调整服药的剂量，若发现血糖控制仍不理想，再更换药物或与其他药联合使用。

倾向7：使用胰岛素会"上瘾"。很多患者认为使用胰岛素之后，就会对其产生依赖。这种观点是错误的，胰岛素是人体自身产生的、调节新陈代谢所必须的生理激素，每个人都离不开它。糖尿病患者是否需要补充外源性胰岛素，完全取决于患者自身的胰岛功能状况。当一个人的胰岛β细胞功能完全衰竭时，就必须终生补充外源性胰岛素。

而胰岛 β 细胞功能尚存一部分的患者，即使用了胰岛素，等自身胰岛细胞功能得到恢复后，仍可停掉胰岛素，改为口服降糖药。

糖尿病药物的保存

治疗糖尿病的药物应得到良好的保存，药物处在合适的环境下，可以较好地保持其药性，若因储存不当而造成药物失效，那么既会对患者的身体造成损害，也会造成经济上的损失。

口服降糖药应放在避免阳光直射且不要太杂乱的固定处。另外，所放之处应该是儿童不易取得的位置，以免出现儿童误食。通常来说，在铝箔或胶囊内未拆封的药可以存放一年，如果想存放更长时间，可放置于冰箱的保鲜层。拆开包装的药剂，可在药盒中保存一个月。假如发现片剂潮解或胶囊软化，应及时丢弃，不可再食用。

有时因某些原因，如鼻管吸食的病人，家人或药剂师应事先将药磨成粉状。这种情况下，药剂会更容易潮解变质，应在两个星期内服完。

药物的副作用

服用对症的药物，人体的病症会得到一定程度的缓解，但同时也会有一定的副作用，治疗糖尿病的药物也不例外。但药物所产生的效果与副作用因人而异，如果出现了比较严重的副作用，一定要及时就医诊治，避免出现更为严重的后果。

过度口服降糖药或使用胰岛素都可能会引发低血糖的出现。一旦出现低血糖，要及时采用应对措施，如吃一些含糖量较高的食物，如绵白糖、砂糖等。如果通过饮食的方法无法解决低血糖的问题，就要及时寻求医生的帮助。在此我们介绍一下口服降糖药和注射胰岛素带来的其他副作用。

口服降糖药的副作用

磺脲类药物可刺激胰岛素的分泌，在服用时，患者如果不结合饮食和运动治疗，就可能会出现体重增加、动脉硬化等副作用。在正常的剂量下，如果血糖仍得不到控制，患者不能自行加量，要询问医生的建议。另外，两种磺脲类药不要联合使用，这样会增加药物的副作用。

α－葡萄糖苷酶抑制剂通过延迟消化道多糖分的吸收来控制饭后的血糖，因自身不吸收，这类药物的副作用相对较少，但仍会引起腹胀、排气增多，甚至会导致长期的便秘或腹泻。有极少数患者还会出现肝功能受损、体重增加、水肿等副作用（临床上不多见）。如果糖尿病患者心脏功能低下，则服用这类药物可能会引起心力衰竭。患有胃肠道、肾功能不全，处于妊娠期、哺乳期的患者应该禁用这种药物。

双胍类药会引起呕吐、浑身乏力、腹痛等，此外还可能会引起乳酸性酸中毒，进而出现昏迷。双胍类药物应在饭前或饭中服用，以降低消化道反应，严重贫血和肝肾功能不全的人不能服用这类药物。

建议糖尿病患者口服药物时要仔细阅读药物本身的说明，以及听取医生的建议，充分了解药物的疗效和副作用后再行服用。服用过程中，要懂得自己观察身体的变化，以及时应对较严重的副作用。

胰岛素的副作用

除低血糖反应外，体重增加是使用胰岛素最常见的副作用。糖尿病患者采取胰岛素治疗后要控制饮食和摄入体内的热量，以免造成肥胖。而肥胖的人需要更多的胰岛素，必定要增加胰岛素的用量，这样就形成了恶性循环。

血糖水平较高的糖尿病患者在胰岛素使用初期会出现屈光不正的副作用，但只是暂时性的，随着胰岛素使用时间的延长，血糖稳定后，这种副作用就会逐渐消失。

胰岛素有造成体内轻微水钠潴留的副作用，因此一部分患者在注射胰岛素后，会出现轻度颜面和肢体的水肿。

使用动物胰岛素的糖尿病患者，可能会出现过敏反应，有的仅在注射部位及周围出现斑丘疹瘙痒，有的则会引起荨麻疹这类全身过敏，严重时还会出现过敏性休克。长期在某一相同的部位注射动物胰岛素，注射部位可能会出现皮下脂肪萎缩。使用动物胰岛素的患者，还可能会出现胰岛素抗药性，出现这种情况时，可将动物胰岛素换成人胰岛素。

常用口服降糖药

关于口服药物

在饮食治疗和运动治疗无明显效果的情况下，Ⅱ型糖尿病患者通常会采用药物治疗，而不是马上进行胰岛素治疗。因为在血糖不太高的情况下，只需要口服药物的治疗就可以达到预期效果，与胰岛素相比，口服降糖药给患者的心理压力要小得多。口服药物大致上可分为促胰岛素分泌剂、改善胰岛素抵抗的药物、抑制葡萄糖吸收的药物，细致来分主要有磺脲类、双胍类、α－葡萄糖苷酶抑制剂、噻唑烷二酮类。口服降糖药主要用于Ⅱ型糖尿病治疗，个别的Ⅰ型糖尿病患者在使用胰岛素的同时，还需要加用口服降糖药。药物的选择原则是根据每个患者的不同病情采取的不同治疗方案，进行个体化治疗原则。

常用口服药的化学名和商品名对照表

化学名	商品名
格列本脲	优降糖、格列赫素、达安疗、达安宁等
格列吡嗪	美吡哒、迪沙片、秦苏、利糖妥、灭糖尿、灭特尼等；瑞易宁控释片、唐贝克控释片
格列喹酮	糖适平、克罗龙
格列齐特	达美康、列克、甲磺吡脲
格列美脲	亚莫利、圣平、万苏平、迪北、力贻苹
瑞格列奈	诺和龙、孚来迪
那格列奈	唐力、唐瑞
二甲双胍	甲福明、降糖片、迪化糖锭（澳大利亚生产）、格华止（法国生产）、美迪康（深圳生产）、君利达、力克糖等
苯乙双胍	降糖灵、苯乙福明
阿卡波糖	拜糖平、卡波平（杭州生产）、阿卡波糖胶囊（四川生产）
伏格列波糖	倍欣、福利波糖
罗格列酮	文迪雅（英国产）、太罗、爱能、维戈洛等
吡格列酮	艾汀（北京生产）、卡司平（杭州生产）、安可妥（四川生产）顿灵

在各类药物中噻唑烷二酮类药物（胰岛素增敏剂）是口服降糖药的革命性产品。这类药物可增加多种蛋白质的合成，控制血糖的生成、转运和利用，可以长期稳定血糖，保护胰岛β细胞，这类药物还能降低大血管并发症，减小死亡率，降低糖尿病的治疗费用。

治疗糖尿病的口服降糖药多种多样，大多数的糖尿病患者都有被五花八门的药名弄得一头雾水的时候，名字不同的药怎么成了一种药？这药名是第一次见，以前怎么可能吃过？有的糖尿病患者将商品名不同的同一种药当成是两类药联合使用，导致恶果。也有的患者将换了名字的药当成是新药，而实际上还是老药。需要注意的是，口服降糖药的同一种药物的商品名可以有很多个，但是化学名（通用名）却只有一个。所以只要记住了药物的化学名，药物无论再怎么换名字都不会发生错误。

磺脲类降糖药

磺脲类药物自1955年应用于临

床,是发现最早、应用最广泛的一类口服降糖药。至今已研制出三代磺脲类药物,第一代主要包括甲磺丁脲、氯磺丙脲,第二代主要包括优降糖、达美康、美吡哒;第三代的代表药物是格列美脲。目前,第一代已经被第二代和第三代所取代。

作用机制

磺脲类降糖药能与胰岛β细胞表面的磺脲类受体结合,刺激胰岛β细胞分泌胰岛素来发挥降糖作用。这类药物能增加外周组织胰岛素受体数目及与胰岛素的亲和力,增强胰岛素的敏感性,并且还具有受体后作用,从而增强胰岛素的生物效应。磺脲类药物通过抑制胰岛素酶的活性和增强胰岛素酪氨酸激酶的活性,降低胰岛素在肝脏的分解,强化胰岛素的作用,抑制糖异生作用,加速糖酵解。磺脲类药物也可增强靶细胞对胰岛素的敏感性,减轻胰岛素抵抗,增加脂肪细胞中葡萄糖的转运与脂肪合成。近年的研究发现,磺脲类药物可促进胰岛β细胞增生和新胰岛的形成,还能起到延缓动脉粥样硬化发生的作用。达美康、美吡哒、克糖利、亚莫利等药物还可预防血管并发症,尤其是微血管的并发症。

适应证

(1)初诊为非肥胖型Ⅱ型糖尿病患者,经饮食和运动治疗后,仍不能有效控制血糖。

(2)肥胖型Ⅱ型糖尿病患者在接受二甲双胍的治疗后,仍不能较好控制血糖者。

(3)病程较长的Ⅱ型糖尿病和缓慢发病的Ⅰ型糖尿病患者,经胰岛素治疗后,恢复部分胰岛分泌功能者。

(4)糖尿病病程较短,体重正常或轻度肥胖,每天胰岛素的用量高于40个单位(U)者。

(5)使用磺脲类药物的患者一定要有胰岛素分泌功能。磺脲类药物对无胰岛素分泌能力的糖尿病患者不起作用。

禁忌证

(1)Ⅰ型糖尿病患者,或胰岛β细胞功能几乎完全损害、病程较长的Ⅱ型糖尿病患者。

(2)伴有酮症酸中毒、高渗性昏迷、乳酸性酸中毒急性并发症的糖尿病患者。

(3)处于高热、严重感染、外伤、手术等应激状态或妊娠期的Ⅱ型糖尿病患者,及伴有心、肝、肾、脑等急慢性并发症者。

(4)对磺脲类或磺胺类药物有过敏反应者。

(5)Ⅱ型糖尿病病情严重,空腹血糖高于16.7毫摩尔/升者。

副作用

应用磺脲类药物的实践证明，这类药物的降糖效果明显，就常见的几种药物来说，降糖强度最大的是优降糖，其次是美吡哒，接着是克糖利、糖适平、达美康等。各种磺脲类药物的毒副作用各有差异，但相对来说，副作用都比较小。常见的副作用如下。

（1）低血糖反应：冠心病的患者可诱发心绞痛和心肌梗死，或脑血管意外，严重的可引起昏迷，甚至是死亡。

（2）消化系统反应：一些患者会出现上腹不适、恶心、腹泻、肝功能损害，偶见中毒性肝炎。药量减退后，不适症状就可消失。

（3）皮肤反应：有少数服用者会出现皮疹、荨麻疹、皮肤瘙痒、面部潮红等皮肤症状，这类患者应立刻停服此类药物。

（4）各单药副作用：优降糖和氯丙磺脲用量较大时，少数使用者会出现头痛、头晕、嗜睡、视力模糊、四肢震颤等症状，减量或停药后消失。服用优降糖还可偶见夜尿多。

其他药剂的影响

对抗磺脲类药物降血糖的药物有糖皮质激素、口服避孕药、噻嗪类利尿剂、苯妥英钠、甲状腺素、肾上腺素、烟酸等。

加强磺脲类药物降血糖的药物主要有氯霉素、双香豆素、保泰松、青霉素、水杨酸类、磺胺类药物等。

格列奈类药物

格列奈类药物是一种前景被普遍看好的新型胰岛素促泌剂。它属于非磺脲类胰岛素促泌剂，主要包括瑞格列奈、那格列奈、米格列奈钙。

作用机制

格列奈类与磺脲类药物的作用机制相似，都是通过刺激胰岛β细胞分泌胰岛素来降低血糖。但二者之间也有区别。格列奈类药物能改善和恢复胰岛素分泌，刺激胰岛素分泌的模式与人体自身分泌胰岛素的模式非常相近，减轻了药物对胰岛β细胞的持续刺激，更加符合人体的生理模式。因此，格列奈类药物比磺脲类药物更具优点。

格列奈类药物有"按需促泌"的特点，就是说这类药物的促泌作用具有血糖依赖性，血糖高时促进胰岛素分泌的作用增强，血糖低时促进胰岛素分泌的作用减弱。因此，格列奈类药物可有效降低餐后高血糖，而且不容易产生低血糖。

此外，此类药物还有起效快、作用消失快的特点，减轻了对胰岛β细胞的过度刺激，保护了胰岛β细胞的功能。

适应证

（1）经饮食和运动治疗不能有效控制高血糖，且有胰岛分泌功能的Ⅱ型糖尿病患者，尤其适用于以餐后血糖升高为主的老年患者，以及不能规律进餐的患者。

（2）服用二甲双胍不能有效控制高血糖和不能耐受二甲双胍的Ⅱ型糖尿病患者。

（3）老年糖尿病患者，但75岁以上的患者不宜使用。

禁忌证

（1）Ⅰ型糖尿病患者。

（2）严重肝、肾功能不全的患者。

（3）妊娠、哺乳期妇女及12岁以下的儿童。

（4）出现重度感染、发热、外伤、手术的患者。

（5）糖尿病酮症酸中毒者。

（6）对此类药品过敏者。

主要药物的特征

（1）瑞格列奈：是一种新型短效促胰岛素分泌降糖药，进餐前服药，不进餐不服药，无论每日进餐几次，只要每餐前服用即可。口服吸收迅速，半小时之内就可起效，1小时内血浆药物浓度达到峰值，然后迅速下降，4～6小时内药效清除。服药1～3周后，血糖浓度可达稳定状态。对于肥胖与非肥胖的Ⅱ型糖尿病患者有同等疗效。

（2）那格列奈：对胰岛β细胞有快开快闭、起效快、作用消失快的特点，与二甲双胍或格列酮类药物合用，控制血糖的效果更佳。1～2小时内血浆药物浓度达到峰值，维持时间为4～6小时。

（3）米格列奈钙：临床试验表明，这种药在疗效和安全性方面都比其他降糖药要好，是新型速效促进胰岛细胞分泌胰岛素的药物，被称为"餐时血糖调节剂"。

副作用

格列奈类药物的副作用少而轻，主要包括：低血糖，程度较轻，较磺脲类药物出现的次数少；腹痛、腹泻、恶心、呕吐、便秘等胃肠道反应；皮肤瘙痒、发红、荨麻疹等过敏反应；轻度或暂时性的肝酶升高；头痛、头晕。总体来说，除低血糖外，其他副作用都极为少见，甚至是罕见。

注意事项

（1）与噻唑烷二酮类药物或二甲双胍联合应用时，容易发生低血糖。

（2）与噻唑烷二酮类药物或二甲双胍联合应用仍无法控制高血糖，应改用胰岛素治疗。

（3）不能与磺脲类药联合应用，

因为二者的作用机制类似，会增加胰岛β细胞的负担。

双胍类药物

双胍类药物于20世纪50年代应用于临床，比磺脲类药物稍晚，其主要药物有苯乙双胍（降糖灵）和二甲双胍（甲福明）。降糖灵的副作用比较大，欧美国家已经停止使用，我国也已将其基本淘汰。目前应用于临床的主要是二甲双胍，其副作用小，应用广泛。

作用机制

双胍类药物的作用机制与磺脲类不同，它不刺激胰岛β细胞分泌胰岛素，降低血糖，不使胰岛素的水平升高。

双胍类药物能促进外周组织摄取葡萄糖，加速葡萄糖的无氧酵解，从而降低血糖，还能使餐后葡萄糖的吸收率下降，降低和延迟餐后血糖的高峰，与糖尿病胰岛素的分泌改变一致，从而降低血糖，改善口服葡萄糖耐量，但对静脉葡萄糖耐量则无影响。实验证明，双胍类降糖药还可抑制肝脏的糖异生作用，从而使肝糖输出减少。

双胍类药物还有抑制氨基酸、脂肪、胆固醇、钠和水的吸收，控制食欲，降血脂预防血管并发症的作用。此外，还可使肥胖者的体重下降，非肥胖者保持理想的体重。

适应证

（1）中年以上发病的Ⅱ型糖尿病患者，尤其是经饮食和运动治疗无效的肥胖型患者，要首先选用此类药物。

（2）磺脲类药物出现原发性或继发性失效后，可改用双胍类药物，或与之联合使用。

（3）Ⅰ型和Ⅱ型糖尿病患者在使用胰岛素治疗时，都可以加用二甲双胍，以减少胰岛素剂量，防止出现低血糖反应。

（4）对胰岛素有抗药性的糖尿病患者，可加用双胍类药物，以稳定病情。

（5）糖耐量受损者可使用此类药物。

（6）可用于儿童Ⅱ型糖尿病患者。

禁忌证

（1）Ⅰ型糖尿病或中、重型Ⅱ型糖尿病患者。

（2）伴有酮症酸中毒、高渗性昏迷、重度感染、高热、心力衰竭、心肌梗死、肝肾病、黄疸等症，或处于手术、妊娠期间，不能使用此药。

（3）造影剂检查前后48小时。

（4）已有肾小球硬化症、眼底病变、神经病变、脑部病变、血管

(5) 使用胰岛素每日超过 20 个单位时，不能单独使用双胍类药物。

(6) 有乳酸性中毒经历的患者。

(7) 缺乏维生素 B_{12}、叶酸、铁的患者，以及酗酒、酒精中毒者。

副作用

一般会出现胃肠道不适，如厌食、恶心、腹泻。大剂量使用双胍类药物时，尿中可能出现酮体，严重时会出现乳酸中毒。

常见药物的特征

苯乙双胍在国内已很少使用，二甲双胍是国内外唯一被广泛使用的双胍类降糖药。患者服用后，经胃肠道吸收，2小时达到血药高峰浓度，半衰期为1～5小时，持续6～8小时，不经肝脏代谢，由尿排出，易于清除，诱发乳酸性酸中毒的可能较小。

其他制剂的影响

利福平可抑制双胍类药物的吸收，使双胍类药物的血浓度降低，减弱其降糖作用。

α-葡萄糖苷酶抑制剂

α-葡萄糖苷酶抑制剂主要特点包括平稳降糖、安全性高，以及可降低心血管并发症的发生。它是目前唯一被批准用于干预糖耐量受损的口服降糖药。α-葡萄糖苷酶抑制剂主要是降低餐后的血糖水平，降糖作用温和，效力低于磺脲类、双胍类和噻唑烷二酮类药物，无药物继发性失效，不影响或轻度降低胰岛素水平。常用的α-葡萄糖苷酶抑制剂主要是阿卡波糖（拜糖平）、伏格列波糖（倍欣）。

作用机制

α-葡萄糖苷酶在食物吸收过程中起着重要的作用，必须与之结合后，食物才能消化和吸收。α-葡萄糖苷酶抑制剂的降糖机制是，通过抑制肠黏膜上的α-葡萄糖苷酶，减少和延缓小肠对糖分的吸收，以降低血糖，对餐后高血糖的作用比较明显。

α-葡萄糖苷酶抑制剂不刺激胰岛素的分泌，不会引发低血糖，因此可帮助减少血糖的波动，让全天血糖保持平稳，不会出现忽高忽低的情况。

适应证

(1) 通过饮食和运动治疗血糖得不到满意控制的糖尿病患者，尤其是肥胖者。

(2) 可单独应用于单纯饮食治疗的Ⅱ型糖尿病患者，也可与磺脲类和双胍类联合应用治疗的Ⅱ型糖尿病患者。

（3）空腹血糖在6.1～7.8毫摩尔／升，且以餐后血糖升高为主的Ⅱ型糖尿病患者，最适宜单独使用α－葡萄糖苷酶抑制剂。空腹和餐后血糖均升高的患者，α－葡萄糖苷酶抑制剂可与其他口服降糖剂或胰岛素合用。

（4）Ⅰ型糖尿病患者在进行胰岛素治疗时，可加用阿卡波糖（拜糖平）。但Ⅰ型糖尿病不能单纯使用此类药物。

（5）可用于糖耐量受损的干预治疗，降低糖耐量受损者向糖尿病转化的风险。

禁忌证

（1）肝功能异常、肾功能减退者。

（2）18岁以下的Ⅰ型糖尿病患者。

（3）孕妇以及哺乳期的妇女。

（4）患有慢性腹泻、慢性胰腺炎、严重胃肠功能紊乱者。

（5）正服用泻药、止泻药、助消化药者。

（6）缺铁性贫血及有严重造血系统功能障碍者。

药物作用

（1）可减轻血糖波动，减轻对大血管的损害，降低糖尿病患者发生心血管疾病的风险。

（2）控制餐后高血糖是阻止糖耐量受损者发展为Ⅱ型糖尿病的主要手段，因此α－葡萄糖苷酶抑制剂可以显著减小糖耐量受损者演变为Ⅱ型糖尿病的风险。

（3）可以明显降低糖尿病患者发生心血管病变的概率，对心肌梗死的改善作用最为显著。

（4）α－葡萄糖苷酶抑制剂不通过刺激胰岛素分泌来降低血糖，可以降低餐后胰岛素水平，因此增加胰岛素的敏感性。

副作用

α－葡萄糖苷酶抑制剂主要在胃肠道局部起作用，几乎不被吸收到血液，因此副作用很少。胃肠道反应时α－葡萄糖苷酶抑制剂的主要副作用表现为腹胀、腹痛、腹泻、胃肠痉挛性疼痛、顽固性便秘等，也有患者会出现肠鸣、恶心、呕吐、食欲减退等症状。乏力、头痛、眩晕皮肤瘙痒等症状极为少见。与胰岛素、磺脲类或二甲双胍联用时，有引发低血糖的风险。

其他药剂的影响

α－葡萄糖苷酶抑制剂应避免与抗酸药、消胆胺、肠道吸收剂和消化酶制剂同时服用，否则会削弱药物的治疗效果。

噻唑烷二酮类药物

噻唑烷二酮类药物也称格列酮

类，是20世纪80年代初研制成功的一类具有提高胰岛素敏感性的新型口服降糖药。目前临床上应用的此类药物主要有罗格列酮和吡格列酮。噻唑烷二酮类药物降低空腹和餐后血糖的同时，也降低空腹和餐后的胰岛素水平，且具有独特的心血管保护作用。虽然这类药物在降糖效力上稍逊于磺脲类和双胍类，但效果却更持久。

作用机制

噻唑烷二酮类药物不刺激胰岛素分泌（与二甲双胍的作用机制相似），而通过多种途径增强人体对胰岛素的敏感性，改善B细胞功能。这类药物在改善血糖控制的同时，常常伴随着胰岛素水平的下降。

噻唑烷二酮类药物主要作用于胰岛素靶组织，如脂肪、肌肉、肝脏等，增加脂肪组织中的葡萄糖氧化和脂肪合成，提高肌肉组织中葡萄糖摄取及氧化，达到降低血糖的目的。也可减少肝糖的输出，但作用比较弱。

除降糖外，噻唑烷二酮类药物还有改善脂代谢，降低血压、微量白蛋白尿，减少腹部及内脏脂肪，保护心血管的作用，以及抗凝、抗炎作用，还可治疗多囊卵巢综合征。

适应证

（1）用于糖耐量低减者，以及预防和阻止糖尿病并发症，效果比较显著。

（2）肥胖且伴有"三高"（高血压、高血脂、高血糖）的Ⅱ型糖尿病患者。

（3）单纯进行胰岛素治疗的Ⅱ型糖尿病患者，若治疗效果不佳，可加用本药。存在明显胰岛素抵抗的肥胖Ⅱ型糖尿病患者也可选用本药。

（4）经饮食和运动治疗仍无法控制血糖的Ⅱ型糖尿病患者，可单用此类药物，也可与其他药物或胰岛素联合使用。

（5）服用二甲双胍或磺脲类药物效果不佳的Ⅱ型糖尿病患者。

禁忌证

（1）Ⅰ型糖尿病患者。

（2）糖尿病酮症酸中毒者。

（3）水肿患者要慎用。

（4）3、4级心功能障碍患者、肾病综合征、重度水肿患者。

（5）有活动性肝病、血清转氨酶高于正常上限2.5～3倍者，但要除去单纯乙型肝炎表面抗原阳性者。

（6）妊娠和哺乳期妇女。

（7）18岁以下的Ⅱ型糖尿病患者。

副作用

噻唑烷二酮类药物的副作用比较小。常见的副作用是水潴留，主要表现为下肢或脚踝水肿。与胰岛素合用本药时，水潴留的发生率增加3～5倍。

使用噻唑烷二酮类药物治疗的过程中常出现体重增加。此类药物可造成体内脂肪含量再分布，增加的脂肪主要集聚在外周皮下，腹部的脂肪减少。

此外，还会出现肝功能异常。噻唑烷二酮类药物使用前后，都应定期检测肝功能，以及时对异常情况作出处理。

服用注意事项

（1）所有服用噻唑烷二酮类药物者都必须定期监测肝功能，最初一年每2个月查一次，之后做定期检查。

（2）噻唑烷二酮类药物与其他口服降糖药合用时，可能会发生低血糖。

（3）老年患者服用本药时无需因年龄而调整使用剂量。

（4）合并多囊卵巢综合征的患者，在使用本类药物治疗后，有潜在受孕的可能。

口服降糖药物的联合应用

口服降糖药物的联合应用概述

胰岛功能缺陷和胰岛素抵抗是糖尿病发病的主要原因，对其采用联合用药可起到事半功倍的效果，而且还可减少大量使用某种单药而引发的副作用和继发性失效。

联合用药是指选用不同作用机制的药物，发挥药物间的互补作用，在降低血糖的同时，也可以保护胰岛β细胞的功能，从而达到延缓慢性并发症发生的目的。

大量的临床实验发现，早期联合使用口服降糖药，积极控制血糖，可以减小Ⅱ型糖尿病血管并发症发生的几率或延缓并发症的发生时间。一半左右的Ⅱ型糖尿病患者在发病初期，大血管并发症已经不是最早阶段。糖尿病大血管并发症的治愈比较困难，死亡率比较高。随着患者糖化血红蛋白（可反映患者8～12周的血糖控制情况，其值越高表示血糖与血红蛋白结合越多，糖尿病病情也越重）水平的增加，糖尿病并发症发生的几率也在增加。当糖化血红蛋白高于或等于9%时，就应该立即开始联合治疗或使用胰岛素治疗。治疗3个月后，糖化血红蛋白若高于6.5%，就要开始联合用药。

联合用药的原则如下。

（1）要选择2～3种不同作用机制的药物联合使用。药物的种类不能超过3种。如果仍不能得到满意的血糖效果，应及时加用胰岛素治疗。

大量的研究证实，使用一种单药将血糖控制在正常水平的情况不多，使用两种机制互补的降糖药进行联合治疗，不仅可以提高药物的疗效，延缓疾病的发展，还能减轻药物的副作用。研究显示，与单纯使用磺脲类药剂治疗相比，在磺脲类药物的基础上联合使用胰岛素增敏剂（如罗格列酮），能明显地改善Ⅱ型糖尿病患者的血糖水平，延缓疾病的进展。

（2）联合用药不能选用同类药物中的2种，否则不仅不会增加疗效，还会增加药物对身体的毒副作用。

（3）在采用联合治疗的同时，还要考虑到患者的经济状况，尽量做到减轻患者的经济负担。

虽然联合用药有许多好处，但并不是所有的糖尿病患者一开始用药，就采用联合疗法，要根据具体的病情决定，如患者是否肥胖，是否患有高胰岛素血症等。当患者的血糖只是轻度升高时，可给予单一药物治疗。当血糖较高或单一药物治疗不能取得较好效果时，可刚开始就采用联合疗法或改用联合疗法。多数医学专家认为当常规剂量的单一药物无法取得满意效果时，要及时采用联合用药，而不是等到单一药物用至最大剂量无效时，才考虑联合用药。

在药物的联合使用方案中，常用的是磺脲类和双胍类药物的联合，如格列吡嗪控释片（瑞易宁）与二甲双胍联合治疗12周，能使采用瑞易宁或二甲双胍弹药治疗6周后的糖化血红蛋白再下降2.5%。此外，一种或多种口服降糖药还可以与胰岛素同时使用。

促进胰岛素分泌药物

促进胰岛素分泌的药物主要有：磺脲类和格列奈类药物。

磺脲类药物具有刺激胰岛β细胞，促进胰岛素分泌、降低血糖的作用。其中一部分药物除了能促进胰岛素分泌外，还有抑制肌肉对葡萄糖的吸收和肝脏内糖分释放的作用，降糖效果更加明显，但如果没有与饮食、运动疗法相结合，极容易出现肥胖和动脉硬化。如果在服用此类药物期间，高血糖的症状得不到及时改善，很有可能造成胰岛β细胞疲劳。这类药适合胰腺仍有一定分泌能力的患者。

格列奈类药物与磺脲类药物的功能相似，但不同的是，这类药物的起效时间短，见效快，作用期也比较短，特别适合饭后血糖升高的患者。

单用这两种药物中一种药物，取得的效果可能不明显，副作用也较大,可与其他种类的降糖药联合使用。

磺脲类与双胍类药物的联合使用

糖尿病的主要发病机制是胰岛分泌功能缺陷和胰岛素抵抗。磺脲类药物可以促进胰岛素分泌,而二甲双胍能改善胰岛素抵抗,可以说这两种药物的联合是一种针对病因的合理搭配。

联合使用这两种药物后,患者的空腹血糖、餐后血糖及糖化血红蛋白都会有明显的下降。二甲双胍还可以抵消单用磺脲类药物能增加体重的副作用,这样一来,对高血脂也会有一定作用。

非肥胖Ⅱ型糖尿病患者要首先选用磺脲类药物,使用效果不佳时,联用双胍类药物。而肥胖患者则要首先选用双胍类药物,单用双胍类药物效果不明显时,联用磺脲类药物。

具体到药物来说,格列本脲(优降糖)与二甲双胍联用时,要特别注意两药联用的时期。临床上,常常是在格列苯脲效果不明显以后,在联合使用二甲双胍,但此时的胰岛β细胞功能已经很差,联用很难起效。二者的联用可采取"一小二联三加量"的方法,即开始时先使用小剂量的格列苯脲,若两周后效果不明显,则联合二甲双胍,再两周后的效果若仍不明显,就加大格列苯脲的剂量。这种方法可以有效保护残留的胰岛β细胞的功能,提高疗效,延缓病情的进程。但有心、肾、肝病变及接受手术的糖尿病患者,则不宜联用双胍类药物。

格列吡嗪可与二甲双胍长期联合使用,也可与α-葡萄糖苷酶抑制剂、格列奈类药物以及胰岛素联合使用。

格列奈类与双胍类药物的联合使用

格列奈类药物对控制餐后血糖有显著作用,而双胍类药物则可以明显改善空腹血糖水平,因此两者联用能较好控制血糖,且不影响体重的增减。和磺脲类与双胍类药物联用相比,这种联用引发低血糖的概率比较低。

目前的研究显示,格列奈类药物与双胍类或噻唑烷二酮类药物联合使用,降糖效果会更好。但在联用过程中要根据患者的实际血糖情况,酌情调整联用药的剂量。此外,格列奈类药物还可与睡前小剂量低精蛋白胰岛素联合应用,降糖效果比两者单用要好。

改善胰岛素抵抗的药物

血糖对胰岛素不敏感(胰岛素

抵抗）也是引发糖尿病的主要原因，因此在对糖尿病的治疗中，要使用可以改善胰岛素抵抗的药物。这种药物主要包括双胍类和噻唑烷二酮类。

双胍类药物主要是二甲双胍，它一方面可以减少肝脏产生糖类物质，另一方面能增加身体对胰岛素的敏感性。二甲双胍对血液中抗动脉粥样硬化的高密度蛋白没有影响，但却可以减少低密度蛋白的含量，可预防糖尿病血管病变。

噻唑烷二酮类药物主要是罗格列酮和吡格列酮，它们通过增加脂肪细胞和肌肉细胞对胰岛素的敏感性，提高这些细胞对葡萄糖的利用，以降低血糖、血压，减少炎症、血栓的发生。同时还能增加血液中的高密度蛋白，可减少脂肪肝和心脑血管病的发生。

这两类药物与以下药物联用，对改善胰岛素抵抗的作用更为明显。

双胍类与α－葡萄糖苷酶抑制剂的联合使用

二甲双胍的主要作用是降低空腹血糖，α－葡萄糖苷酶抑制剂则主要是降低餐后血糖。两者联用，疗效相加。这种联合用药的方案比较适合肥胖的Ⅱ型糖尿病患者，除可减轻体重外，还可以改善胰岛素抵抗。两药的作用机制都会影响到胃肠道对食物的消化或吸收，所以二者联用很可能会增加胃肠道的副作用。

双胍类与噻唑烷二酮类药物的联合使用

双胍类与噻唑烷二酮类药物都可以改善胰岛素抵抗。二甲双胍可改善肝胰岛素抵抗，抑制内源性葡萄糖生成。噻唑烷二酮类药物的作用机制则是改善骨骼肌胰岛素抵抗，促进葡萄糖的摄取和利用。因两类药物的作用机制不同，联合使用可达到作用互补，既能增加胰岛素的敏感性，也能提高降糖作用。此外，二甲双胍还能将噻唑烷二酮类药物使体重增加和低密度蛋白升高的副作用抵消。研究已经证实，联合使用两类药物3个月以后，空腹血糖和糖化血红蛋白的水平都比较乐观。

磺脲类与噻唑烷二酮类药物的联合使用

磺脲类药物失效的患者可以联用这两类药物，不仅可以明显地控制血糖，还可以明显地改善胰岛素抵抗，降低胰岛素水平。有高胰岛素血症的患者联合使用这两类药物，胰岛素水平下降得尤为明显。值得注意的是，这两种药物的联用可能会出现低血糖。为避免这一情况，可适当减少磺脲类药物的剂量。

磺脲类与噻唑烷二酮类药物联用的疗效和磺脲类与二甲双胍联用的疗效相似，但增加体重的副作用比较明显，还会增加血液中低密度脂蛋白胆固醇的水平。

抑制葡萄糖吸收的药物

抑制葡萄糖吸收的药物主要是α-葡萄糖苷酶抑制剂。摄入体内的糖分需要通过α-葡萄糖苷酶才能被吸收，α-葡萄糖苷酶抑制剂可以抑制α-葡萄糖苷酶发生作用，通过延迟消化道对葡萄糖的吸收，来抑制饭后血糖浓度的升高。这种药物适合血糖浓度在餐后升高的糖尿病患者。那么α-葡萄糖苷酶抑制剂与其他种类的口服降糖药使用会有怎样的效果呢？

α-葡萄糖苷酶抑制剂与磺脲类药物的联合使用

单用磺脲类药物进行血糖控制时，对餐后血糖控制的效果往往不理想，这时可加用α-葡萄糖苷酶抑制剂。使用α-葡萄糖苷酶抑制剂后，可减少磺脲类药物的剂量，这样可以减轻磺脲类药物对胰岛β细胞的刺激，改善胰岛功能。但这两类药物的联合使用，会增加低血糖发生的概率。

α-葡萄糖苷酶抑制剂与噻唑烷二酮类药物的联合使用

α-葡萄糖苷酶抑制剂能抑制餐后血糖的升高，噻唑烷二酮类药物可以改善胰岛素抵抗以及糖代谢。两类药物都不刺激胰岛β细胞，对胰岛有保护作用。这两种药物的使用，适合于以餐后血糖轻度升高为主的早期糖尿病患者。

α-葡萄糖苷酶抑制剂可与磺脲类、双胍类、格列奈类、噻唑烷二酮类各种不同作用机制的口服降糖以及各种类型的胰岛素联合使用。但在联用的过程中，要根据患者的血糖情况酌情调整药物剂量。与胰岛素使用时，可减少胰岛素的使用量。

不论是哪两类口服降糖药联用，如果仍不能使血糖达到理想的水平，就可以选择以下方法。

（1）加用另一种不同作用机制的药物。

（2）维持原来的治疗方案，在睡前加用中长效的胰岛素，剂量要根据患者的体重而定，每千克用0.1～0.2个单位的胰岛素。

（3）改用多次胰岛素注射治疗。

此外，还需要注意的是，有些药物不能与降糖药同服，否则会引起药物交叉反应（常见的是拮抗作用和协同作用）。拮抗作用会导致降糖药物的疗效降低，使血糖升高。协同作用则可能会使血糖降得太低，甚至会引起低血糖昏迷。这两种情况如果处理不好，后果非常严重，甚至还会危及到生命。

与降糖药同时服用可引起低血糖的药物主要有阿司匹林、氨基比林等退热药，磺胺类、青霉素等消炎药，利血平、β受体阻滞剂等抗高血压药，以及一些减慢心率的药物。能引发高血糖的药物主要有华法林、双香豆素等抗凝血药，阿托品、颠茄等胃肠解痉药，利福平、吡嗪酰胺等抗结核药，醋酸可的松、氢化可的松等糖皮质激素类，双氢克尿噻、依他尼酸等利尿药，以及肾上腺素、雌激素、黄体酮和口服避孕药等。

第四章
胰岛素和胰岛素治疗

胰岛素的生理作用

胰岛素是由人体胰岛 β 细胞分泌的一种激素，能调节糖代谢，维持血糖水平正常，如果胰岛 β 细胞的功能受损，则就会引起胰岛素相对或绝对缺乏，而发生糖尿病。胰岛素的生理作用主要有以下三方面。

调节血糖代谢

胰岛素可以促进细胞摄取葡萄糖，如肌肉组织在没有胰岛素的情况下，几乎不能摄取葡萄糖。血糖浓度升高时，会迅速引起胰岛素的分泌，从而使全身各组织加速摄取和储存葡萄糖。肌细胞和肝细胞在胰岛素的作用下大量吸收葡萄糖后，可加速肌细胞对葡萄糖的利用和肌糖原的合成；而在肝脏，胰岛素不仅使葡萄糖大量转化成糖原，还可以将肝细胞内的葡萄糖转变成脂肪酸，转运到脂肪组织贮存。除以上两方面外，胰岛素还能通过促进葡萄糖氧化生成高能磷酸化合物来降低体内血糖的浓度。

胰岛素在使从食物中吸收进血液的糖分进入肝脏、肌细胞等细胞或组织后，将血糖以糖原的形式贮藏起来备用，并且同时也抑制那些糖原不能轻易返回血液中，以免引起高血糖。

调节脂肪代谢

胰岛素可促进脂肪的合成和贮存。胰岛素能使肝脏加速葡萄糖合成脂肪酸，然后贮存到脂肪细胞中，而且脂肪细胞本身在胰岛素作用下也会产生少量的脂肪酸。胰岛促使葡萄糖进入脂肪细胞后，使其使其转化成 α－磷酸甘油，并与脂肪酸形成甘油三酯贮存于脂肪细胞中。此外，胰岛素也抑制脂解酶（对激素敏感）的活性，从而减少脂肪的分解。

因此，可以说胰岛素控制血糖和脂肪的方法是一样的。胰岛素缺乏不但会引起糖尿病，还可造成脂类代谢的严重紊乱、血脂升高、动脉硬化，并常常导致心血管和脑血管系统的严重疾病。

调节蛋白质代谢

胰岛素能促进氨基酸进入细胞,直接作用于核糖体,促进蛋白质的合成。此外,氨基酸还能抑制蛋白质的分解。

综上所述,胰岛素生理作用是通过调节外周组织对葡萄糖的吸收和代谢,增加组织细胞吸收葡萄糖的能力,加速细胞对葡萄糖的摄取,尤其是肝细胞和肌细胞,以维持体内葡萄糖的平衡。此外,胰岛素对脂肪、蛋白质的代谢、核酸的合成也有调节作用。

需要补充的是,胰岛素与组织细胞膜上的胰岛素受体结合是降血糖的前提。只有在与胰岛素受体结合后,胰岛素才能发挥它的生理作用。人体内许多组织的细胞膜上都存在胰岛素受体,如脂肪细胞、肌细胞、血细胞等。但不同细胞膜上胰岛素受体的数量不同,脂肪细胞和肝细胞膜上的受体数量相对较多。

尽早使用胰岛素

传统的治疗观念认为,Ⅱ型糖尿病先要进行饮食治疗和运动治疗,若效果不理想,则用口服降糖药,若再无效,才开始使用胰岛素。而当今国内外医学界公认的新的治疗理念则是,Ⅱ型糖尿病患者要尽早使用胰岛素,经研究,这样做有多种好处。

·可以保护和改善胰岛功能。Ⅱ型糖尿病患者初期的胰岛功能就已下降了大约一半,随着病时的延长,胰岛 β 细胞功能将进一步下降,这是长期高血糖和血脂异常带来的毒性引起的。尽早使用胰岛素可以迅速消除糖毒性和脂毒性,减少对 β 细胞的损害,能比较明显地改善胰岛功能。这种说法已经得到了以色列专家的证实。他们曾对新确诊为Ⅱ型糖尿病的 14 例患者,进行了为期 2 周的胰岛素泵强化治疗。停药后,有 9 例患者通过饮食治疗就使血糖维持了 3 年以上的正常水平。我国的糖尿病专家也证实,早期胰岛素强化治疗能使自然病程向后倒退几年。

·可以改善胰岛素抵抗。传统上认为,使用胰岛素会加重胰岛素抵抗,而事实并非如此,Ⅱ型糖尿病患者尽早使用胰岛素,能增加机体对胰岛素的敏感性。患者中的肥胖者,同时使用双胍类药物,疗效会更好。

·能恢复胰岛素第一时相分泌。胰岛素第一时相分泌是静脉在注射葡萄糖后,胰岛素分泌在 1～3 分钟内迅速达到最大值,6～8 分钟后降至基线。Ⅱ型糖尿病最早的表现就是胰岛素第一时相分泌消失。第一时相分泌对维持糖耐量的正常和控制餐后高血糖具有重要的作用。

·可减少慢性并发症。患病之初就使用胰岛素,对恢复并维持正常的糖、脂代谢有积极作用,还可改善胰岛素抵抗,保护心血管。

胰岛素治疗的适应证

胰岛素治疗的适应证可分成4大类。

I型糖尿病患者

I型糖尿病患者体内胰岛受到了严重损害,已不能正常分泌胰岛素,甚至是已经失去分泌胰岛素的功能。患者确诊后,要及时使用胰岛素代替治疗,"蜜月期"也不能停用。I型糖尿病的"蜜月期"是在病情的自然进程中,人体对受损胰岛进行了自我修复,在这段时期内,患者的胰岛分泌功能得到恢复,病情减轻。

部分II型糖尿病患者

(1)除特别肥胖、有高胰岛素血症,有严重胰岛素抵抗,发病之初血糖不高,经饮食、运动可较好地控制血糖的患者外,II型糖尿病患者要尽早使用胰岛素治疗。

(2)II型糖尿病患者伴有糖尿病酮症酸中毒、高渗性昏迷和乳酸性酸中毒伴高血糖等各种急性并发症,或伴有增殖性视网膜病变、严重的神经病变、糖尿病肾病、糖尿病足等并发症,以及处于严重感染、外伤、高热、接受手术等应激状态,应及时进行胰岛素治疗。

(3)出现明显消瘦、下肢坏疽、肝硬化、肝炎、重度脂肪肝、肾功能减退、胃肠功能失调、男女性功能障碍、外阴部瘙痒等情况时,也要及时进行胰岛素治疗。通过胰岛素治疗可帮助患者改善身体营养状况,预防口服降糖药物对肝脏和肾脏的破坏。

(4)为保证胎儿的正常发育,防止胎儿先天性畸形,妊娠糖尿病患者不主张使用口服药。使用胰岛素利于正常受孕和胎儿的正常发育。

(5)胰岛素治疗可用于口服降糖药失效的患者。有的糖尿病患者使用口服降糖药的疗效不明显,加量后效果仍不显著,这时就要考虑采用胰岛素治疗。尤其是那些血糖长期得不到较好控制的糖尿病患者,应及时与医生沟通,考虑使用胰岛素治疗,以免病情恶化。

各种继发性糖尿病患者

继发性糖尿病是指因坏死性胰腺炎、胰腺脓肿、胰腺肿瘤、胰腺切除手术,以及其他方面的诱因使胰腺受到严重损坏,而使胰岛素严重缺乏导致的糖尿病。继发性糖尿病要使用外源性胰岛素进行替补治疗。继发性糖尿病主要包括垂体性糖尿病、类固醇性糖尿病、胰岛素基因突变性糖尿病、胰高糖素瘤性糖尿病等。

非糖尿病患者

一部分人在治疗疾病时，需要注射大量的葡萄糖液，在葡萄糖液中加入小剂量的胰岛素，可以使葡萄糖得到充分利用。肝功能异常者，在注射高浓度的葡萄糖液时最好加入小剂量胰岛素，以促进肝脏对葡萄糖的吸收和利用。老年患者的葡萄糖耐受性较低，注射葡萄糖液时，最好也配合使用小剂量的胰岛素。

胰岛素的种类

目前，胰岛素的种类非常多，按其作用时间，可分为短效型、中效型、预混型和长效型。

胰岛素的种类及特点

种类	作用时间特点
（超）短效型	注射后，作用时间比较快，一般在30～60分钟内就可起效，个别药物在10～20分钟内就可起效，药物作用在1～3小时内达到最高峰。但作用持续时间较短，一般在5～8小时，个别药物为3～5小时。
中效型	注射后1～3小时内起效，4～12小时内达到作用最高峰，作用时间为18～24小时。
预混型	起效时间为0.5～1小时，因是混合型胰岛素，有两个作用最高峰，作用时间与中效型胰岛素的时间大致相同。
长效型	注射后4小时左右才会起效，有的时间会更长，但作用时间比较长，可达18～24小时。

（超）短效型胰岛素就是酸性可溶性胰岛素，包括无定形胰岛素和结晶胰岛素，主要用于刚开始接受胰岛素治疗或糖尿病急症患者的血糖控制，是唯一一种可采用静脉注射的胰岛素类型。短效型胰岛素的通用标志是R。因这类胰岛素的起效时间比较短，一般要在餐前15～30分钟内注射，以便控制餐后高血糖。短效胰岛素的作用时间也比较短，所以需要每日多次注射，才能保持血糖的稳定。

中效型胰岛素是指低鱼精蛋白锌胰岛素，较鱼精蛋白锌胰岛素制剂，鱼精蛋白和锌的含量少。这类胰岛素就相当于是两份短效胰岛素和一份鱼精蛋白锌胰岛素的混合液，它只适用于皮下注射。中效型胰岛素的通用标志是 N。注射中效型胰岛素比鱼精蛋白锌胰岛素的降糖效果要快，但是没有后者的持续作用时间长。中效型胰岛素是糖尿病患者进行胰岛素治疗比较理想的药剂，为提前起效时间，常与小剂量的短效型胰岛素联合使用。中效型胰岛素和短效型胰岛素常用的剂量比例为 2：1、3：1 或 4：1。

预混型胰岛素是短效型胰岛素和中效型胰岛素混合后的胰岛素药剂。在胰岛素治疗的过程中，中效型和长效型胰岛素常常要和短效型胰岛素联合使用，因此，许多胰岛素生产厂家就制造了预混型胰岛素。这类胰岛素以预先混合的短效型胰岛素来命名，如混入 10% 的短效型胰岛素的预混型胰岛素称为 10R，混入 20% 的称为 20R，以此类推。预混型胰岛素不像自混型胰岛素一样，一经混合就要即刻注射，它含有适量的稳定剂，药理作用十分稳定。

长效型胰岛素就是鱼精蛋白锌胰岛素，与中效型胰岛素一样是一种白色混悬液，也只适用于皮下注射。注射后，鱼精蛋白经酶的作用分解、释放出游离胰岛素，并被人体缓慢吸收。临床上，它也经常与短效型胰岛素联合使用，与短效型胰岛素的混合比例通常是 1：2、1：3 或 1：4。

胰岛素制剂的选用原则

短效型胰岛素的选用原则

（超）短效型胰岛素具有起效快、作用持续时间短的特点，可以在较短的时间内控制血糖，因此对剂量的调整也比较方便。糖尿病患者处于以下情况时，可选用（超）短效胰岛素：胰岛素治疗的最初阶段，为了便于调整和摸索剂量，可以使用短效胰岛素；糖尿病酮症酸中毒、高渗性昏迷的抢救过程中可采用短效胰岛素制剂；处于严重感染、手术、心脑血管卒中等急性应激状态的患者；用于消除餐后高血糖以及胰岛素泵的治疗。此外，短效胰岛素制剂还可与中、长效胰岛素配合使用，对患者实施胰岛素强化治疗。

中效型胰岛素的选用原则

中效型胰岛素的起效时间和作用时间介于短效和长效之间，主要用来补充基础胰岛素的分泌不足，一般应用在联合治疗和代替治疗中。联合治疗的方式是白天口服降糖药，睡前注射中效胰岛素。代替治疗的方式是，早、晚餐前皮下注射中效胰岛素或者三餐前注射短效胰岛素、睡前注射中效胰岛素。

预混型胰岛素的选用原则

预混型胰岛素由短效型胰岛素和中效型胰岛素按一定比例混合而成，每天只注射2次就可以很好地控制全天的血糖。通过胰岛素强化治疗，血糖得到平稳控制的患者，为了减少胰岛素的注射次数，可以改用预混型胰岛素每日早晚2次餐前半小时皮下注射。尚存部分胰岛功能，血糖波动不是太大的患者适合该选用原则。

长效型胰岛素的选用原则

长效型胰岛素的起效比较缓慢，但药物持续的时间较长，主要用于补充基础胰岛素的分泌不足，降低夜间或空腹血糖，一般不会单独使用，而是与短效型胰岛素联用，实施强化治疗。

胰岛素的治疗方案

Ⅰ型糖尿病的治疗方案

Ⅰ型糖尿病患者体内胰岛素分泌绝对不足，需要用胰岛素进行终生代替治疗。治疗方案有多种，患者可根据自身条件选用。

1. 常规治疗方案

·常规单剂治疗方案。早餐前单剂皮下注射长效胰岛素（鱼精蛋白锌胰岛素）或长效胰岛素和短效胰岛素（正规胰岛素）的混合制剂。这一方案对处于"蜜月期"和每日胰岛素的需要量在24个单位以下的少数患者有效，大多数患者采用这一方案均不能满意控制病情，所以已很少采用。

·常规多剂治疗方案。就是一天多次注射胰岛素的方案，三餐前在皮下注射短效胰岛素，睡前注射中效胰岛素。这是近年来常用的胰岛素强化治疗方法。因绝大多数的患者在注射长效胰岛素后，没有胰岛素高峰浓度出现，有一个比较平稳的基础胰岛素浓度，因此，这一方案可以改进为：每餐前仍注射短效胰岛素，用长效胰岛素代替中效胰岛素，可以根据情况每天2次注射长效胰岛素或每晚（晚餐前或睡前）1次注射。

·常规分剂混合注射方案。每天早晚两次餐前皮下注射短效和中效混合胰岛素，短效胰岛素占20%～50%，具体剂量要根据患者的情况而定。也可以直接采用预混胰岛素治疗。使用此方案的部分患者血糖得到了较好的控制。但为防止夜间低血糖和早晨空腹高血糖，可将此方案改进如下：将晚餐前的中效胰岛素推迟到睡前注射。这让许多患者收到了满意的效果。

2. 强化治疗方案

强化治疗方案是 1 天内注射多剂胰岛素的治疗方案。这一方案主要适用于新确诊的青少年 I 型糖尿病、妊娠糖尿病、接受胰岛素泵治疗的患者。强化治疗初期，患者必须每天监测 7 次以上血糖（三餐前、后和睡前，必要时加测凌晨 3 点的血糖），病情趋于稳定后，每天仍需测 4 次血糖，但每隔 1～2 周仍要有一天测 7 次以上的血糖。

II 型糖尿病的治疗方案

大多数 II 型糖尿病患者在接受胰岛素治疗的同时，还有一定量的内源性胰岛素分泌功能。因此，胰岛素治疗方案与 I 型糖尿病不同。

1. 联合治疗方案

这一方案中比较成功的联合疗法是，在磺脲类和双胍类药物联合使用的同时，在睡前注射 1 次中效胰岛素。中效胰岛素的起始剂量是 6～12 个单位，以后根据血糖水平逐渐加量，直到早晨空腹血糖控制得较好为止。

联合治疗方案的前提是，患者体内有一部分健全的胰岛 β 细胞，且在口服两种降糖药时仍不能良好地控制血糖。

2. 常规胰岛素治疗

这种治疗方法通常是 II 型糖尿病患者在联合治疗失败后常采用的方法，也是 II 型糖尿病患者常用的强化治疗方法。通常会选择短、中效混合胰岛素（或直接使用预混胰岛素），早餐前注射总剂量的 2/3，晚餐前注射总剂量的 1/3，还可根据患者的具体情况作出调整。

3. II 型糖尿病患者处于急性并发症等应激状态时的治疗方案

II 型糖尿病患者在严重感染、手术、外伤、急性心肌梗死等应激状态和应激性糖尿病状态下，要使用短效胰岛素治疗，通常分剂皮下注射。但伴有急性并发症时，需要静脉给药；血糖显著增高（高于 22.2 毫摩尔／升）或神志不清时，需要普通胰岛素静脉滴注。等病情好转，胰岛素用量减少至 20 个单位以下时，大多数患者可改为原有的口服降糖药治疗。

胰岛素的临床用法

目前，胰岛素在临床上的使用方法有两种：皮下注射和静脉注射。

皮下注射

胰岛素皮下注射就是在三餐前，糖尿病患者在手臂上部、腹部、大腿等部位，使用注射器向体内注射胰岛素。皮下注射药在餐前进行是为了抑制饭后血糖的升高。目前，所有的胰岛素都可以采用皮下注射。

注射的剂量需要根据血糖的变化进行相应地调节。

皮下注射可以由患者自己进行，少数没有自理能力的患者可以由家人帮助注射。糖尿病患者在首次进行皮下注射前，尽量要接受专业医生的培训，因为胰岛素的注射剂量是否准确直接决定着注射后血糖的控制水平。如果患者要自己混合两种胰岛素，应该先抽取短效型胰岛素，再抽取中效或长效型胰岛素，但是不能将中效或长效型胰岛素直接倒入短效型胰岛素的瓶内。

患者还需要注意的是，注射前要用医用酒精对注射部位进行消毒，并且两次注射针眼之间的距离最好大于2厘米。为避免发生脂肪垫等皮肤问题，患者尽量不要两周内在同一部位注射。

静脉注射

适用于静脉注射的胰岛素只有短效型胰岛素，因为短效胰岛素是可溶性胰岛素。在静脉注射的过程中，必须要密切观察患者的血糖变化。一般情况下要2小时监测一次血糖，直到血糖平稳为止。静脉注射的方式主要有以下3种。

1. 小剂量持续静脉注射

此种方法是将胰岛素注入生理盐水后再对患者以每小时2~8个单位的速度进行注射。血糖高于27.7毫摩尔/升的糖尿病患者，使用小剂量持续静脉注射能在短时间内控制好血糖。注射过程中，患者血糖的下降速度不能高于每小时4.44~5.55毫摩尔/升，且到血糖降至16.6毫摩尔/升时，就可以停止注射。

2. 小剂量静脉加强治疗

这种疗法是在进行葡萄糖或生理盐水静脉注射时，根据血糖的高低，将小剂量的胰岛素间断地加入注射容器内。通过这种加强治疗，可达到使血糖下降的目的。

3. 葡萄糖胰岛素液注射

将胰岛素加入葡萄糖液中，配成葡萄糖胰岛素液对患者进行静脉注射。常见的胰岛素与葡萄糖的配比比例是1∶2、1∶3、1∶4和1∶5。这种注射方法是糖尿病临床治疗中比较常见的方法。

除皮下注射和静脉注射外，胰岛素还能进行肌内注射。肌内注射胰岛素的特点是吸收快，降血糖反应较快。但肌内注射必须在医院由医护人员完成，即使患者要自己完成，也要经过医生的同意。

近期内，可能会有两种吸入式胰岛素上市，一种是粉剂，一种是气雾剂。吸入式胰岛素的使用比较方便，可以较好地控制餐后高血糖，而且患者使用过程中也不会产生疼痛等不适感。但是这种胰岛素的价格昂贵，生物利用低，还可能会损伤患者的肺功能。

另外，医学界还在研究可以口服的胰岛素，口服胰岛素是一种使用更方便、无痛苦的新型胰岛素。

胰岛素剂量的调整

对于初始剂量的确定，Ⅰ型糖尿病患者一日三餐的进食量确定后，胰岛素的用量要从小剂量开始。

Ⅱ型糖尿病患者多是身体肥胖者，对胰岛素不敏感，甚至还有所抵抗，在胰岛素治疗时，要严格控制饮食、体重，在此基础上根据血糖水平确定胰岛素的初始剂量。

针对糖尿病患者血糖及尿糖的不同情况，要对胰岛素的使用剂量作出一定的调整，一般说来有以下几种情况。

（1）单纯下午血糖、尿糖高，应该增加午餐前短效胰岛素量；晚餐及夜间的血糖、尿糖高，应该增加晚餐前胰岛素的使用量，通常每次增加2个单位（U）；上午或下午的血糖、尿糖高应增加早餐前普通胰岛素的用量。

（2）夜间的尿糖高，白天的尿糖低或忽高忽低，首先要确定晚餐后有无低血糖的出现，因为受进食和体内抗胰岛素物质增加的影响，低血糖后可引起高血糖和高尿糖。

Ⅰ型糖尿病患者一日三餐的进食量		
患者类型	初始剂量	注射方法
10岁以下的糖尿病儿童	初始剂量每千克体重每天0.5～1.0个单位，全天的最大剂量不能超过20个单位	分3次每餐前15分钟皮下注射，如早、中、晚餐前分别注射10、4、6个单位
11～18岁的糖尿病患者	初始剂量每千克体重每日1.0～1.5个单位，全天的最大剂量不能超过40个单位	分3次每餐前15分钟皮下注射

Ⅱ型糖尿病患者一日三餐的进食量		
患者血糖水平	初始剂量	注射方法
空腹血糖高于11.1毫摩尔/升，餐后血糖高于13.9毫摩尔/升	全天胰岛素剂量20～30个单位	分3次，餐前15～20分钟皮下注射，一般可分成8、4、6个单位注射
空腹血糖在11.1～16.7毫摩尔/升，餐后血糖高于16.7毫摩尔/升	全天胰岛素剂量30～40个单位	分3次餐前15～20分钟皮下注射

如果确定晚餐后没有低血糖反应，可在睡前加用4个单位的短效胰岛素，并于睡前少量加餐，也可在晚餐前将4～6单位的长效胰岛素和短效胰岛素混合使用。

(3) 若早餐后血糖、尿糖高，上午9～10时后尿糖下降，可将普通胰岛素在早餐前45～60分钟皮下注射。若整个上午血糖和尿糖都高，普通胰岛素既要提前注射，也要加大剂量。

若根据糖尿病患者病情的轻重调整胰岛素剂量，就可分以下几种情况。

(1) 病情较轻的患者：这类患者的胰岛分泌功能尚可满足身体的需要，但餐后胰岛的负担显著增加，显得胰岛素分泌不足，可用普通胰岛素在三餐前或早、晚餐前使用短效胰岛素，午餐前服用阿卡波糖（拜糖平）或格列吡嗪（美吡哒）。

(2) 病情较重的患者：胰岛分泌功能有限，只能满足空腹时的需要，要在三餐前注射短效胰岛素，且早餐前的量要大于晚餐前，也可以在早餐前使用短效和长效胰岛素的混合（2～4）：1，晚餐前注射短效胰岛素。

(3) 体内胰岛分泌功能几乎丧失者：胰岛素的注射，早餐前剂量最大，午餐剂量最小。或早、中餐前用短效胰岛素，晚餐前用普通胰岛素与长效胰岛素混合治疗（2～4）：1，长效胰岛素不宜超过6个单位，以免发生夜间低血糖。

使用胰岛素的注意事项

糖尿病患者胰岛素可以较好地控制血糖，但为了使胰岛素发挥应有的作用，在使用胰岛素时，一定要多了解一些使用禁忌。

(1) 注射冷藏在冰箱里的胰岛素时，最好先将其放在室温下，让胰岛素回温，以免注射时不舒服。

(2) 自行混合短效胰岛素与中长效胰岛素时，一定要先抽普通胰岛素，后抽中效胰岛素。否则，若多次抽吸，中效胰岛素会混入普通胰岛素屏障，影响到普通胰岛素的量，影响餐后血糖的控制。近年来，短效胰岛素已被制成中性，pH值在7.2～7.4，可以和其他任何胰岛素混合使用，调整作用时间，达到灵活使用的目的。

(3) 除短效胰岛素可以采取静脉注射或在溶液中静脉注射外，其他各类胰岛素只能皮下或肌内注射。

(4) 胰岛素制剂在高温环境下，比较容易分解失效，需要保存在10℃以下的环境中。

(5) 高纯度胰岛素制剂中不含胰岛素原、胰升糖素、胰多肽、舒血管肠肽、生长抑素等激素和蛋白质,出现皮下脂肪萎缩、皮肤过敏、胰岛素抵抗等副作用的几率明显降低,作用较强,因此使用时剂量要适量地减少。

患者在家中使用胰岛素时,还要注意以下事项。

(1) 胰岛素笔不要放入冰箱中存储。胰岛素笔中的胰岛素可能不会一次性用完,所以有的患者会将其放入冰箱,殊不知这样会对胰岛素笔造成损害。胰岛素在25℃的室温下,也可保存4～6周,何况笔中的胰岛素会很快用完,患者不必担心会变质。如果气温超过了30℃,可选择用低温袋保存。

(2) 要了解在不同部位注射的起效时间。不同的注射部位会影响到药物的吸收速度和起效时间。吸收速度由快到慢分别是腹部、手臂上及外侧、大腿前及外侧、臀部。不同规格的胰岛素可在不同的部位注射,如短效胰岛素可由腹部注射,中效胰岛素可由大腿外侧注射。但也要有规律地更换注射部位,以免产生硬结。

(3) 要预防低血糖的发生。胰岛素治疗中,患者常出现低血糖反应。进食少或不进食、运动量增加、胰岛素使用过量等,都会导致低血糖,从而出现心慌、出汗,甚至是精神错乱、抽搐和昏迷。因此,患者要了解各种胰岛素的作用和特点,及时作出各种应对。

(4) 可采取以下措施,以减轻注射时的疼痛。

· 选择专用的胰岛素注射器,其针头细而利,可减轻疼痛,针头变钝后要及时更换。

· 针头刺入皮肤的速度要快,速度越慢越疼痛。

· 冷藏胰岛素放至室温后,再注射,温度低的胰岛素会引起疼痛。

· 注射时,注射部位要保持放松,并且要等消毒用的酒精都挥发完毕后再行注射,否则酒精被针眼带到皮下,会引起疼痛。

· 每次注射时,与上次的注射部位保持几厘米的间距,且要避开感染处和皮下硬结。

胰岛素强化治疗

胰岛素强化治疗是在饮食和运动治疗基础上,每天注射3次或4次胰岛素,尽最大可能按生理性胰岛素分泌模式补充为原型胰岛素,使血糖全天控制在正常或接近正常的水平,糖化血红蛋白低于6.5%。

需要特别指出的是,初诊为Ⅱ型糖尿病的患者在接受1～3个月的强化治疗后,血糖能得到满意的控制,在之后较长的一段时间(可长达5年)内,可单纯依靠饮食和

胰岛素强化治疗的分类		
类别	针对患者类型	治疗目的
短期强化治疗	初诊为Ⅱ型糖尿病的患者；口服降糖药继发性失效的患者	尽快消除高血糖的毒性作用，恢复胰岛β细胞的功能，使患者的血糖能在较长时间内无需要药物治疗，但处于稳定状态；让口服降糖药部分失效的患者重新恢复对口服降糖药的敏感性
长期强化治疗	Ⅰ型糖尿病患者；对口服降糖药完全失效的Ⅱ型糖尿病患者	修复胰岛β细胞可恢复的部分；通过强化血糖控制减少糖尿病并发症

运动治疗，就可使血糖维持在正常水平上。

除表格中所列举的胰岛素强化治疗适合的患者外，还适用于以下患者：常规胰岛素治疗方案无法良好控制血糖的Ⅱ型糖尿病患者；妊娠期糖尿病患者；处于手术期的糖尿病患者；糖尿病合并严重急慢性并发症者；继发性糖尿病患者。

那么胰岛素强化治疗的禁忌证又有哪些呢？

（1）垂体功能低下、服用β-受体阻滞剂、对低血糖缺乏感知能力等有发生严重低血糖危险的糖尿病患者。

（2）年龄较小或较大的糖尿病患者。

（3）在心、脑、肾、神经等方面有严重糖尿病并发症的患者。

（4）酒精中毒、药物成瘾、精神病、反应迟缓者。

（5）伴有恶性肿瘤等可能缩短预期寿命的患者。

通过胰岛素强化治疗可使糖尿病患者在最短的时间内较满意地控制血糖，保护和改善胰岛β细胞的功能，也可显著减少糖尿病的慢性并发症。但是发生低血糖的概率相对较大，患者需要在保证饮食和运动的基础上，积极监测血糖，以便能及时应对低血糖的出现。

接受强化治疗的患者，初期适宜住院治疗，学习有关糖尿病管理的知识和技巧。出院后要与糖尿病专科医生和护士保持联系，以及时、正确地调整胰岛素剂量和处理一些不良反应。胰岛素强化治疗过程中，患者每天要至少监测4～7次血糖，监测时间点可以是餐前、餐后2小时和睡前。如果情况需要，凌晨3点时，可监测一次血糖，看是否保持在3.9毫摩尔/升以上，避免出现夜间低血糖。根据血糖监测的结果，患者可征询医生的建议每2～3天调整胰岛素剂量一次。

如何使用胰岛素笔

胰岛素笔是一种胰岛素注射装置，胰岛素和注射器合二为一，可以长期反复使用，大小比钢笔略大，携带比较方便。胰岛素以笔芯的形式存放在笔中，用时只需拔下笔帽，调整好输入的剂量，进行胰岛素注射。内置胰岛素用完之后，更换笔芯继续使用。

胰岛素笔与普通注射器相比，携带方便，患者可在任何时间、地点快速而准确地完成注射，无需携带注射器、胰岛素药瓶、消毒棉球等一大堆药品；操作简单，只需要调节剂量和推注两个步骤；注射剂量准确，每调整 1 单位胰岛素，笔都会发出提示声，即使是视力不好的患者也可避免胰岛素注射不足或过多的情形；注射时基本不痛，胰岛素笔的针头非常细，表面有硅膜覆盖，进针时阻力小。

使用胰岛素笔时，我们需要注意以下相关事项。

（1）胰岛素笔必须与专门的胰岛素笔芯配套使用，一定不能将瓶装胰岛素抽到笔芯中使用，因为两者的浓度规格不同，胰岛素笔芯的浓度为 100 单位/毫升，而瓶装胰岛素则是 40 单位/毫升。

目前，我国市场上的胰岛素笔主要有诺和笔、优伴笔、得时笔、东宝笔。它们都是不同厂家生产的，患者要清楚自己使用的胰岛素笔的生产厂家，然后购买该厂家生产的配套胰岛素笔芯。

（2）安装和更换笔芯时，要仔细检查笔芯是否完好，有无裂缝，观察笔芯中药液的颜色、性状，并检查笔芯的有效期。在以上事项都检查完毕后，再进行安装程序。安装时要用 75% 的医用酒精以及医用棉签给笔芯前端的橡皮膜消毒。注射时，摘掉针头保护帽即可。

（3）更换新的笔芯后注射，要注意排气问题。新换笔芯后，驱动杆与笔芯的尾端接触不紧密，内有气体。如果患者不排气就进行注射，注射剂量就会少 4～6 个单位。

排气时，将笔垂直竖起，使笔芯中的气泡聚集在上部，将剂量调节旋钮拨至"2 单位"处，然后按压注射器使之归零，如有一滴胰岛素从针头排出，就表示笔内气体已经排尽，如没有一滴胰岛素排出，重复以上动作，直至有一滴胰岛素排出为止。每次安装新的笔芯和针头时，都要进行这样的操作。

（4）注射时应注意的问题。每次注射前要检查是否有足够剂量的胰岛素，然后调节旋钮至所需注射单位数。如果胰岛素为混悬液，要将笔上下颠倒 10 次左右，直到药液成为均匀的白色混悬液为止。如果胰岛素是澄清的液体，可以直接注射。通常中效胰岛素和预混胰岛素为混悬液，（超）短效胰岛素、甘精胰岛素为澄清的液体。

（5）如何注射。注射部位要进行常规消毒，左手捏起注射部位的皮肤，右手握笔按45°角（瘦人）或垂直（胖人）快速进针，拇指匀速推注药液，注射完毕后针头在皮下停留6秒钟，再顺着进针方向快速拔出针头，然后用干棉签按压针眼30秒。最后盖上针头帽，结束注射。

胰岛素泵及其应用

胰岛素泵是一个输注胰岛素的装置，利用它患者可在医生的指导下，根据血糖的波动情况，在设备内设置好个体化的输注程序，开启后可自动输注，是一个操作简单的小型精密仪器。目前，市场上的胰岛素泵都不是全自动的，不能自动感知体内血糖，也不能较好地控制血糖，患者需要不断地监测血糖，调整输注的胰岛素剂量。

胰岛素泵由微型计算机控制的电子信息板、微型马达驱动的螺旋推杆、胰岛素储药器、电池、输注导管系统组成。通过电子信息板，患者不仅可以知道当前精确的时间，还可以清楚地知道每小时需要输出的胰岛素剂量、已输入体内及将要输入体内的基础率、已经输入的餐时追加量及将要输入体内的追加剂量。此外，电子信息板还有自动安全检查功能、胰岛素输注异常警报功能等。电子信息板是胰岛素泵的中枢。微型马达可以精确地推动螺旋推杆，使胰岛素准确地输入体内。导管系统由针头和特制的导管组成，将胰岛素泵、储药器以及人体连接在一起，针头扎入人体皮下组织后，固定在皮肤上，通常埋置于腹壁前外侧。

对于糖尿病患者来说，使用胰岛素泵有以下优点。

（1）胰岛素泵可以较好地控制胰岛素的输入量，不会因为使用长效胰岛素而出现夜间低血糖。

（2）使用胰岛素泵，不需要每天多次注射，减少了胰岛素的全天用量。

（3）根据血糖水平注射胰岛素，避免了血糖的波动，降低了糖化血红蛋白的水平，从而防止糖尿病多种并发症的发生和发展。

（4）对经常加班、上夜班、旅行等无法正常进食和加餐，生活无规律的糖尿病患者来说，胰岛素泵可以较好地控制血糖。

而胰岛素泵的使用也存在一定的缺点。

（1）胰岛素泵的价格昂贵，使

糖尿病的治疗费用显著增加。

（2）胰岛素泵需要24小时佩戴，患者会感到不适，尤其是针头埋置于体内，很容易导致该部位出现瘙痒、红肿、过敏、感染等症状，尤其是在个人卫生条件较差的情况下。

（3）如泵出现机械故障，极可能会引发患者出现高血糖。

（4）胰岛素泵对使用者的要求比较高，必须是经过严格培训的患者，才能使用。

使用胰岛素泵治疗的糖尿病患者，首先要具备战胜糖尿病的决心；其次，患者本人要有一定的文化水平和学习能力，具备一定的糖尿病科学知识水平，并通过培训精确地了解了胰岛素泵的使用方法；再次，患者要坚持每天自我监测血糖3次或4次，并且要经常与医生等人员保持联系，不断学习、实践、总结；最后需要注意的是，胰岛素泵使用者要具备一定的经济实力。

胰岛素泵的适应证与禁忌证

使用胰岛素泵对初发的Ⅰ型、Ⅱ型糖尿病患者进行短期胰岛素强化治疗，有利于保存更多残余胰岛，及维护其修复和再生。

适应证

（1）血糖波动较大，每天或每隔几天就会出现高血糖或低血糖，用皮下注射胰岛素的方法难以使血糖平稳的脆性Ⅰ型糖尿病患者（机体免疫力紊乱的糖尿病患者，典型的症状是"三多一少"：多饮、多食、多尿、消瘦）。

（2）采用多次胰岛素注射，血糖仍无法控制的糖尿病患者。

（3）胰岛素用量每天超过20个单位，但又无法停止用胰岛素治疗的患者。

（4）频繁发生无自觉症状低血糖，以及经常在半夜发生低血糖的患者。

（5）睡前的血糖不高，仅需要少量的长效胰岛素，但凌晨的血糖又较高者。

（6）生活不规律，经常上夜班，无法按时就餐的工作人员，特别是在铁路、航空、公路等交通部门工作的糖尿病患者，以及那些经常出国的商务人员。

（7）追求高质量的生活，不愿过于严格地控制饮食，但是还希望糖尿病得到较好地控制，且不发生并发症的患者。

（8）已经发生糖尿病并发症，特别是痛性神经病变者。

（9）器官移植或严重创伤后的患者，出现持续高血糖，可短期使用胰岛素泵。

（10）妊娠期的糖尿病患者、

预备怀孕的糖尿病妇女。

禁忌证

（1）不需要胰岛素治疗的Ⅱ型糖尿病患者。

（2）对别人隐瞒自己的病情，不愿意监测血糖，也不愿意与医生交流的患者。

（3）没有接受过糖尿病胰岛素治疗的培训，对胰岛素治疗不了解，且不愿自测血糖的变化、计算进餐前胰岛素的剂量，觉得使用胰岛素泵后就可以高枕无忧，什么也不用管的患者。

（4）有严重抑郁症或心理障碍的患者，他们通常不能正确地判断自身各方面的水平，及时采用胰岛素泵治疗，也不会取得理想的效果。

（5）无法坚持每天监测血糖的患者。

（6）无法克服对针头的恐惧感，接受不了针头长时间埋置于皮下和长时间佩戴胰岛素泵的患者。

（7）知识水平有限，或有智力障碍，不能准确地掌握有关胰岛素泵知识的患者。

（8）内因或外因导致的无法按照医生制定的治疗方案自行操作泵进行治疗的患者，如身体残疾、瘫痪、患者意志力弱等。

（9）年龄太小、没有自知能力的儿童，若家长也没有经过严格的培训和教育，不适合进行胰岛素泵治疗。

（10）有较大食欲，且不能完全控制自己饮食的人，常常不能准确地计算需要的胰岛素剂量，也不适合用胰岛素泵。

不适宜胰岛素泵治疗的患者，不能勉强使用，否则不但不会获得最佳疗效，还会出现血糖波动等更多的麻烦，甚至会危及生命。

胰岛素治疗的副作用及处理对策

一些糖尿病患者使用胰岛素治疗，会较好地控制血糖，并能预防一些并发症的发生。与此同时，糖尿病患者也需要了解注射胰岛素会造成的一些副作用，以及副作用的处理对策。

注射时的副作用

（1）疼痛：几乎所有注射胰岛素的糖尿病患者都会出现疼痛的症状，这导致许多人不配合临床治疗，拒绝使用胰岛素。如果注射时患者疼痛异常，多是因为刺到了皮下神经，若能忍耐，可忍痛快速注射完毕后拔针，若无法忍受，可更换部位后再注射。

（2）胰岛素外溢：胰岛素注射完毕拔针时，针眼处有时会有少量胰岛素流出，这会导致胰岛素的用量不准。这一现象并不常见，用诺和笔注射时发生的频率较高。为避免这一情况，患者要采取正确的注射方法，捏起皮赘，以45°角进针。胰岛素剂量大时，可分次注射，剂量小时，可一次注入。注入后待1分钟后分两次拔针，或拔针后用棉球压住针眼。

皮肤上的副作用

（1）皮肤青肿瘀血：这多是注射时损伤皮下毛细血管而引起的。一般在注射后一段时间才会发生，不需要做专门处理，一周左右会自行消失，但在淤青消失前，不可再在此部位注射，为防止这种情况发生，可在注射后多压注射部位几秒钟。

（2）脂肪垫：长期在同一部位注射胰岛素，会使皮下脂肪细胞增生肥大，形成脂肪垫或结节。在脂肪垫处注射胰岛素，会影响其吸收。糖尿病患者可有规律地更换注射部位，预防脂肪垫产生。

（3）皮肤感染：多是皮肤不卫生和注射过程不卫生而引起，只要在注射时，注意皮肤卫生和无菌操作，就可避免皮肤发生感染。

（4）皮下脂肪萎缩：胰岛素采用皮下注射数周或数年，局部或其他部位就可能会出现皮下脂肪硬化萎缩。

注射后较严重的副作用

（1）胰岛素过敏：胰岛素制剂具有抗原性，能产生相应的抗体或过敏反应，常发生在2～12小时，一般表现为注射部位红肿、瘙痒、水泡、硬结，持续2小时后会逐渐消退。也有少数患者会出现荨麻疹、血管神经性水肿，甚至是过敏性休克，这需要及时治疗。注射时深一点、经常更换部位、热敷注射部位、服用抗过敏药物、改用人胰岛素等可防止出现胰岛素过敏。

（2）低血糖：造成低血糖的原因多是胰岛素应用过量、注射后患者未进食或少食、运动量较大等。常表现为多汗、心悸、焦虑、震颤、心率加快、嗜睡、精神失常、言语不清、瞳孔散大，甚至强直性痉挛。发作初期，精神尚清醒的患者若及时补充葡萄糖，可恢复血糖。病情严重的可静脉注射50%葡萄糖40～100毫升，必要时可重复进行。

（3）胰岛素水肿：多见于面部，也可发生在四肢。糖尿病在没有得到未控制前，体内失水、失钠，细胞外液减少，用胰岛素治疗会因体内水钠潴留而出现水肿。胰岛素治疗初期，特别是用量剂量较大时，会出现不同部位的水肿。随着胰岛素的使用，常常可自动消失。

（4）屈光不正：采用胰岛素治疗，可使血糖迅速下降，引起眼晶体内水分外溢致使屈光度下降，出现远视、视物模糊的症状，但仅是暂时现象2～4周后可自愈。

（5）产生胰岛素抗体：长期使用动物胰岛素就会使人体产生胰岛素抗体，通常每千克体重注射1.5个单位的胰岛素时，就说明体内产生了胰岛素抗体。为防止这种情况的发生，患者应将动物胰岛素更换为高纯度人胰岛素，同时应用糖皮质激素治疗。

胰岛素补充治疗和代替治疗

补充治疗

补充治疗就是在口服降糖药的基础上，联合应用胰岛素的治疗，也就是我们前面已经提到过的联合治疗。

补充治疗适合于部分胰岛功能尚存、对外源性胰岛素的需求量不大的糖尿病患者。采用补充治疗可以减少胰岛素用量，避免胰岛素血症，控制体重的增加，也可以较好地控制空腹血糖，降低发生夜间低血糖的发生几率。

补充治疗的方案有以下两种。

（1）口服降糖药＋睡前注射中效胰岛素的治疗方案

中效胰岛素作用的高峰期是注射后6～10小时，睡觉注射可有效地对抗黎明现象（黎明时分出现的高血糖症），保证夜间血糖得到较好的控制。此外，还可以加强白天口服降糖药的作用效果，从而保证全天血糖的控制。中效胰岛素的起始剂量是每千克体重每天0.2个单位，可根据血糖的水平，每3～4天调整睡前胰岛素的用量，每次调整幅度为2～4个单位。

（2）口服降糖药＋每天注射两次中效胰岛素的治疗方案

如果患者前一天睡前注射中效胰岛素，第二天空腹和早餐后的血糖控制比较满意，但午餐和晚餐后的血糖仍然较高，这说明患者白天基础胰岛素分泌不足，那么就可以采用早餐和睡前两次注射中效胰岛素的方案，用来增加午餐和晚餐后的基础胰岛素浓度。

代替治疗

代替治疗是采用外源性胰岛素补充体内缺乏的胰岛素。在患者自身胰岛素分泌相对会绝对不足，需要较多的外源性胰岛素时，就应停止服用胰岛素促泌剂，采用代替治疗。

代替治疗主要适用于Ⅰ型糖尿病患者和胰岛功能严重衰竭的Ⅱ型糖尿病患者，但是因大部分Ⅱ型糖尿病患者存在明显的胰岛素抵抗，即使给足剂量，也不足以控制高血糖，所以为了减少胰岛素的使用量，防止出现高胰岛素血症，一般需要联合使用胰岛素增敏剂（如双胍类、噻唑烷二酮类）或α－葡萄糖苷酶抑制剂。

代替治疗的方案主要有以下三种。

（1）早、晚餐前注射预混胰岛素的治疗方案。

常用的预混胰岛素主要有含30%短效胰岛素的30R和含50%短效胰岛素的50R。30R制剂多用于空腹和餐后血糖都高的患者。50R制剂多用于餐后血糖增高为主的患者。注射时，2/3的剂量用于早餐前，1/3剂量用于晚餐前。

此方案最大的优点是注射次数少。但剂量调整上相对困难，难免会出现失误的情况，导致血糖异常，可采用加餐或服用α－葡萄糖甘酸抑制剂、二甲双胍等口服药物解决。

（2）每天注射3次胰岛素的治疗方案。

三餐前分别皮下注射短效胰岛素、短效胰岛素、短效胰岛素＋中效胰岛素。这种方案比上一方案更接近于生理状态下的胰岛素分泌，对全天血糖的控制效果较好。但一定要控制好晚餐前两种胰岛素的剂量，过大会导致夜间低血糖，过小又会导致空腹血糖控制不佳。

（3）每天4次注射胰岛素治疗方案。

三餐前和睡前分别注射短效胰岛素、短效胰岛素、短效胰岛素、中效胰岛素。此方案适合于胰岛功能严重损害，胰岛素基础分泌、餐后分泌很差的患者。

这种方案是临床最常见的强化治疗方案之一，可以较好地控制餐后和空腹血糖，降低低血糖的发生几率，是Ⅰ型糖尿病患者的首选治疗方案。对那些胰岛功能极差的患者，可考虑用长效胰岛素类似物代替方案中的中效胰岛素。

胰岛素的保存

胰岛素是一种蛋白质激素，能帮助人体从食物中摄取的葡萄糖，在使用中必须恰当地保存。温度过高或过低都容易让它失效。胰岛素最适宜放置的温度是2～8℃，在这样的环境温度下，胰岛素可以保存两年。在20℃左右的常温下，可保存4～6周。在室温下放置时，要放在阴凉处，避免阳光直射。胰岛素可以放在冰箱中保存，但不能放置冷冻室内保存，因为胰岛素是一种小分子的蛋白质，冷冻会破坏它的降糖作用。若没有冰箱，可放置在阴凉处或低温袋中保存。从冰箱中取出的胰岛素在注射前，要先将其放置在室温内，让其回暖，以免注射时疼痛。

外出旅行时，要将胰岛素放置在专门的低温包内，随身携带。假如患者是坐飞机出行，将胰岛素放于飞机行李舱中托运，而飞机货仓的温度常在0℃以下，很容易使胰岛素冻结变性。强烈的震动颠簸、靠近热源、强光照射等也可能让胰岛素变性失效。到达目的地后，可将胰岛素放于冰箱内或阴凉处。

胰岛素与口服降糖药的联合应用

磺脲类药物与胰岛素的联合使用

1. 作用机制

磺脲类药物可以刺激自身胰岛素的分泌，注射胰岛素可弥补患者自身胰岛素分泌的不足。二者联用可增加对磺脲类药物的反应，恢复胰岛β细胞的功能，消除高血糖的毒性作用。两药同时使用时，可减少胰岛素30%的用量。

2. 适应证

这两种药物联用的适应证主要有两种：胰岛β细胞仍有部分分泌功能，且磺脲类药物继发性失效的Ⅱ型糖尿病患者；体型消瘦的Ⅱ型糖尿病患者。

3. 治疗方案

磺脲类药物要在白天服用。胰岛素在睡前注射一次，类型为中效或长效型，最初的剂量可按每千克体重0.2个单位注射，按照需要可每3~5天上调2个单位，空腹血糖达到标准水平后，可停止加量。这一治疗方案不仅能控制夜间和空腹血糖，还能加强白天磺脲类药物的作用。

4. 注意事项

睡前注射胰岛素后要加餐；胰岛素剂量高于24个单位，但疗效不佳时，要使用胰岛素强化治疗；联合治疗3周后效果不佳，加用双胍类药，若仍无效，也要采用胰岛素强化治疗。

双胍类药物与胰岛素联合使用

1. 作用机制

二甲双胍可以减轻胰岛素抵抗，与胰岛素联用，利于平稳控制血糖，可使胰岛素用量减少25%，而且还可以避免因使用胰岛素引发的体重增加，及减少糖尿病患者心血管事件的发生率。

2. 适应证

发生磺脲类药物继发性失效的 Ⅱ 型糖尿病患者；存在明显胰岛素抵抗的肥胖 Ⅱ 型糖尿病患者；胰岛素用量较大，但血糖波动明显，病情不稳定的 Ⅰ 型糖尿病患者。

3. 治疗方案

餐中或餐后服用二甲双胍 0.25~0.5 克，2~3 次/日，睡前注射胰岛素，从 6~10 单位开始，逐渐增加剂量。要注意监测空腹和餐后的血糖，并根据血糖水平调整药物剂量，特别是胰岛素的用量。

另一种治疗方案是，二甲双胍的剂量不变，采用胰岛素强化治疗，这种方法可适用于 Ⅰ 型糖尿病。

4. 注意事项

Ⅰ 型糖尿病患者联合使用这两种药物时，必须要密切监测酮体，一旦酮体呈现阳性，就应该立即停用双胍类药。

肝肾功能不全、心功能较弱、妊娠期妇女、重度消瘦、70 岁以上的患者不适宜采用这种联合用药。

α-葡萄糖甘酶抑制剂与胰岛素联合使用

1. 作用机制

α-葡萄糖甘酶抑制剂能降低餐后血糖，减轻餐后高胰岛素血症，不刺激胰岛 β 细胞分泌胰岛素，对体重的影响较小。这两种药物联用，可减少胰岛素的用量，利于餐后血糖的控制，并避免体重的增加。Ⅰ 型糖尿病使用这两种药物，还可避免在下一餐前出现低血糖。

2. 适应证

这两种药物联用适合的患者有：单用阿卡波糖（拜糖平），餐后血糖正常，但空腹血糖控制不好的 Ⅱ 型糖尿病患者；餐后高血糖，磺脲类药物继发性失效的肥胖 Ⅱ 型糖尿病患者；胰岛素使用量较大，餐后血糖又不易控制的 Ⅰ 型糖尿病患者；还适用于轻度肝肾功能不全的糖尿病患者。

3. 治疗方案

Ⅱ 型糖尿病患者：白天口服 α-葡萄糖甘酶抑制剂，以拜糖平为例，初始剂量为 50 毫克，每日 3 次，进餐时与第一口饭同食。根据血糖水平，拜糖平的剂量每次可 50~100 毫克，每日 3 次。胰岛素在睡前注射。

Ⅰ 型糖尿病患者：采用胰岛素强化治疗加用拜糖平。

4. 注意事项

妊娠期妇女和儿童不适宜采用本方案。另外，α-葡萄糖甘酶抑制剂的降糖效果相对较弱，可根据患者的具体情况来使用。

噻唑烷二酮类药物与胰岛素联合使用

1. 作用机制

噻唑烷二酮类药物能增强人体外周组织对胰岛素的敏感性，显著改善胰岛素抵抗，可减少30%左右的胰岛素量。不刺激胰岛素分泌，可保护胰岛β细胞功能。还可降低血浆游离脂肪酸水平。

2. 适应证

Ⅱ型糖尿病磺脲类药治疗中发生继发性失效，有明显胰岛素抵抗的患者。

3. 治疗方案

以罗格列酮为例，白天口服罗格列酮，初始剂量是4毫克，每日1次，后根据血糖逐渐调整剂量，常用剂量为每日4～8毫克，每日1～2次。睡前注射1次中效型胰岛素。

4. 注意事项

罗格列酮和吡格列酮作用发挥得较慢，2～3周开始发挥作用，3～6月的作用最大，要警惕低血糖的发生。

噻唑烷二酮类药物和胰岛素都可导致体重增加，两药合用时要特别注意控制饮食，监测体重。这两种药物也都能导致水钠潴留，老年人或心功能不全的糖尿病患者不宜采用。

说明：胰岛素可根据临床需要与多种口服降糖药联合使用；联合治疗时，补充胰岛素剂量接近生理剂量时，说明患者的胰岛功能严重衰竭，应改用胰岛素代替治疗。

第三部分
糖尿病的中医防治

第一章
中医对糖尿病病因的认识

历代中医对糖尿病的认识

糖尿病是西医名称，中医称之为消渴病。中医对消渴病的认识和研究，可谓源远流长，最迟在明清时期中医就对消渴病有了深刻的认识和研究，且形成了消渴病完整的理论体系和治疗方法。

中医对糖尿病的认识和研究在世界上是最早的。"消渴"一词最早见于《黄帝内经》的《素问·奇病论》："此肥美之所发也，此人必数食甘美而多肥也，肥者令人内热，甘者令人中满，故其气上溢，转为消渴。"那么，我国各朝代对消渴病都有哪些认识呢？

秦汉时期对糖尿病的认识

这一时期对消渴病的记述主要集中在《伤寒杂病论》的《金匮要略》。《金匮要略·消渴小便不利淋病》中对消渴病作出了较多的阐述。文中记载了消渴病的病理机制，指出消渴病的实质是气血不足，并已经认识到消渴与气血虚衰、胃气热盛、肾虚有关。

晋隋唐三代对糖尿病的认识

（1）晋代对消渴病的研究已经比较成熟了。王叔和在《脉经》中指出消渴病为"所食之物皆化作小便"；陈延之也有同样的认识，在《小品方》中记述："食物皆消作小便而去，而消渴不止……令人虚极气短。"

（2）隋代著名医家巢元方在其著作《诸病源候论·消渴病诸侯》中，将消渴病分为8种类型，对消渴病的病因病机也给出了补充，认为消渴与下焦虚热、肾燥阴虚关系密切。此外，巢元方还发现消渴病能引起痈疽、水肿等并发症，并提出了治疗消渴的体育疗法。

（3）唐代已将"甜尿"视为诊断消渴的依据。医家王焘在《外台秘要》中提出了消渴病的饮食疗法："先候腹实，积饥乃食"。此外，孙思邈补充了形体消瘦、呼吸气短、心烦、乏力、精神不济等症状表现，还认识到消渴病是一种难治愈、易复发的疾病，并创立了清热滋阴方，并创玉泉丸、黄连丸等治疗消渴病的方剂。

宋金元时期对糖尿病的认识

（1）宋代医家黎民寿著有《简易方·消渴》，指出消渴可分为上、中、下三焦消渴。同时代的著名医家王怀隐在著作《太平圣惠方》中分别论述了消渴的三种类型。《圣济总录》则指出，三消并不是三种病，而是一种病的三种类型。

（2）医家刘河间的著作《三消论》详尽地阐述了消渴病的病因、病机及其并发症，提出了消渴的病因是"燥热"，并根据这一病因提出了补肾、泻心火、除肠胃燥热等针对性的疗法。

（3）朱丹溪在刘河间的理论上又提出了阴虚为本的说法。他在著作《丹溪心法》中记述："治消渴应当养肺、降火、生血为主。"丹溪学派在消渴病的认识上不断充实和发展，逐渐形成了一套独到而全面的以养阴为主的治疗体系。

明清时期对糖尿病的研究

（1）明代赵献可首次提出了治疗三消以治肾为本的观点，在其著作《医贯·消渴论》中提出："治消之法，无分上中下，先治肾为急，唯六味、八味随证加减而服，将其心火，滋其肾水，则渴自止矣。"同一时代的张景岳也赞同赵献可的观点，认为"若消属虚证者，当以补肾为本"。

（2）继赵献可、张景岳之后，绮石、戴原礼、周慎斋等医学家相继提出了在补肾基础上健脾的治疗方法。

（3）清代黄元御提出消渴病可由肝论治，所著《素灵微蕴·消渴解》中的论述成为后人由肝论治消渴病的理论依据。费伯雄则提出通过燥湿祛痰来治疗消渴病。

五脏虚弱

早在春秋战国时期的《黄帝内经》中就有对消渴病与五脏之关系的记载："五脏皆柔弱者，善病消瘅。""心脆则善病消瘅，肺脆则善病消瘅，肝脆则善病消瘅，脾脆则善病消瘅。""消瘅"就是消渴，"瘅"是消渴病之病因，因此消渴也称"消瘅"。由此可见，古人在几千年前就已经认识到糖尿病与五脏虚弱有一定的关联。明代赵献可在《医贯·消渴论》中说："人之水火得其平，气血得其养，何消之有。"五脏强健，糖尿病自然也不会出现。

脾胃虚弱与糖尿病的关系

糖尿病的发生与饮食不节关系密切。饮食不节可直接导致脾胃功能受损，而脾胃受损、脾气不足，又可导致津液下输，注入小肠，渗入膀胱，进而出现消渴病人小便多而味甜。

《黄帝内经》中记载："二阳结谓之消。""二阳"指的是手阳明大肠经和足阳明胃经。手阳明大肠经联系大肠、肺、口、面颊、下齿、鼻，主津液，热结发生后容易引起便秘。足阳明胃经主血，联系消化系统，发生热结多是因为饮食过多或食物过于肥腻所引起的。这就是说，胃肠结热常会引起消渴的发生。

肾脏亏虚与糖尿病的关系

肾脏关系人体的肾精（元阴）、肾气（元阳），而肾精和肾气是人体活动的物质基础。如果肾的精气不足，就会导致肾水不能上济于心，虚火上炎，进而发生糖尿病。

肝气不足与糖尿病的关系

肝肾同源，肝藏血，肾藏精，二者是相互制约、相互促进的关系。肝血旺了，肾精才会足，肾精足了，肝血才可生，肝与肾同盛同衰。有的糖尿病患者常常会膝腿酸软、骨节酸痛，这就说明病人的肝气不足。

心肾不交与糖尿病的关系

心属火，藏神；肾属水，藏精。心脏和肾脏互相作用、互相制约，才能维持正常的生理活动。肾中真阳上升，能温养心火；心火则能制肾水泛滥而助真阳；肾水又能制心火，使不致过亢而益心阴。这种关系就叫做心肾相交。然而，心脏或肾脏中任何一方阴阳失调都会影响心肾相交的关系，导致心肾不交。心肾不交常常会引起一些其他的病症，糖尿病就是其中之一。

肺失宣降与糖尿病的关系

肺主气，司呼吸，有宣发和肃降的功能。肺主行水功能，靠肺气的宣发和肃降对体内水液的进行输布、运行和排泄。肺失宣降就是说肺的功能在逐渐减弱。肺失宣降与脾气不足关系极大。脾虚就无法散精于肺，导致津液亏少，而出现口渴症状。现代中医研究表明，Ⅱ型糖尿病早期会出现肺功能降低。

以上论述说明，五脏中任何一脏出现问题都会影响到其他内脏，久而久之，则形成糖尿病，因此防治和预防糖尿病都需要强健五脏。

七情不调和劳逸内伤

中医治病和养生都比较重视七情调畅与劳逸结合。七情指的是人的喜、怒、忧、思、悲、恐、惊，七情过度或不及都会严重影响人的健康。"劳""逸"对人体健康的影响也较大，过度劳累或过度安逸都是不可取的。七情不调和劳逸失调与糖尿病的发生密切相关。

七情不调与糖尿病的关系

《黄帝内经》中曾论述了七情与人体五脏的关系："悲伤肺""喜伤心""怒伤肝""惊恐伤肾""忧思伤脾"。也就是说，七情中的任何一种过度都会伤及脏腑。如：过度愤怒会伤及肝脏，导致肝失疏泄而引起肝气郁结，久结则化火，上可损耗肺胃津液，下可损耗肾脏阴液，因此会出现口渴、小便多等糖尿病的典型症状；而过度思虑伤及了脾脏，心脾气结，则会导致心火亢盛、脾气不足，同样会引发糖尿病。

我国古代医家在研究糖尿病的过程中也非常重视七情的作用。宋元时期的刘河间在其著作《三消论》中记载，消渴病人"耗乱精神，过违其度，而燥热郁盛之所成也。此五志过极，皆从火化，热盛伤阴，致令消渴。"

现代医学认为，精神因素与血糖水平的关系密切，七情过度造成的情绪波动、紧张、突发事件等所造成的精神刺激会导致人体的内分泌失调，极易导致血糖升高。

由此可见，在平时生活中，我们要尽量做到让自己的心情放松，不要过喜，也不要过悲，以一颗平常心去对待周围的人和事。

劳逸失调与糖尿病的关系

不论是养生还是治病，我们都提倡劳逸结合，也就是说，人们要有劳有逸，劳逸适度，只有这样才能摆正人体内各种物质的运输和调节，从而保证气血通畅、体质强健。

中医认为，假如不注意休息劳累过度，就会发生过劳耗气，导致脾气受损，脾脏运化功能失常，长期下去则会血虚津亏，五脏阴液不足，上不能奉心肺，下不能滋肝肾，进而引发肺燥、胃热、肾虚的上、中、下三消。而如果过度安逸，极少运动或有体力活动，也会导致气血亏虚、津液输布不畅通而发生消渴。

另外，房事不节也是劳倦内伤的重要原因。房事不节会导致肾原亏虚，肾精不足，而肾精不足则虚火内生，虚火内生又致五脏阴液俱虚而身体燥热，进而引发糖尿病。

由此看来，人既要保持轻松愉快的心情，做事情的时候也要把握一个度，不能对自己的要求太严格，不留休息的时间，也不能太慵懒，只吃饭不干活。

吃饭与服药

大多数人都将吃饭和服药看成是日常生活中再平常不过的小事儿，殊不知这所谓的"小事儿"与人体健康密切相关。饮食不节会引发糖尿病、高血压、高血脂症、冠心病等诸多病症。服药不当更可能会在旧病加重的基础上，引发新的疾病。

饮食不节与糖尿病的关系

从中医的角度讲，食物摄入人体后，通过脾胃的运化功能而化生气血，滋养脏腑，以维系人体的正常运行。但若饮食不节，长期过度食用肥甘厚腻之物，或过多饮酒、过度食用辛辣刺激的食物，或饥饱无度等都会损伤脾胃，破坏脏腑间的平衡，从而引发各种疾病。

饮食不节损伤了胃的津液，导致胃阴亏虚、胃火亢盛，损伤脾阳，湿浊内停，若久郁化火，就会导致中消型糖尿病。不仅这样，饮食不节还会损耗肺脏津液，引发以口渴、多饮为典型症状的上消型糖尿病。此外，还可能因损肾阴导致下消型糖尿病。因此，饮食不节对人体造成的伤害是不可估量的。为使身体健康，我们首先要做的就是做到饮食合理而又健康，不能经常食用甘甜、油腻、辛辣的食物，不要过度饮酒。否则极易引起肥胖，直接或间接为糖尿病的发生提供条件。

服药不当与糖尿病的关系

药物的使用与疾病的发生和发展关系密切，如果使用得当，不仅能驱除疾病，还有强身健体之功效，反之，如使用不当，轻则无法吸收药物的药效，或加重本身疾病的发生，重则会导致发生某些新疾病。药物的种类有多种，如滋阴药、补阳药、清热药、补血药、补气药、消炎药等。平时在选用药物时一定要了解其疗效和自身的病症，以做到对症下药。服用之前也要观察仔细，以免错服了药物。

历史上就曾经有许多人为追求长生，而长期服用大量矿石类药物炼制而成的壮阳丹药，导致内生燥热，热积于肾而导致阳强精走，终至津液耗伤，肾阴不足，而引发糖尿病。

唐代医家巢元方在其著作《诸病源候论·消渴病》中指出："渴利者……由少时服乳石，石热盛时，房室过度，致令肾气虚耗，下焦生热，热则肾燥，燥则渴。肾虚又不得制水液，故随饮小便。"

综上所述，吃饭、服药都不是小事儿，都需要引起足够重视，尤其是那些一直不把吃饭、服药这样的小事儿放在心上的人。我们需要知道的是，健康无小事。

淤血与痰阻

淤血和痰阻是糖尿病的病症表现，也是诱发糖尿病的原因，对糖尿病的发生和发展有极大的影响。淤血和痰阻的产生与脏腑功能失调关系较大。脾虚、燥热、肝气郁结等脏腑功能失调都可以引起淤血和痰阻。

淤血与糖尿病的关系

　　人体的气血是一体的，气为血之帅，血是气之母，气血相互作用，气滞定会引起血脉运行不畅，导致淤血产生，而淤血又会引起气机不畅。气机不畅是产生消渴的原因之一。清代医家唐荣川在其著作《血证论》中指出："淤血在里则口渴，所以然者，血与气本不相离，内有淤血，故气不得同，不能载水上升，是以发渴，名曰血渴。淤血去则不渴矣。"由此可知，糖尿病表现出的口渴、多饮等症状，都与淤血有关。而现代医学中被称为神经病变、心血管病变、眼底病变等的并发症，与血淤也有关。

痰阻与糖尿病的关系

　　痰阻受饮食不节的影响较大。饮食不节会损伤脾胃，导致脾失运化，而痰阻主要是脾失运化所致。清代医家费伯雄认为糖尿病的发生与痰阻有极大的关联，因此，他主张在治疗糖尿病时使用祛痰化痰类药物，以祛除糖尿病的这一诱因。

　　淤血、痰阻的发生不仅与气机不畅、脾失运化有关，也与燥热有一定的关系。燥热之邪进入人体，便会煎熬人体津液而形成血淤，长久下来就形成痰，导致痰阻诸证。燥热体质的人，阴虚津少，因津血同源，所以会导致阴血虚少，使得血液愈发浓稠，血脉循行迟缓，形成淤血诸证。

　　由此可见，淤血、痰阻不仅是导致糖尿病的重要原因，也会加重糖尿病的病情，引发其他的并发症。所以在糖尿病的治疗过程中，适当地运用活血化瘀、清热祛痰的方剂非常必要。

第二章
中医对糖尿病病机的认识

阴虚燥热

自古以来,传统中医一直认为,阴虚燥热是糖尿病发生的病机核心。阴虚为本,燥热为标,阴虚与燥热互为因果。燥热之邪侵入人体,定会灼伤阴液,久而久之就导致阴虚,而阴液亏损,则不能制阳,导致虚火内生,燥热之邪就越发亢盛,最终形成阴虚和燥热的恶性循环,导致消渴。

阴虚燥热成为糖尿病的病机核心,究其原因,多与先天禀赋不足和食用辛燥之物有关。

先天禀赋不足,肾虚精亏、肾阴自衰,若再食辛辣之物,热火邪气侵袭人体,加之情志失调,就会加重肾虚、阴虚燥热之症,引发消渴。这是糖尿病形成和发展的重要原因。此外,过量食用辛辣之物或辛燥之性的食物或药物,久而久之就会相火妄动、灼伤津液,以致心火亢盛、肺胃阴伤、肾阴亏虚,从而导致消渴。

综上所述,日常生活中应该避免长期服用人参等温补类药物以及鹿茸等壮阳类药物,以免热火内生,耗损阴液,不但达不到强身健体的功效,而且会起到相反的作用。

上焦消渴(上焦型糖尿病)

元代医家戴原礼曾说:"上消消

阴虚燥热引起的消渴的不同		
	病机	症状表现
阴虚引起的消渴	与肺阴、胃阴、肾阴灼伤有关。肺阴、胃阴灼伤,使肺胃津液耗伤,肾阴不足,则会影响人体的气化功能,以致开合失司而不能统摄	肺阴、胃阴灼伤,导致口渴、多饮;肾阴不足导致小便频繁
燥热引起的消渴	多与胃火燥热或阴虚火旺有关。胃火亢盛,热结手阳明大肠经和足阳明胃经,既损伤脾胃之运化功能,又大大消耗了人体进食所获得的水谷精微物质	水谷精微不能濡养人体,导致出现形体消瘦、消谷善饥的症状;热结胃肠,耗伤人体津液,导致大便秘结

心，心火炎上。""若因色欲过度，水火不交，深水下泄，心火自焚，以致渴者。"上焦消渴的病理机制主要与心肺两脏关系密切。

心火亢盛、心肾不交

日常生活中，若思虑过度，劳心竭力，则会耗损心之阴血，长久下来就会形成心火亢盛，再度损伤阴血。肾水不济、心肾不交的人更是如此，他们本来就心火亢盛，再加上肾水不能上济于心，就会形成上焦消渴。

肺虚火燥

心火亢盛、心肾不交固然是引起上焦消渴的主要原因，但肺虚火燥也是其中的一个重要原因。肺脏若呈现出肺气亏虚、热邪火燥，既与肺脏本身有一定关系，也与其他脏腑有一定关系。胃火上炎以及手阳明大肠经和足阳明胃经之火熏灼，都会造成肺脏气虚燥热；七情不调导致心之阴血不足，心火亢盛，上灼于肺，进而造成肺脏热燥；肾水不足、心肾不交，上便不能制火，引致火不归元，浮越于肺。这些原因都可间接导致上焦消渴。

古人对上焦消渴的认识

古代医家对上焦型糖尿病的病机有如下描述："金（肺）者，生水而出高源者也，饮入胃中，游溢精气而上，则肺通调水道而下，今火热入之，高源之水位暴虐所逼，合外饮之水，建瓴而下，饮一溲二，不但不能消外水，且并素蕴水精，竭绝而尽输于下，较大腑暴注暴泄，尤为甚矣。""上消者肺也，知其燥在上焦也。""心移热于肺，燥在上焦也。"

从中医理论及古代医家对消渴的研究，可得知：若肺气不足，人体水道就不得通调，水液代谢就会出现障碍。再加上热燥之邪伤及肺之津液，就会导致肺脏无津液输布，最终形成消渴。中焦不通容易导致三焦结滞、腠理闭塞，则身体有失濡养，导致出现多饮而不解口渴、多食而不解饥饿的病症。而水液不足，直趋而下，又会出现小便频多而有甜味。

中焦消渴（中焦型糖尿病）

中焦消渴的发生与脾胃虚弱、有失健运关系密切。

胃火亢盛

中焦消渴主要症状是胃火亢盛，而胃火亢盛可影响肺脏和肾脏。胃火上炎肺脏，可导致肺之津液亏损，进而引发或加重上焦消渴；下传于肾脏，又导致肾阴不足，进而引发下焦消渴。据此理论，脾胃热燥，运化功能下降，无法输布津液，不仅仅会发生中焦消渴，而且还会传至上、下焦，导致上焦消渴和下焦消渴。

脾胃之阴不足

脾胃之阴不足与中焦消渴也有一定的关系，但脾胃之阴不足的发生，不仅与脾胃有关，与其他因素也有一定的关系。一方面，饮食不节或过度进食辛辣、辛热的食物或药物，会导致胃火亢盛，长久下来，就会灼伤脾胃之阴。另一方面，心、肺火旺也会耗伤阴血，导致脾胃之阴不足。此外，肝肾阴虚导致的水火不济、虚火上炎，也同样会耗伤脾胃之阴。

无论哪种原因引发脾胃阴虚，导致脾胃运化功能减弱，都可能会引发中焦消渴，更会加重消渴病的病症。

古人对糖尿病与脾胃关系论述

糖尿病与脾胃的关系，古人早已作出叙述。如金代医家张元素曾讲："消中者，胃也，渴而饮食多，小便赤黄，热能消谷，知热在中焦也。"明代医家戴原礼曾述："中消消脾，脾气热燥，饮食倍常，皆消作小便。"由此可见，古人已经认识到，饮食不节所致脾胃热燥是中焦消渴的重要病因。

前人在总结中焦消渴的病机时，多强调胃火的因素，但实际上与脾脏的关系也很大。脾、胃二脏表里相合，若脾脏的功能下降，就不能给胃提供足够的津液进行消化，就会出现多食而不解饥饿的症状；若脾脏不能把胃所生化的营养物质输送到人体全身，就会出现筋骨无力、形体消瘦的症状。因此，在治疗糖尿病的时候不仅要降胃火，还要重视健脾气。

下焦消渴（下焦型糖尿病）

下焦消渴与肝、肾两脏的关系密切。肝脏疏泄功能失调、肾阴不足都会导致下焦消渴。

肝脏的疏泄功能

肝脏的疏泄功能一方面有助于气机调畅、气血贯通，另一方面又能促进脾胃的健运功能，对肥甘厚腻之物的消化有极大的帮助作用。肝脏疏泄功能失调，会导致血淤、痰阻，进而影响消化功能。肝脏还极容易与肾脏同时发病，出现肝肾阴虚、肝阳上亢。而肝脏功能的正常与否，又与情志关系密切。七情不调、精神紧张，则会导致肝气郁结，从而降低肝脏的疏泄功能。中医认为，肝肾同源，因此，肝脏功能的改变，往往又会影响肾脏功能。

肾阴不足

肝脏功能失调会导致肾阴不足，而肾阴不足往往是消渴病的病根。肾水为水脏，水不竭人体健康，也就不会发生消渴病。相反，假如肾阴亏虚，虚火上炎，就会导致五脏至津液不济，继而发生口渴、多饮、消谷善饥等症状。中医还认为，肾为胃之关。若肾脏功能减退，就会产生口渴、小便多等症状。若肾阴不足，则难以制火。火燥于上，则会煎熬五脏六腑；火越亢盛，则津液越发于干涸。后者是消渴病患口渴多饮却不解渴的原因所在。

肾阴亏虚时间过长，就会伤及阳气，导致肾阳不足，形成阴阳两虚型消渴病。有的消渴病患虽然是因热燥之邪所致，但久而久之，元气耗伤，也可能会形成肾阳虚衰，加重消渴症状。

古代医家对肾虚与消渴病关系的认识

古代医家认为"三消者，本起于肾虚"。宋代医家杨士瀛曾述："肾水不竭，安有所谓渴哉。"明代医家赵献可、清代医家陈士铎也都比较重视肾虚与消渴病的关系。陈士铎认为，治疗消渴应重在治肾："消渴之证，虽分上中下，而肾虚以致渴则无不同也，故治消渴直发，以治肾为主。"

综合上述，肾脏阴阳失调、水亏火盛，都与消渴症的发生发展息息相关。

肾虚不仅关系着自身的阴阳水火失调，还会影响其他脏腑，导致其他脏腑功能改变。如：肾水不足，不济心肺，会导致虚火越发旺盛；虚火不归其原，则会浮溢于心肺、脾胃，进一步耗损人体之阴，加重消渴病症。

第三章

中医对糖尿病的分型、诊断与治疗

上焦消渴的辨证分型

上焦消渴的发生与心、肺的关系密切，与胃热也有一定的关联。按上焦消渴的症状表现、病因病机可将其划分为三种较为主要的类型。

心火亢盛型消渴病

1. 症状及舌脉

症状：口渴多饮，且喜欢饮用冷水，口舌生疮、烦躁、心悸怔忡、失眠、大便秘结、小便短赤等。

舌脉：舌红苔黄、脉数或脉细数等。

2. 症状形成原因

心火亢盛的发生主要有两方面的原因，一是心阴不足，二是肾水不足导致的水火不能相济。燥热体质的人容易耗伤心阴，导致心神失养，引发心烦、失眠、心悸怔忡、口舌生疮等症。心火亢盛定会损耗津液，导致口渴多饮且想喝冷水等症。若心火移至大肠和小肠，就会出现大便秘结、小便赤短、舌脉热盛等症。

3. 治疗法则

根据心火亢盛型消渴病的症状、病因、病机，主张在治疗时以清心降火、滋补心肾之阴为主，以达到降心火、生肾水、交通心肾的功效，最终使血糖恢复到正常水平。

肺热津伤型消渴病

1. 症状及舌脉

症状：口干舌燥、烦渴欲饮、小便次数多、气短乏力、精神不济、自汗等。

舌脉：舌尖红，苔薄黄、脉洪数。

2. 症状形成原因

肺脏属人体上焦，有宣发肃降的功能。宣发功能可将人体津液输布于全身，肃降功能则是通调水道使水液下输于膀胱。津液若不能输布于全身，就会大量输于膀胱，再加上肾失固摄，则会出现尿频而多的症状。若燥热之邪伤及肺脏，则会阴液不足，导致宣发肃降功能失常，从而出现口干舌燥、烦渴多饮等症状。燥热还伤津耗气，让病人出现气短乏力、倦怠自汗、舌尖红苔薄黄、脉洪数等热盛症状。

3. 治疗法则

根据肺热津伤型消渴病的症状，治疗时主张以清热润肺、生津止渴为主，以恢复肺脏的宣发肃降功能。

肺胃热燥型消渴病

1. 症状及舌脉

症状：烦渴欲饮、消谷善饥、尿频量多、尿色赤黄等。

舌脉：舌苔黄燥，脉洪大。

2. 症状形成的原因

肺胃热燥型消渴病与饮食不节、积热于胃的关系密切。胃热会上灼于肺，导致肺热。而肺热定会伤及津液，使津液耗损，进而引发烦渴欲饮的症状。肺胃热燥型消渴病患的津液不能输布于全身，虽然饮水多，但水自趋下泄，表现为尿频量多、尿色赤黄等症。胃乃水谷之海，胃热过盛就会出现消谷善饥等症状。肺胃热燥上溢，又会出现呼出气热、舌黄苔燥、脉洪大等症。

3. 治疗法则

治疗肺胃热燥型消渴病，主张以清热润燥、生津止渴为主，以达到恢复气阴、清除肺胃燥热的目的。

中焦消渴的辨证分型

中焦消渴的病灶部位主要在脾胃。中焦消渴与脾胃虚弱、热燥和胃火炽盛、脾气不足关系密切。按症状表现、病因、病机可将中焦消渴划分为5种类型。

胃阴不足型消渴病

1. 症状及舌脉

症状：口干舌燥、口渴欲饮、大便干燥、消谷善饥或饥不欲食、形体消瘦等。

舌脉：舌红津、脉细数。

2. 症状形成原因

胃阴不足会使津液不能上承，则出现口干舌燥、口渴多饮等症。夜间阴虚症状更加严重，因此夜间口舌干燥的症状也会更加严重。胃阴虚会生热，热能耗伤津液，使胃的消化功能随之减弱，导致出现饥不欲食之症。胃阴不足、津液缺失，会影响水谷精微物质的输送，从而出现形体消瘦、舌红津少、脉细数的症状。

3. 治疗法则

根据胃阴不足型消渴病的病因和病机，治疗时应以滋阴养胃为主。

胃热亢盛型消渴病

1. 症状及舌脉

症状：消谷善饥、大便秘结、形体消瘦、口苦口臭、牙龈肿痛等。

舌脉：舌红、苔黄、脉滑实有力。

2. 症状形成原因

胃火亢盛可消耗人体内的水谷

精微物质，以致全身不得濡养，加上手阳明大肠经和足阳明胃经热盛，津血耗伤，就会出现形体消瘦、消谷善饥之症。胃火亢盛还会损伤津液，以致出现大便秘结、口苦口臭、牙龈肿痛、舌红苔黄、脉滑实有力等症状。

3．治疗法则

胃热亢盛型消渴病的治疗要以降火清胃、滋阴增液为主。

脾气不足型消渴病

1．症状及舌脉

症状：食欲不振、口渴多饮、腹胀腹泻、四肢无力、气短乏力等。

舌脉：舌淡边有齿痕，脉细弱。

2．症状形成原因

脾气不足与饮食不节或久服药物联系密切。脾气不足，则损伤脾胃，导致运化功能失调，进而出现食欲不振、口渴多饮、腹胀腹泻、四肢无力、气短乏力、舌淡边有齿痕、脉细弱等症状。

3．治疗法则

脾气不足型消渴病的治疗，使用健脾补气类药物最有效。

肠燥津伤型消渴病

1．症状及舌脉

症状：口渴多饮、多食易饥、大便秘结、津少干燥等。

舌脉：舌红苔黄，脉实而有力。

2．症状形成原因

手阳明大肠经和足阳明胃经热结燥热，会耗竭津液，导致口渴多饮、多食易饥等症。热结肠燥，会导致大便秘结，而肠燥津伤又会导致舌红苔黄、脉实而有力等症。

3．治疗法则

针对以上症状，肠燥津伤消渴病应给予滋阴生津、润肠通腑类药物的治疗。

湿热中阻型消渴症

1．症状及舌脉

症状：口渴不欲饮、饥不欲食、口苦口腻、脘腹闷胀、四肢沉重、皮肤瘙痒、小便赤黄、便秘或腹泻等。

舌脉：舌红、苔黄厚腻，脉濡数或濡缓。

2．症状形成原因

湿热蕴结脾胃，可导致中焦气机升降失调，影响津液输布，从而引发口渴易饥、口苦口腻、便秘腹泻等症状。

3．治疗法则

肠燥津伤型消渴病的治疗应该给予清热燥湿类药物，以起到恢复脾之升清运化的功能。

下焦消渴的辨证分型

下焦消渴的发生与肝肾功能的

失调关系密切,其病机是肝气郁结、肝肾阴虚、肾之阴阳两虚,主要类型有以下3种。

肝气郁结型消渴症

1. 症状及舌脉

症状:口渴多饮、善饥多食、尿频、尿甜、口苦咽干、胁肋满痛、胸闷心烦、急躁易怒等。

舌脉:舌暗红、苔薄黄,脉弦或弦细。

2. 症状形成原因

情志不调容易导致肝气郁结,使津液不能上承,而出现口苦咽干、口渴多饮等症状。气郁则化火,因此肝气郁结型消渴病还容易出现胸闷、心烦、头晕、目眩、急躁等症状。

3. 治疗法则

肝气郁结型消渴病使用疏肝解郁法治疗较为有效。

肝肾阴虚型消渴病

1. 症状及舌脉

症状:尿频量多、尿甜、尿浑浊如膏脂、腰膝酸软、全身无力、头耳鸣、遗精、全身瘙痒等。

舌脉:舌红苔少,脉细数。

2. 症状形成原因

肝肾阴虚多是因为肝脏疏泄过度和肾脏固摄失常,因此会导致津液下输膀胱,出现小便频多之症。尿浑浊如膏脂是因为尿液中含有大量水谷精微物质。

3. 治疗法则

进行滋养肝肾、补益精血、润燥止渴等疗法,肝肾阴虚型消渴病能较好地得到控制。

阴阳两虚型消渴病

1. 症状表现

症状:尿频量多,且混浊如膏脂,夜尿尤其多,面色发黑,耳轮黑干,腰膝酸软,肢冷畏寒,阳痿早泄等。

舌脉:舌淡苔白,脉沉细无力。

2. 症状形成原因

肾脏长久阴虚定会损及阳气,形成阴阳两虚之症,导致肾脏固摄功能减弱,出现尿频、尿液混浊如膏脂、夜尿尤多等症状。肾虚还可导致阴津不能濡养皮肤、腰膝,所以会出现面色发黑、腰膝酸软之症。另外,人体的阳气亏损,肢体得不到温暖,导致命门火衰,进而出现四肢怕冷、筋脉迟缓、阳痿不举等症状。

3. 治疗法则

阴阳两虚型消渴病的最佳治疗方法是服用阴阳双补、补肾固肾类药物。

消渴病在中后期的辨证分型

消渴病按病机病因,可分为上消、中消、下消。根据病情的发展,消渴病在中后期会出现许多新的变化，发展到中后期，五脏功能都已失调，应该加强辨证治疗。中后期的消渴病常见的有以下4种。

气阴两虚型消渴病

1. 症状及舌脉

症状：口渴不欲饮、口舌干燥、气短乏力、自汗疲倦、多食易饥、腹胀腹泻、五心烦热、盗汗潮热、头晕耳鸣、失眠心悸等。

舌脉：舌淡胖，脉弱或脉细弱。

2. 发生原因及疗法

消渴病中后期出现气阴两虚型消渴病的几率为30%~50%。这一类型的消渴病没有明显的燥热表现，也没有显著的饮水多、排尿多、进食多等症状。气阴两虚的发生与心、肾、肝、肺、脾五脏都有关系，其中与肾阴虚和脾肺气虚的关系最为密切。因此这种类型的消渴病的治疗药注重滋阴补肾、健脾补气。

脾胃虚弱型消渴病

1. 症状及舌脉

症状：口渴多饮、食欲不振、腹胀腹泻、四肢无力、气短乏力等。

舌脉：舌淡胖大且边有齿痕，脉细弱。

2. 发生原因及疗法

与气阴两虚型消渴病一样，脾胃虚弱型消渴病也比较常见，它与饮食不节、长期服药有很大关系。这类消渴病患的燥热症候不明显，主要表现为脾胃运化功能失调和气虚。治疗这类消渴病要注重健脾补气之法。

湿热中阻型消渴病

1. 症状及舌脉

症状：口渴多饮、脘腹闷胀、恶心胸闷、四肢困重、皮肤瘙痒、大便干燥或稀薄、小便赤黄等。

舌脉：舌红苔黄腻，脉滑数。

2. 发生原因及疗法

消渴病发展到中后期，脾脏受损，导致湿邪内蕴，久而化热。再加上肝气郁结，气机不畅，就会导致湿热内滞，并引发一系列症状。对于湿热中阻型消渴病患，使用清热燥湿类药物最为有效。

淤血内滞型消渴病

1. 症状及舌脉

症状：口干咽燥、饮水多、消谷善饥、尿频、头痛、胸痛、胁肋胀痛、面色暗紫、四肢疼痛麻木。

舌脉：舌紫暗，舌面有淤斑淤点，脉细涩。

2. 发生原因及疗法

这一类型消渴病发生和发展，与血淤有不可分割的关系，治疗时要使用活血化瘀法。根据具体的症状，可使用滋阴益气活血法、滋阴补肾活血法、温阳活血法、疏肝活血法等疗法。

中医的糖尿病诊断标准

中医认为，消渴发生的原因是禀赋不足、阴虚燥热。口渴多饮、善食易饥、尿频量多分别是上消、中消和下消的症状表现，统称为消渴。那么中医的糖尿病诊断标准是什么呢？

诊断依据

（1）口渴多饮、多食易饥、尿频量多、形体消瘦。

（2）消渴初期，"三多"的症状不明显。得病一段时间后，常并发眩晕、雀目、肺痨、卒中、胸痹、疮疖等，严重时可见烦渴、呕吐、头痛、腹痛、呼吸短促甚至是昏迷厥脱危象。

类别诊断

（1）燥热伤肺。头痛身热，缠喉难出；烦渴多饮，口干咽燥，干咳无痰，或痰少而黏；多食易饥；小便量多，大便干结；舌质红，苔薄黄，脉数。

（2）胃燥津伤。口干欲饮；消谷善饥，形体消瘦，大便秘结；舌苔黄燥，脉象滑实有力。

（3）肾阴亏虚。头晕目眩，耳鸣耳聋，健忘失眠，毛发脱落，牙齿松动，视物模糊；咽干口燥，入夜尤甚；形体消瘦，五心烦热；尿频量多，浑如脂膏；舌红无苔，脉细数。

（4）阴虚阳浮。头目眩晕，面色潮红，目赤耳鸣，喉痛咽干，口有异味；唇红口干，呼吸深快；舌质红绛，苔灰或焦黑，脉微数疾。

（5）阴阳两虚。面色黧黑，耳轮枯焦，腰膝酸软，形体消瘦，畏寒；尿频，饮一溲一，色浑；舌淡，苔白，脉沉细无力。

疗效诊断

（1）未愈。症状无变化或稍有减轻，身体各项指标不达标。

（2）好转。主要症状消失，仍伴有一些消渴病症，身体各项指标大有改善。

（3）治愈。症状消失，身体各项指标经多次检查都已正常。

糖尿病的中医治疗法则

法则一：清热滋阴

清热滋阴法是古代医家治疗消渴最常用的方法之一，适用于血中伏火、燥热伤肺、胃热炽盛、肺胃燥热、肠燥津伤等症状。凡是由禀赋不足、饮食不节、七情失调等因素导致的阴津亏耗、燥热偏盛、舌红少苔、脉弦细等症状，都可以采用清热滋阴的治疗方法。

阴虚热盛型的消渴病患病程较短，通常为1～2年，发病的年龄较小，通常是40～50岁的中年人，且一半以上的病患伴有并发症。这种类型的消渴病人有11.8%是消渴病的早期。

实验表明，有清热滋阴功效的中药，对阴虚热盛型消渴症有一定的缓解作用。这种中药可以通过改善体液渗透压及细胞内脱水，或通过直接降低血糖来发挥作用。所以，清热滋阴法适用于单纯性糖尿病、早期糖尿病和大多数糖尿病并发症。

法则二：健脾补气

总体来说，气具有生命物质和生理机能两方面的功能。在人体内，气具有温煦、推动、防御、固摄、气化、营养等生理功能。如果气虚，全身多个系统的机能就会发生减退，同时气虚也是阳虚、脾虚、肾虚等病症的最初表现。应该说，气是构成人类生命的基础，是中医理论体系的核心。

中医认为，脾胃是气血生化、脏腑活动的根本，有"脾胃为后天之本""脾旺不受邪"之说。脾属人体中焦，是人体气机升降的枢纽，也是人体抵御病邪的防御系统的一部分，与免疫功能有重要的联系。脾将水谷精微之物不断输送于周身各部，使人体各器官保持正常的生理活动。所以说，脾胃是人体生理、病理以及疾病防治的重要环节。

健脾补气法是通过健脾药物的治疗，使消渴病患恢复脾胃化输津液和布化精微的功能，让人体津液和水谷精微代谢恢复正常。"阴平阳秘"则消渴止。因此，消渴病患无论是否有脾虚的症状，都可以采用健脾补气法进行治疗。

法则三：疏肝解郁

中医认为，肝脏有疏泄之功能，管理全身气机的通畅，可以推动血液和津液的正常运行。肝脏调节脏腑的气机升降，可以协助完成五脏六腑对水谷精微之物的消化吸收以及废物的排出，以使其不至于在体内大量堆积而导致疾病。

肝气郁滞型消渴病常见的症状是：口渴多饮，多食易饥，口苦咽干，两肋胀痛，嗳气，心烦，情志抑郁，急躁易怒，尿多味甘，舌暗红、苔薄黄，脉弦或弦细。受情志所伤导致肝失疏泄，气机不畅，郁而化火，上炎肺胃，消烁肺阴，导致肺胃燥热，会让病患口渴欲饮；若横逆克土，胃火内生则消谷易饥；肝郁化火，日久必会损伤肝阴；肝肾同源，若肝阴受损，肾阴必会受损，肾虚无以约束，不能固摄，水液精微直趋下行，就会出现尿多而甜。肝失疏泄，气郁不行，淤血内停则会导致出现消渴病的并发症。

由此看来，疏肝解郁法是治疗消渴病的重要方法之一。使用疏肝解郁法治疗时要选用逍遥散加减（中医处方，根据古来汤方，斟酌病人情况，加进和减去几味药，叫做某某汤加减）调治。

法则四：补肾填精

消渴病虽有不同的病机和症状，但归根结底是由肾虚所致。肾与消渴病的产生及预后关系极为密切，肾虚贯穿消渴病的始终。补肾法是古今医家都推崇的一种治疗消渴病的方法。

中医认为，肾脏是人体的水火之脏，内藏真阴，而寓真阳。糖尿病是由阴阳蒸腾气化功能失常而导致的，所以治疗糖尿病的补肾法要本着"阴中求阳，阳中求阴"的原则，滋阴的同时要适当添加助阳之物，以到达"阴得阳升、源泉不竭"的功效。如果阴已经损及阳，则应该阴阳并调，不能用纯阳之物，以免温燥反作用于肾阴，不利于病情的缓解。临床常用的补肾药方是六味地黄丸。

法则五：活血化淤

在辨证论治糖尿病的基础上，活血化瘀法是提高糖尿病治疗效果和预防并发症的重要原则。但是采用这种方法治疗的过程中，切不可盲目，要根据临床病症灵活运用，最常见的有以下三种。

（1）滋阴活血法。常用一贯煎、玉女煎、六味地黄丸等药物，再加入活血化瘀之品。

（2）益气活血法。常选用补阳还五汤、圣愈汤等，主要适用于气虚兼淤者。

（3）理气活血法。常选用血府逐瘀汤、复元活血汤等，主要使用于气滞血淤者。

法则六：润燥泻下

润燥泻下法主要治疗因常食肥腻之物导致的大便秘结、多食易饥、口渴欲饮等症状的糖尿病患者。常食肥腻厚味、辛辣刺激之物，会严重刺激脾胃，导致脾胃运化失常，使食物积聚于胃并酿成内热，消耗津液，致使肠燥津枯，大便秘结。阳明燥热内盛，伤津耗液，就会多食易饥，口渴欲饮。

润燥泻下法主要分为3种。

（1）荡除燥结法。常用调胃承气汤，主要用于阳明腑实、津伤燥结者。

（2）泻下淤热法。常用桃仁承气汤，主要用于下焦蓄血、淤热互结者。

(3) 润肠通腑法。常用麻子仁丸，主要用于阳明里热炽盛、肠燥便秘者。

法则七："三消"辨治

1. 上消

上消由肺热伤津引发，治疗时应当以润肺清心、生津止渴为主。临床上常用消渴方和二冬汤加减调治。

2. 中消

中消由胃热炽盛引发，治疗时要以清泻胃火、滋阴保津为主。临床上常用玉女煎加味对其进行调治。大便干燥严重者，说明津伤严重，胃肠燥甚，肺气不通。治疗时首选增液承气汤，以润燥通腑。

3. 下消

下消由肾亏引发，主要分为肾阴亏虚和阴阳两虚两种。

·肾阴亏虚型下消。治疗时以滋阴固肾为主，选用六味地黄汤。对于伴有困倦乏力、气短等症状的肾虚兼气虚患者，要用生地黄饮子煎汤服。

·阴阳两虚型下消。治疗时要以滋阴固肾为主，临床首选肾气丸。

法则八：中后期消渴病分型辨治

随着消渴病情的发展，消渴中后期可能出现各种"变症"，要对其辨证分析，采用正确的治疗法则。消渴病中后期的各种类型的治疗法则如下。

(1) 气阴俱损型。这是消渴病中后期常见的症状，应以滋阴益气为主，可采用玉泉丸等方药，以养阴补元、生津益气。

(2) 脾胃气虚型。这一症状的治疗要以益气健脾为主，可采用参苓白术丸等方药，以醒脾健胃、益气生津。

(3) 肝气淤滞型。治疗重点为疏肝解郁，要采用逍遥散加减等方药，以疏肝理气、补肝祛火、解郁镇静、调和肝脾。

(4) 淤血内停型。治疗重点是活血化瘀，可采用复元活血汤加味（在原方基础上增加几味药，来增加辅助治疗主症或者直接治疗兼症的疗效），以滋阴理气、补血活血。

(5) 湿热中阻证。治疗重点是清热利湿，可采用黄芪滑石汤加减，以清热燥湿。

第四部分
糖尿病的保健与护理

第一章
糖尿病患者的保健原则

学习糖尿病知识

世界卫生组织的一位官员说过："高质量的糖尿病及其并发症的治疗，取决于对患者的糖尿病教育。"

目前，有许多糖尿病患者缺乏对糖尿病知识的了解，有些患者不去接受正规治疗，而是盲目轻信虚假广告，到头来不但没能根治，反而耽误治疗；有些患者不按照医嘱吃药，只凭个人感觉和喜好擅自增减药物剂量和品种；有些患者只顾埋头吃药，不懂得需要定期监测、定期复查，结果长期治不达标，还吃坏了肝肾；有些患者把胰岛素视为"毒品"，担心使用后会形成依赖，不按时服用，结果血糖长期高居不下，最后导致各种慢性并发症发生；还有些患者一味地控制饮食，而不懂得科学地配餐，导致频繁出现低血糖。所有以上这些，无一不是患者缺乏糖尿病知识的后果。

糖尿病是一种终身性疾病，目前尚不能根治。"终身"是指从疾病确诊之日起，以后每天要坚持合理饮食及运动，控制好体重，多数患者还需长期使用药物，此外，还要定期查血糖及尿糖。要做到这些，必须掌握有关糖尿病的防治知识。

再有，糖尿病知识更新得很快，无论是诊断标准、达标要求、治疗理念及治疗手段较以往都有很大的变化。例如，1997年以后，诊断糖尿病的空腹血糖标准由过去的7.8毫摩尔／升，改为7.0毫摩尔／升；再如，以前在饮食治疗方面应用较多的是"食品交换份"概念，近年来，随着"食物血糖生成指数"概念的引入，目前主张，应将两者有机结合起来指导患者的饮食治疗；还有，目前防止糖尿病的各种新式武器纷纷问世，如胰岛素泵、新型胰岛素类似物、动态血糖监测系统等，使诊断手段更加丰富、治疗更加安全有效；再比如，以往按部就班、循序渐进式的阶梯治疗模式已逐渐被早期积极的理性治疗所代替。对于这些新知识、新理念，糖尿病患者应该多多了解，并加强学习。

综上所述，糖尿病的知识掌握得越多，患者驾驭疾病的能力就越强，就会少走弯路，避免上当受骗，从而更加积极主动地配合医生的治疗，使血糖得到更好的控制，避免或推迟各种并发症的发生。所以，患者应积极参加由当地正规医院或糖尿病协会组织的糖尿病教育活动，增进对本病的了解，也可通过科普书籍和上网来获取糖尿病的防治知识。但要记住一点，知识一定要来源于科学、权威的渠道。如从一些以赢利为目的，极不负责任的所谓"糖尿病防治"宣传中获得的知识，结果将适得其反。

看病找正规的专科医生

糖尿病一旦确诊，就成为了无法根治的终身疾病。很多糖尿病患者不能正视这一现实，总幻想有一种"偏方""秘方"或"新疗法"，既无毒副作用，又能药到病除，而且不需要饮食控制，于是开始听信"江湖医生"的祖传秘方。比如，有些不法药商、游医，利用患者对中医、中药的信任和希望治愈的急切心理，自制所谓的"纯中药制剂"，打着"无毒副作用""可根治糖尿病"等幌子，取信于患者。为了牟取暴利，骗得患者的信任，就在中药里边添加价格便宜、降糖作用较强，但副作用较大的某些西药，由于配置不均，剂量不准，很有可能发生危及生命的严重低血糖。合并肾功能不全者，如果服用了添加了降糖灵的"纯中药制剂"，还有可能导致乳酸性酸中毒，死亡率极高；再比如，随着科技的发展，诸如"纳米技术""生物技术""核酸""基因工程"等已逐渐成为普通百姓的热门话题，一些不法商家断章取义地套用这些时髦的高科技名词为其产品进行不实的宣传，借以增加所宣传疗法的科技含量和诱惑力。如有报道说国外研究发现糖尿病的病因可能与基因有关，就有广告宣称发明的中药可以"修复致病基因，彻底根治糖尿病"。事实上，截至目前为止，医学界对导致糖尿病的相关基因还没搞清楚，更谈不到什么"基因修复"了。

所有以上种种，往往使许多不明真相的糖尿病患者上当受骗，以致糖尿病不但没有好转，还造成了病情恶化，甚至诱发了其他疾病。所以，糖尿病患者看病不要听信于"江湖医生"的"祖传秘方"，一定要到正规医院的糖尿病科或内分泌科找专科医生就诊。

糖尿病的科研与临床进展很快，非专科医生在这方面的知识更新往往有所欠缺，过去有些观念拿到现在已经过时甚至是错误的。而糖尿病专科医生了解和掌握本专业的最新资讯，具有丰富的专业知识和临床经验，能给患者先进、科学、规范的治疗。通过系统、全面的检查，专科医生会告诉你，究竟有没有糖尿病，是Ⅰ型、Ⅱ型还是其他类型，目前病情发展到什么程度，是早期、中期还是晚期，是否已经出现糖尿病并发症，应如何控制饮食，是否需要药物治疗，如何用药等，专科医生会根据你的病情，制订出最佳治疗方案。

纠正不良的生活方式

糖尿病的病因复杂，除了遗传基因以外，更多的是由不良生活方式而引起的，如过量饮酒、吸烟、饮食结构不合理、睡懒觉、缺乏运动等。这些不良生活方式不但不利于糖尿病的治疗，甚至还会加重糖尿病患者的病情。所以，日常生活中，患者应该纠正这些不良的生活方式，以防病情恶化。

大量饮酒会加速糖尿病患者的血管硬化及高血压的发生和发展。已伴有高血压、心脑血管病者可诱发脑血管意外或心血管急症；大量饮酒还可引起胰腺炎，可损害胰岛功能，从而使糖尿病加重；大量饮酒、暴饮暴食，常是导致糖尿病酮症酸中毒的诱因之一；大量饮酒而不进食，可因肝糖原消耗而导致空腹低血糖。因此，糖尿病患者应该限制饮酒，在逢年过节或其他任何场合尽量都不要饮酒。

吸烟对人体有害，对糖尿病患者危害则更大：吸烟对呼吸道黏膜有刺激作用，易发生咽炎和支气管炎；烟中含有的尼古丁可刺激肾上腺分泌，对抗胰岛素的作用，使血糖升高，另外，尼古丁可使心率加快，血管收缩；对心、脑、眼、肾等病变产生不利的影响，加重糖尿病并发症的危害。所以，糖尿病患者应该把烟戒掉。

众多的医学研究表明，饮食结构不合理是糖尿病增多及合并多种并发症的重要外因条件，因此，糖尿病人饮食上应该做到"总量控制，营养平衡"，即总热量要有一定的限制，达到刚好满足日常生活所需即可；所摄入的碳水化合物、蛋白质和脂肪等营养素的比例要适宜，并按照这个比例合理地选择食物。为保证营养平衡，糖尿病患者应做到主食粗细搭配、副食荤素搭配、不挑食、不偏食；避免高糖、高脂、高盐饮食；适当增加膳食纤维的摄入量；要多饮水；宜少食多餐，进餐需定时定量；烹调以清淡为主，多用蒸、拌等方式。

很多人都有睡懒觉的习惯，偶

尔睡个懒觉，对大多数健康人来说没什么大问题，但对糖尿病患者来说，很可能使其病情加重，血糖波动加大。这是由于凌晨4时到上午9时，是血糖最容易升高的时段。如果早晨没有起床按时服药、按时吃饭，整个白天的血糖规律就会被彻底打乱，会引起血糖的明显升高。因此，糖尿病患者要平稳降糖，应从改变不良睡眠习惯入手，晚上睡觉的时间不要太迟，最好在10时之前，而第二天早晨在6时至8时之间起床，将每天的睡眠时间保持在8小时左右。如果前一天晚上睡得晚，最好在第二天早晨8时之前起来，服用降糖药物或注射胰岛素并进食早餐后，再睡个"回笼觉"，这样才能尽量保证血糖不受睡眠改变的影响。

此外，在日常生活中，糖尿病患者还应避免多食懒动，选择适合自己的运动方式（如散步、广播操、太极拳、交谊舞、慢跑、爬楼梯等）运动，并达到所需的运动强度。

做好四季养生

春季养生

春季，万物复苏，生机勃勃，是室外运动的大好季节，在春回大地阳气生发的时候，糖尿病患者可以选择旅游踏青、散步、慢跑、太极拳、气功等体育锻炼以养护阳气。

起居上，春季适宜晚睡早起，并且要注意室内的开窗通风，以保持精神爽朗，心情舒畅。

衣着上，春季气温变化大，患者应注意增减衣服要随着气温的变化，尤其是早晚仍较凉，需更加注意。老年患者和儿童患者气弱体怯，易冷易热，更要慎重。

春季保肝尤为重要，因此，饮食上，糖尿病患者应多选清淡、爽口、偏于凉性的蔬菜、豆制品等，少吃一些肉食及大辛大热（参、茸）、酸、辣、油炸、烤、煎的食品。

夏季养生

夏季万物生长茂盛，是一年四季中阳气最盛的季节，气候炎热而生机旺盛，对于人体而言就是新陈代谢的旺盛时期，所以此时的养生要顺应夏季阳盛于外的特点。

起居上，夏季昼长夜短，作息也应顺应自然之道，做到晚睡早起。午后可以适当午睡以补充晚睡早起的睡眠不足，保持旺盛的精力。注意睡眠时不宜风扇对着头部直吹，更不宜在户外露宿，有空调的房间，也不宜室内外温差过大。

衣着上，夏季天热多汗，患者应选择宽松透气的衣服，以免皮肤排泄受阻。

饮食上，夏季气候炎热，消化能力减退，饮食宜以清淡爽口为主。少吃油腻不容易消化的东西。不要吃过多的生冷食品。另外，一定要注意饮食卫生，预防胃肠道疾病的发生。

夏季天热，患者要及时补充水分，但多数饮料都含有一定量的糖分，此时，应选择矿泉水、茶水等。

另外，夏季烈日酷暑，容易使人浮躁，爱发脾气，最易伤及心气，所以，患者要在暑热噪杂环境里保持一种恬静愉快的心境，切忌发怒，心神得以保养，神情愉快，意气舒畅，使气机通畅，阳气得以生长，人体腠理才能通畅。

秋季养生

秋季天气由热转凉，早晚温差较大。此时阳气渐收，阴气渐长，属于阳阴互相转换时期。所以，秋季养生要顺应阳气渐降，万物收敛的特点。

秋季起居调养最重要的是要符合大气由疏泄到收敛这一规律。所以秋季要早睡早起，早一点起床有助于阳气舒长。

衣着上，初秋衣着仍以单衣为主，只是早晚逐渐凉快，年老体弱的患者应避免着凉。中秋早晚虽凉，但午间尚较热，所以患者不宜多穿，早晚可适当增加衣物。晚秋则由凉转冷，患者要根据体质、状态、气候、时间及时增减衣服。

饮食上，要以护阴防燥、滋肾润肺为主。秋季人们喜冷食及瓜果，但糖尿病患者不宜多吃，以免引起血糖升高。秋季干燥，应适量多饮水及时补充水分。

冬季养生

冬季气候寒冷、干燥，自然界的生物都进入了藏匿、冬眠状态，以蓄积能量，称之为"冬藏"。此时气候寒冷、阴气盛极，万物敛藏，人体阳气也处于内收阶段，新陈代谢相对缓慢，所以冬季养生关键在于"藏"。

起居上，冬季气候寒冷，夜长昼短，适宜早睡晚起，这是符合自然规律的，早睡能养阳，晚起能养阴，充足的睡眠也有利于阳气的沉潜和阴精的蓄积。

衣着上，患者应注意保暖，特别是背、腹、关节等处。而老年患者既保暖又不能过于臃肿，以使行动受限。另外，还要注意足部的保暖，每天坚持用温热水洗脚，且早晚搓揉脚心，以促进血液循环。

饮食上，冬季严寒，是进补的大好季节，此时进补很容易将进补的营养转化为能量而储存于体内。如果脑力渐弱，则应进食脊骨、核桃等食品；脏腑结热者可选用甘寒滑润的食物，如水果、蔬菜、豆类、海味等，滑以泄热，润以助阴；老年患者肝肾虚亏，应侧重于补肝肾。

合理安排作息时间

对于糖尿病患者来说，养成良好的作息习惯是非常重要的。生活作息规律，不仅能够稳定病情，预防并延缓并发症的出现，还有助于情绪的稳定，从而对于病情的稳定也有很大的帮助。临床调查证明，许多糖尿病患者出现血糖较大波动或突发糖尿病危症等情况，都与熬夜、突击工作、过于疲劳或生物钟紊乱有密切的关系。因此，合理地安排生活、合理地安排作息时间对于防治糖尿病是极其重要的。

睡眠规律与人体代谢、神经系统功能、血糖稳定都有着密切的关系，所以，糖尿病患者应合理安排睡眠时间。患者每天应保持7～8小时的睡眠，应尽量固定每天起床与睡觉的时间，尤其是起床时间，有规律地起床有助于晚上有规律地入睡。糖尿病患者宜早睡觉。因为熬夜会破坏体内的生物钟，干扰正常的代谢活动，使肾上腺素及去甲肾上腺素分泌增多，血糖增高，引起机体的抵抗力降低等。另外，患者应当养成每日适当午睡的习惯，

每天在午后睡30～60分钟，不仅能缓解疲劳，还有助于血糖水平的稳定。

许多Ⅰ型糖尿病患者发病年龄都比较年轻，他们既要承受病情较重的疾患，还不能耽误学习和工作，这对于患者的身体健康极为不利，因此，在学习和工作时就更要合理地安排时间，可以制订一份工作和学习计划，将每星期需要完成的任务合理分配，以免突击完成而导致过分疲劳。

良好的作息习惯还要求糖尿病患者有规律地进食，这也是糖尿病饮食治疗对患者的要求。患者不仅要定量、合理安排每日3餐的食物，更应保证定时，这还关系着患者的药物治疗和运动治疗，有助于血糖水平的稳定。需要注意的是，患者晚上不要食用有刺激性的东西，如巧克力、含咖啡因的苏打水和茶等，这些东西会延迟睡眠时间且不能保证睡眠质量。患者还应改掉晚饭进食时间过晚或吃夜宵的习惯，这对于糖尿病病情的稳定非常不利。

糖尿病患者运动时间要有规律。糖尿病人运动的目的不仅仅是简单的锻炼身体，而是一种治疗手段。三天打鱼，两天晒网的运动，会使生活规律打乱，也会使血糖波动。今天运动了，血糖会有下降，明天不运动，血糖又会升高，这样血糖

就很难调节好。所以患者要制订一份合理的运动计划，患者应选择低强度的运动项目，饭后运动最佳。

糖尿病患者制订好作息时间后应告知家人、朋友，以便配合和监督执行。有行为心理学研究表明：21天以上的重复会形成习惯，90天的重复会形成稳定的习惯。因此，开始的21天应当尽可能坚持按照作息时间表执行，以便利用生理节奏的规律，促进形成"生物钟"，从而养成良好的生活习惯。

做到科学睡眠

中医认为，睡眠是人体一种规律性的自我保护性机制，对于人体糖代谢等多种生理机制有着举足轻重的作用。所以，科学的睡眠对于糖尿病患者来说有着极为重要的意义。

睡眠可以调解人体内脏功能。睡眠是一种相对平静的人体活动状态，在睡眠时机体对于血液的需要量减少，人体各个脏器的生理功能在夜间得到了较好的修复。血糖是人体各个脏腑器官正常工作的原动力，脏腑的功能状态与血糖浓度有着极为密切的关系，脏腑功能良好是血糖顺利分解、利用的保证。睡眠还可帮助个体调整心理。不良的心理情绪及过分兴奋的心理状态是血糖增高的一个重要因素，当人们情绪波动时，机体会分泌大量抵抗胰岛素的激素，使得血糖升高。因此，保证心理平和、情绪稳定是控制血糖增高的重要方法。

良好的睡眠是血糖的镇静剂，可以帮助糖尿病患者稳定血糖。因此，每一位患者都应做到科学的睡眠。情绪稳定是良好睡眠的首要前提。睡前情绪激动会造成神经系统兴奋，进而造成入睡困难；安静的环境是良好睡眠的保证。环境中的声音强度对于睡眠质量也有着较大的影响，相对安静的环境有利于人们较快地入睡，也能够促进人们的睡眠深度；光线和温度是睡眠环境的重要组成部分，适宜的光线强度、温度也是人们获得良好睡眠的必要条件；健康的身体也是良好睡眠的保证。一些疾病（包括糖尿病和糖耐量低减）会造成脏器损害，进而影响个体睡眠，甚至并发各种睡眠障碍；充足的睡眠是良好睡眠的必备条件。良好的睡眠需要质的保证，也需要量的保证；适宜的体育锻炼能够促进睡眠。研究证明，下午6点人体体力和耐力达到最高峰，希望增加活动量。因此，很好地利用这一时间稍做运动，可以起到促进睡眠的作用；适宜的卧具也能够很好地促进睡眠。床、被褥、枕头等卧具是人类进行睡眠的必备之物，床铺的大小、高低、软硬及被褥、枕头是否舒适，对于个体的睡眠有着最为直接的影响。

有关睡眠研究发现，在白天人体也会出现以4小时为间隔的睡眠节律，且以中午1点的睡眠最高峰最为明显。因此，如果条件允许的话，每天应尽量保证1小时的午睡。有研究指出，午睡不仅可以帮助人们恢复体力，也能够在一定程度上保持血糖的相对稳定。

需要提醒的是，一些患者喜欢睡前吃东西、喝酒、吸烟、与人争辩，这些不良习惯会使大脑神经兴奋，不利于顺利入睡。因此糖尿病患者睡前应尽量避免这些不良的习惯。还有一些患者使用安眠药等助睡眠措施，这很容易使个体产生睡眠依赖，使得患者脱离这些助眠措施后，出现不同程度的睡眠障碍，因此，应尽量避免使用安眠药等助眠措施。

糖尿病患者在睡眠时要尽量为自己营造一个舒适的睡眠环境，做到科学睡眠，并最终促进血糖的稳定。

节制性生活

对于性生活，不同的人有着不同的看法。有些人将性爱视为一种乐趣，即使纵欲后身体不适，也仍然乐此不疲；有些人则认为性爱最易损身耗精，即使自己有所需求的时候也尽量克制。其实，这两种做法都是很偏激的。性爱本就是人的正常需求，适度的性生活不仅对健康无害，而且还非常有益。如宾夕法尼亚医学院研究者所言："性生活相当于在做慢跑运动。性生活之后，人们可以很快地进入梦乡，其原因就在于此。在性生活中，由于加深了呼吸，细胞所获得的氧气量也有所增加，从而促进了各脏腑和组织的功能。"美国的科学家经研究发现，性爱可以扩张动脉血管，促进血液循环，活动筋骨，使肌肉和关节富有弹性。日本的一位医生也指出：性生活能使整个脊柱的肌肉和关节保持良好的状态，增进全身血液循环，助长深呼吸，增加心脏储备力，这是有利于健康的。

但如果纵欲过度，那就会起到相反的作用。无论从现代医学角度讲，还是从中医角度看，性生活过度对于糖尿病的治疗和康复都是极为不利的。

从现代医学角度看，性生活过度会造成体力消耗过大，不仅会影响学习和工作的效率，而且会导致患者血糖升高、病情加重。从中医角度看，性生活过度会造成精液耗伤、肾气亏损，引起或加重下消型糖尿病。而肾精不足又会耗损津液，导致津液亏损而不能输布于全身，进而会对肝、胃、肺功能造成影响，形成上消型糖尿病和中消型糖尿病。还有些患者，在出现糖尿病并发性功能减退后，一味地服用温肾壮阳类药物以增强性功能，结果却适得其反。纵欲无度，加之精液耗伤而导致糖尿病病情加重。

虽然性生活过度是绝对不提倡的，但是节制并不等于禁止，而是应该以适度为原则。完全禁止性生活对于糖尿病及其并发症也并不是完全有利的。

对于男性糖尿病患者来说，随着病情的发展极易出现阳痿、早泄等并发症，而适度的性生活则有助于延缓性功能减退，从而可预防性功能障碍等糖尿病并发症。而对于女性患者来说，性冷淡也是常见的糖尿病并发症，如果完全禁止性生活则会加重性功能减退，无益于患者的身心健康。

因此，糖尿病患者既不能纵欲过度，也不要过分禁止性生活。只有保持适度、和谐的性生活，才能使患者身心健康、病情稳定。

糖尿病对性功能和性欲的影响

男性糖尿病病人阳痿的发生率高达40%～60%，症状随病情的加重而逐渐加重。病人最初有正常性欲、可以射精并存在性高潮，仅有阴茎勃起不坚的症状。随着糖尿病病程的延长，可逐渐发展成完全性阳痿。1%～2%的糖尿病患者会发生逆行射精，即性高潮时精液不从尿道外口射出，而是逆流到膀胱，这与病人支配膀胱颈的植物神经受损害有关，射精时本应处于闭合状态的膀胱颈变为开放。

阳痿是糖尿病较早期的症状之一，因而有阳痿现象时应该进行有关糖尿病检查。如果证实患有糖尿病，必须积极治疗，认真控制饮食，有规律地应用降糖药物。糖尿病得到控制，阳痿症状也可获得改善。

女性糖尿病患者早期时性欲仍可存在，性兴奋阶段阴道润滑度正常，但性高潮丧失者较多见。病程长者由于神经病变严重，加之阴道干燥，容易发生阴道炎等，可导致性交困难。

女性糖尿病人也应积极治疗糖尿病，当病情获得控制后性功能障碍也可改善。同时要合理应用药物，彻底治疗阴道炎。出现萎缩性阴道炎的女性患者可适当口服雌性激素，如尼尔雌醇片等，也可用阴道润滑剂。

戒烟限酒

糖尿病患者，尤其是多数男性患者在日常生活中离不开烟酒，但是，烟酒对身体有很大的害处。中国医学典籍特别指出，"饮酒甘肥过度"是导致糖尿病发生的主要原因。现在科学证明，吸烟是高血压动脉硬化的危险因素。尤其是烟和酒的结合，对心、肝、脑、肺等器官伤害极大，于健康非常不利，因此，糖尿病患者在治疗期间必须戒烟限酒。

香烟中含有的一氧化碳、尼古丁、烟碱等有害物质被吸入人体后，会对人体健康产生很大的危害。尤其是一氧化碳，进入人体后会与血红蛋白结合，从而直接影响血液输送氧气的功能，进而导致血液流动阻力增大，脂类物质大量沉积于血管壁，并形成动脉硬化。因而糖尿病患者大量吸烟会大大加大合并高脂血症、动脉粥样硬化的可能，不仅如此，烟草中含有的烟碱会刺激肾上腺素分泌，当大口吸入香烟时，会使人精神兴奋，血管收缩，这对糖尿病患者是不利的。因为血管收缩和肾上腺素的分泌增多都会使机体处于一种应激状态，使抑制胰岛素分泌的物质分泌增多，血糖升高。这对糖尿病患者有直接的危害，还有，糖尿病患者容易并发心血管疾病，而吸烟会使心跳加快，血压升高，血管痉挛，心肌供血减少。故糖尿病患者吸烟对心血管的危害犹如雪上加霜。再有，糖尿病患者还会发生多种并发症，如糖尿病神经病变、脉管炎、视网膜病变、白内障、糖尿病肾病等，并使人体抵抗力下降，而吸烟也会给体内各脏器带来危害，损害人体的免疫功能，加重糖尿病引起的种种并发症。有研究证明，长期大量抽烟是糖尿病患者血糖难以控制的原因之一，因此，糖尿病患者必须戒烟，否则，难以取得理想的效果。

而少量饮酒对人体健康有一定的益处，但是长期、大量饮酒对糖尿病患者的治疗极为不利。酒中所含的酒精只能供热能，每克酒精产生热能7千卡，几乎不含任何营养成分，且酒精要在肝脏中氧化代谢，所以，长期饮酒对肝脏有严重的损害，会引起酒精性脂肪肝和肝硬化，而且，长期饮酒会导致脂肪代谢紊乱，引起血清甘油三酯升高。少数服黄脲类降糖药物的糖尿病患者饮酒后，易出现心慌、气短、面颊红的现象。注射胰岛素的患者若空腹饮酒，易引起低血糖。由于患者只饮酒而不进食物，可抑制肝糖原的分解，使血中的葡萄糖含量减少，所以会出现低血糖症状。此外，长期、大量饮酒还可引发糖尿病酮症酸中毒、性功能障碍、高血压、冠心病等并发症，对于患者的病情稳定甚或生命安全都会造成威胁。如果在节假日、聚会等情况下非饮不可的话，患者可适量地饮用酒精含量低的啤酒、果酒、黄酒等,但饮用后应相应减少主食量,并注意这类低度酒也不要空腹时饮用或者过量饮用。如以含酒精约 4% 的啤酒为例,饮 400 毫升约供热能 112 千卡,相当于 30 克的主食量,就要减去约 30 克主食。

控制体重

体重的增加会加重糖尿病的病情,导致患者的血糖水平不易降低。这是由于人体在体重的增长过程中所需要的胰岛素数量也会相应地增多,这不仅会加重胰岛 β 细胞的负担,而且严重时会导致胰岛 β 细胞功能衰竭,导致病情恶化。所以,控制体重对糖尿病患者来说是极为必要的。

每一位糖尿病患者都应准确了解自己的标准体重,关于体重是否超重的测量,患者可以通过下面的两个简易公式来计算体重是否符合标准:

40 岁以上患者:身高(厘米)-100= 标准体重

40 岁以下患者:身高(厘米)-105= 标准体重

患者一旦发现体重超标,则应立即采取恰当的减肥措施,以保证病情的稳定。

糖尿病患者要想控制体重,首先得严格控制日常饮食,控制每餐的进食时间和数量,做到定时、定量进食。不要吃高脂肪、高糖分、高热量的食物,控制好总热量的摄入,摄入更少的热量必然可以阻止体重增加。患者可以多吃些水果、蔬菜和谷物,用水代替高热量饮料。另外,患者可以咨询专业营养师,制订一份合理的膳食计划。

还有,控制体重还要坚持运动,体育活动可使糖从血液转入细胞内,每天进行适度的体育锻炼,不仅能有效地减轻体重、达到减肥的目的,还有助于胰岛素敏感度的恢复,可增强机体利用胰岛素的能力。患者每天至少要进行 30 分钟的体育活动。午餐时,与同事一道走一走;看电视时,练练哑铃或健身球;有空爬爬楼梯等。

再有,患者要正确使用胰岛素。不要想靠控制胰岛素的注射量来避免体重增加,因为这样做的风险也很高。胰岛素用量不足,会导致血糖升高,糖尿病并发症的风险升高。过量的胰岛素又会加重饥饿感,增加食欲,多吃则会增加体重。因此,合理掌握胰岛素用量是十分重要的。

患者还需要注意的是,有些糖尿病药物,包括二甲双胍、胰高血糖素样肽-1 类似物和胰淀素类似物,可促进减轻体重,减少胰岛素用量。询问你的主治医生,哪些药物才适合你的治疗。

最后,患者应该定期测量体重,以查看体重是否超重,还应做好体重记录,以便医生为患者适时地调整治疗方案。

糖尿病患者应严格遵从"七戒"

糖尿病患者要想有效地预防各种糖尿病急慢性并发症,改善生活质量,应该对自身疾病高度重视、积极治疗,但对于糖尿病的治疗应该把握好一个度,不能矫枉过正,否则,将会引发新的问题。在此,向糖尿病患者提出以下"七戒"。

戒运动过度

运动对糖尿病患者的益处是多方面的,如可增加机体热量消耗,改善胰岛素抵抗,降低血糖等。但运动要循序渐进,掌握好运动方式和运动强度,否则,也会适得其反。剧烈的运动,可兴奋交感神经,导致儿茶酚胺等胰岛素拮抗激素的分泌增加,使血糖升高。此外,运动时间过久、运动量过大(特别是在空腹状态下),会显著增加低血糖的危险。还要指出的是,并非所有的糖尿病病人都适合运动,如,合并肾功能损害患者、严重高血糖者、活动期眼底出血者等,都不适合运动。因此,糖尿病患者运动之前,作一次全面体检非常必要。

戒降糖过度

糖尿病患者往往比较担心高血糖,但低血糖也有很大的危害,轻者表现为心慌、出汗、头晕、瘫软无力,重者会严重损害中枢神经,导致意识障碍、昏迷,乃至死亡。而且,低血糖会使交感神经兴奋性增加、血管收缩、血压升高,导致如心梗、脑血栓等心脑血管意外。另外,长期慢性低血糖,还可引起患者脑功能障碍及痴呆症。

戒节食过度

有些患者认为吃得越少越好,但过度节食或者偏食,将会引起营养不良、贫血、饥饿性酮症,降低机体的抵抗力和修复力。过度节食还会引起低血糖后血糖反跳性升高,不利于血糖的平稳控制。饮食治疗是要在保证病人基本生理活动所需的前提下,适当限制食物的总热量,同时保持营养平衡。另外,对明显消瘦或者妊娠期的糖尿病患者,应当适当放宽饮食控制标准。

戒思虑过度

许多糖尿病患者整日忧心忡忡、焦虑不安,导致血糖升高或波动,糖尿病患者一定要正确对待疾病,既不能不重视,也不能被它吓倒,应力求保持心理平衡,以助血糖的平稳控制。

戒依赖过度

糖尿病患者不要过分依赖药物，药物治疗只是糖尿病治疗的一部分，同时还需要饮食治疗和运动治疗的配合；患者也不要过于依赖医生，糖尿病的治疗不单要靠医生，还要靠患者积极主动地参与，而不是被动地接受。

戒瘦身过度

肥胖是导致糖尿病的危险因素，超重者减肥，有助于改善胰岛素抵抗，提高降糖药物的疗效。但是，也并非越瘦越好，过于消瘦会导致营养状况恶化，机体免疫功能以及抗感染能力下降。糖尿病患者减肥的程度应当以符合标准体重为宜。

戒大意过度

有些糖尿病患者觉得糖尿病对身体并无大碍，采取不以为然的态度，既不按时用药，也不注意饮食；有些患者开始时很重视，时间一久就逐渐放松了警惕和要求。糖尿病的治疗要长期坚持，如果大意将会延误病情，并有可能造成严重的后果。

定期到医院检查

糖尿病慢性病变及其并发症常使病人致残甚至危及生命，所以，糖尿病患者定期到医院检查是很有必要的，如果检查发现并发症就可以得到及时治疗。患者需要定期到医院进行的检查的指标如下：

（1）眼底检查。了解有无视网膜病变、白内障及青光眼。糖尿病视网膜病变在早期往往没有症状，晚期则没有良好的治疗方法。糖尿病主要损害视网膜的微小血管，早期表现为毛细血管内皮细胞受损，通过眼底检查就可以看出微血管的变化。因此，患者应坚持对眼底定期检查，避免延误病情，错过最佳的治疗时机。

（2）血脂检查。糖尿病患者往往同时合并血脂异常，这些都属于心血管病的危险因素，与糖尿病慢性并发症直接相关，因此，应当及时早检查、早发现、早干预。

（3）尿常规检查。尿常规检查包括尿糖、尿蛋白、尿酮体、白细胞等多项指标，这些指标可以间接反映患者的血糖情况，明确是否存在酮症酸中毒、有没有泌尿系统感染等。

（4）糖化血红蛋白检查。可以了解患者一段时期内血糖控制的情况，也可预测糖尿病慢性并发症的发生及发展。

（5）心电图检查。可以发现有无冠心病及心功能不全。

（6）肝功能、肾功能检查。可以了解有无肝功能异常及糖尿病肾病。

（7）血糖监测。包括空腹血糖和餐后2小时血糖，可根据血糖的变化而及时调整药物和治疗方案。

（8）体重、腰围。尤其是肥胖的糖尿病患者，应该有计划地减轻体重，至少保持体重不再升高。

（9）血压。一半左右的糖尿病患者同时合并高血压，糖尿病高血压比单纯高血压预后要严重得多，因此，对糖尿病患者的血压控制应更加严格。

糖尿病患者应定期门诊复查，就诊时应携带历次看病的病历、化验单以及平日在家中的血糖监测结果，供医生参考。

学会自我检测病情

良好的治疗需要医患双方的配合，患者本身也是糖尿病治疗队伍中的重要一员，要想控制好血糖、纠正代谢紊乱，患者就必须学会自我血糖（或尿糖）监测及自我保健。那种单纯依靠自觉症状评估病情的做法是绝对错误的。

利用血糖仪，在家中定期进行自我血糖检测很有必要，血糖仪操作简单，患者可随时随地监测血糖。患者可根据血糖的变化及时调整胰岛素等药物的剂量，从而严格控制血糖。血糖仪的使用方法如下。

（1）检查血糖仪功能是否正常，试纸是否过期，试纸代码是否与血糖仪相符。每盒试纸都有编码，需在测量前根据试纸的编号调整仪器。

（2）采血针安装在采血笔内，根据皮肤厚薄程度调好采血针的深度。

（3）采集血样时要彻底清洗和干燥双手，温暖并按摩手指以增加血液循环，并将手臂短暂下垂，让血液流至指尖。

（4）用75%的酒精消毒指腹，待干。打开血糖仪开关，用吸血的血糖仪，就取一条试纸插入机内；用滴血的血糖仪，就取一条试纸拿在手上；手指不可触及试纸测试区，取出试纸后随手将盖筒盖紧。

（5）采血笔紧挨指腹，按动弹簧开关，针灸指腹。手指两侧取血最好，因其血管丰富而神经末梢分布较少，不仅不痛而且出血充分，不会因为出血量不足而影响结果。不要过分挤压，以免组织液挤出与血标本相混而导致血糖测试值偏低。

（6）用吸血的血糖仪，就将血吸到试纸专用区域后等待结果。用滴血的血糖仪，就将一滴饱满的血滴或抹到试纸测试区域后将试纸插入机内等待结果。不要追加滴血，否则会导致测试结果不准确。

（7）用棉棒按压手指10秒至不出血为止。

(8) 监测值出现后记录，关机。检测完毕将采血针戴上帽后妥善处理。

那些经济有困难或血糖比较平稳的患者，也可用尿糖试纸，通过测尿糖来推断自己的血糖水平。测定尿糖的方法主要有两种，即班氏试液法和尿糖试纸法。班氏试液法，是用滴管取班氏定性试剂1毫升（约20滴），放入试管中，再滴入2滴受检查的尿，混合后加热煮沸，观察其颜色的变化。当试剂不变色为（−），表示尿糖阴性，绿色为（+），黄绿色为（++），土黄色为（+++），砖红色为（++++），加号越多，表示尿含糖量越大；试纸测试法，是将尿糖试纸浸入尿液中湿透，拿出来，在规定的时间内观察试纸的变化，并按说明书上的比色对照，根据接近的颜色来判断尿糖加号。

一般，糖尿病患者的肾糖阈变化较大，测尿糖不如测血糖准确，测尿糖不能反映低血糖。

糖尿病患者自我监测一定要长期坚持进行，控制好血糖。

第二章

糖尿病患者的日常生活

外出活动做到五个"携带"

很多糖尿病患者担心自己在外出时发生低血糖或糖尿病急性并发症而不敢出门旅行或出门游玩,其实,糖尿病患者在血糖控制稳定的情况下是可以旅行或郊游的,不过,患者在外出活动时应注意以下"五个携带"。

(1)随身携带一张自制的糖尿病卡。卡上要注明自己姓名、年龄、住址、工作单位、联系电话、血型、所患糖尿病类型、正在使用的降糖药物名称等,此外,还要注明发生紧急情况时的联系人、联系医院及主管医师等。糖尿病患者救助卡如下。

A面:

病人姓名	性别	年龄	民族
长期就诊医院		病历号	
病人单位	电话	联系人	
病人住址	电话	邮编	
家属1姓名	单位		电话
与病人关系	住址		邮编
家属2姓名	单位		电话
与病人关系	住址		电话

B面:

求助

我患有糖尿病,如果发现我神志迷糊或行为异常时,可能是低血糖造成的,请速将我衣袋中的糖块塞到我的嘴中或给我一杯糖水喝,同时请速送我到医院急诊治疗。如果我已昏迷、不省人事,更应送我到医院急诊、抢救,同时请通知我的家人和单位负责人。谢谢!

糖尿病人要随身携带此卡,一旦发现意外,别人可根据此卡给予及时帮助,医生也可根据此卡迅速作出诊断,及时抢救处理。

(2)随身携带糖果或其他易于消化吸收的食物,如饼干、面包、果汁等,当不能按时吃饭时,或过度运动后出现头晕、手颤、出冷汗、四肢发软、心跳加快等低血糖反应时,可及时食用。

(3)随身携带水壶,尤其是远离城区时要带足饮水,口渴时要及时饮水,以免发生高渗性昏迷等危急情况。

(4)出差前一定要携带平日自

测血糖或尿糖的试纸和仪器，不要因为外出而中断血糖和尿糖的监测。

（5）凡使用降糖药物治疗的患者，应随身携带正在使用的药物，不要因为外出而随意中断治疗。每天需要多次注射胰岛素的患者，建议你改用胰岛素泵，它不仅能免去你一日数次注射的麻烦，还能给你的外出生活带来更大方便和自由，而且使你的血糖得到前所未有的理想控制，大大提高生活质量。

老年糖尿病患者要注意管理细节

大多数老年糖尿病患者同时伴有多种慢性疾病，加上身体各个器官及代谢机能的退化，使老年糖尿病患者常常处于低血糖以及各种急慢性并发症的危险之中。针对其特殊性，在老年糖尿病患者的日常管理中应注意以下几个方面。

防止低血糖

低血糖对老年人的危害很大，老年糖尿病患者由于自主神经受损，交感神经对低血糖反应减弱，易发生无症状性低血糖，不易被及时发现，而直接导致低血糖昏迷。另外，低血糖可兴奋交感神经，使心率加快，血管收缩、血压升高，进一步加重心脑缺血，诱发急性心肌梗死和脑血栓形成。因此，对老年人的血糖不宜控制过严。

需要提醒的是，老年糖尿病患者服用一些长效、强力磺脲类降糖药（如优降糖）时，易发生夜间低血糖。因此，尽量不要选用这类药物，即使服用，也应避免每日3次平均用药。

控制好餐后高血糖

有些老年糖尿病患者空腹血糖正常，但餐后血糖升高，而餐后血糖升高会增加心血管并发症发生的危险性。因此，必须控制好餐后高血糖。

注意药物的使用

降糖药一般是在肝内代谢，经肾脏排出，而老年糖尿病患者的肝、肾功能随年龄的增加而逐渐下降，有些患者还有肝炎、肾炎等病史，致使肝、肾功能不良。因此，患者用药前应先检查肝肾功能，肝肾功能不良时应慎重选药。否则，用药不当会进一步加重肝肾负担。需要提醒的是，肝功能异常时不能用双胍类及噻唑烷二酮类药物；肾功能异常时不能用格列吡嗪、格列齐特、二甲双胍等主要经肾脏排泄的药物。

老年糖尿病患者肝肾功能不良时，应及早应用胰岛素治疗，这是由于老年患者随着糖尿病病程的发展，胰岛β细胞功能会越来越差。尽早使用胰岛素，有助于保护和改善胰岛β细胞的功能，使血糖得到良好控制。使用胰岛素要从小剂量开始，防止剂量过大导致低血糖，尤其是要防止老人视力不好或注射器刻度不清而搞错剂量。

另外，有些降糖药老年糖尿病患者不宜使用：如优降糖（格列本脲）、降糖灵（苯乙双胍）等。

小心各种并发症

老年糖尿病患者常伴有各种急慢性并发症，如心脑血管病、糖尿病肾病、白内障、眼底视网膜出血、下肢血管病变、糖尿病足等，因此必须积极治疗，以防病情进一步恶化，给患者带来极大的痛苦。

重视心理调适

许多老年糖尿病患者经过一般治疗后，效果不佳或病情反复时，容易出现急躁及忧郁心理，甚至出现悲观绝望的心理，常表现为焦虑、情绪低落、失眠及烦躁等异常心理状态，这必然导致精神负担加重，使病情形成恶性循环。所以，应该重视对老年患者的心理调适，医生及患者家属应让患者多了解糖尿病的有关知识，正确对待疾病，解除不必要的思想负担；帮助患者建立有规律的生活秩序；帮助患者学会自我情绪调节，遇到不良刺激时，要通过自我安慰等方式转移注意力，达到心理平衡。

提高服药的依从性

由于身体器官老化衰退，老年患者往往记性不好，常忘记吃药，在药物种类过多时，还容易吃错药，吃重药，因此，在给老年患者确定治疗方案时，尽可能做到既要疗效好，又简单易行，而不应盲目地增加药物种类而给患者带来不必要的负担。

儿童糖尿病患者要注意管理的特殊性

由于儿童糖尿病处理上的特殊性和复杂性，或由于缺乏专业医生的指导，很多儿童糖尿病患者得不到长期有效的治疗，导致早年便出现并发症或夭折。

针对儿童糖尿病的许多不同于成人的特点，在制订和实施治疗方案时必须注意以下问题。

儿童糖尿病患者年龄小，认知较差，掌握不了糖尿病自我管理的知识和技能，对于什么是糖尿病，糖尿病有什么危害，糖尿病应该怎么综合治疗等问题往往缺乏了解，这就要求医生和患儿家长更加细致和耐心地帮助和指导他们和糖尿病做斗争。还有，孩子天生爱玩好动，运动量难以控制，因此，运动量相对较大，在这方面患儿家长和医师也应给予关怀，既不能让患儿不活动,也不能让其运动过量或过于激烈。再有,孩子比较嘴馋,尤其是甜食和水果更是孩子热衷的食物,其他同龄儿童都能吃各种好吃的东西,他们却必须受到限制,这对他们来说是一件很难接受的事情,家长和医生也应根据不同年龄段儿童的特点给予指导,提出要求。另外,少年、儿童正是长身体的时候,在饮食治疗方面提倡用计划饮食来代替控制饮食。

和成年糖尿病人一样,糖尿病儿童也需要经常做血糖检查,但由于儿童天天上学,也害怕打针,采血很不方便,所幸的是儿童糖尿病血糖波动虽然较大,但他们的尿糖与血糖相符率较高,所以可以用监测尿糖的方法来观察病情的变化。

儿童糖尿病在药物治疗上的特点是,他们绝大多数属于Ⅰ型糖尿病,因此,要做长期打胰岛素的精神和物质准备,切勿听信巫医假药的欺骗宣传随意停用胰岛素去试用什么根治糖尿病的"祖传秘方"或"新医疗法",以免酿成大祸。另外,青春期是胰岛素依赖型糖尿病好发年龄,也是血糖波动和胰岛素需求量较大的时期,对这个问题要有充分的了解和足够的重视。

糖尿病患儿能上学吗

糖尿病患儿完全可以正常上学读书,针对自身的特殊性,患儿在学校时应该注意以下几个问题。

(1)学会低血糖的早期识别与急救方法,并随身携带一些糖果或零食。当患儿出现饥饿感、虚弱、出汗、心慌等症状时,提示出现低血糖反应,应马上补充含糖食品或饮料。另外,由于糖尿病患儿小便频多,再加上运动出汗失水,所以,患儿上学时还要把水备足,以便及时补充水分。

(2)饮食主张少量多餐。根据需要患儿可在上午或下午课间少量加餐。另外,如果患儿中午在学校就餐,一定要注意定时定量,切不可暴饮暴食。

(3)体育课时,患儿尽量避免做剧烈的无氧运动,可在老师指导下,选择强度低一些的有氧运动(如慢跑、游泳等),在运动前应少量加餐,以免发生低血糖。此外,一定要注意足部保护,防止因皮肤破损、感染而导致糖尿病足。

(4)患儿应将自己的病情如实告知老师和同学,以取得老师和同学们的理解和帮助。此外,患儿还要随身携带一张卡片,上面写有自己姓名、家庭住址、家人联系电话、病情及用药情况、就诊医院、主治医师等相关信息,出现紧急情况便于救治。

对糖尿病患者的婚育建议

糖尿病病人可以结婚，也可以生育。但是糖尿病患者的婚姻与生育毕竟与普通人不同。发病较早的年轻未婚患者，往往缺少这方面的知识或思想准备，对婚后的生活和生育出现的问题一筹莫展，给家庭生活带来了麻烦，投下了阴影。因此，患者对婚姻、生育方面可能出现的问题作好思想准备和预防措施是有益的。

大多数糖尿病患者之所以犹豫、烦恼结婚，主要是担心糖尿病的遗传问题。其实，除了少数糖尿病患者（如早年发病的成人糖尿病、线粒体突变糖尿病等）经分子遗传学证实为单基因突变所致的遗传性疾病外，绝大多数糖尿病患者仅具有遗传易感性，不等于必然会遗传糖尿病，但是也不可忽视糖尿病的遗传史。糖尿病虽然不是百分之百的遗传疾病，但是糖尿病除某些因素外，还有一定的遗传因素影响。流行病学统计表明，糖尿病双亲的子代发生糖尿病的几率要比非糖尿病双亲的子代高4倍。为减少下一代发生糖尿病的危险性，建议双方都患有糖尿病及双方都有糖尿病家族史者尽量避免生育。

糖尿病患者要重视婚前治疗与检查。由于发病于青少年时期的糖尿病一般多为Ⅰ型糖尿病，患者往往病情较重，健康状况较差，从而会对婚后生活带来许多问题，甚至影响家庭和睦。因此，在婚前应对糖尿病进行充分的治疗，使健康状况得到充分的恢复。另外，对适合自己的糖尿病治疗方案与方法要掌握熟练，以便婚后继续治疗保持病情稳定。再者，患者婚前要认真进行体检，只有当医生认为糖尿病控制良好，无其他明显的并发症时才能允许结婚。同时应提醒糖尿病患者，在准备结婚之前，应将自己的病情完全告知对方，使对方能够在心理上接受，并在生活上给予支持，取得了理解的婚姻才是幸福的。

糖尿病妇女不宜多生，因为每一次怀孕和分娩都会给患糖尿病的女性带来巨大的精神和身体上的负担，而且有一定的风险。如果打算生育，那么迟生不如早生，因为随着病程的加长，糖尿病病情将逐年加重。在血糖控制不好或已出现如肾脏损害、视网膜病变、高血压及心脏病等并发症的情况下妊娠，无论是对胎儿还是对孕妇本人来说都是十分危险的。因此，凡患有糖尿病的女性，计划妊娠前一定要进行全面检查，请糖尿病专家及妇产科医生郑重评估后才可决定是否妊娠。已经受孕的糖尿病妇女，如伴有肾病、冠状动脉粥样硬化、眼底增殖性视网膜病变时，则应早期进行人工流产手术以终止妊娠；如果伴有高血压，最好也要终止妊娠，以免影响母子健康。

糖尿病患者的工作与就业

目前，医学界对于糖尿病不能彻底根治，但其病情是完全能够控制的。糖尿病患者在病情得到良好控制的情况下，可以从事绝大多数工作。工作可使患者意识到自己并不是一天到晚病病歪歪的无用之人，而是社会所需之人，有助于患者实现自我存在的价值，树立自信心；工作使患者有广泛接触社会的机会，能让患者增加生活的乐趣，保持心情愉快；工作能使患者保持一定的运动量，这对患者降低血糖、减轻体重很有帮助，工作还能给患者带来一定的收入，能让患者维持生活，养家糊口。但是在实际生活中，许多单位的负责人不能正确对待身患糖尿病的就业者。有些人认为得了糖尿病就丧失了工作能力，把他们当作包袱，不使用也不培养，这也是为什么许多患者在就业时刻意隐瞒自己病情的原因。还有一些人认为糖尿病患者"能吃能喝，不像有病"，在分派工作时不能给予其适当的安排和必要的照顾，使他们过度疲劳，生活没有规律。这些做法都是不妥当的，因此，社会各界对于糖尿病患者的就业应予以保障和不受歧视，糖尿病患者在劳动就业方面的合法权益应当得到保护。

但也应当看到，糖尿病患者与健康人有所不同，他们需要规律的生活（尤其是注射胰岛素的患者）以及长期正规的药物治疗。间断用药会引起血糖升高及波动，生活不规律、体力消耗过大容易导致低血糖的发生。在职业及工种的选择上，患者应充分考虑这些因素。

以下工作对糖尿病患者不太适宜，应尽量避免。

（1）避免时间不规律的工作。特别是需要上夜班的工作，过多的夜班会打乱患者的作息时间，影响正常的饮食和用药。

（2）避免从事高空、高温、潜水作业及职业司机的工作，以免因低血糖而发生意外。

（3）避免随时加餐有一定困难的工作。

（4）避免重体力劳动的工作。

（5）有并发症存在的患者，应避免可能使并发症加剧的工作，如过度用眼及长时间站立的工作等。

因此，糖尿病患者选择职业时，应征求或听取医生的建议，选择一份既不影响自身病情发展，又有益于身心健康的工作。

糖尿病患者出差与出游

有些糖尿病患者选择旅游来丰富生活，有些糖尿病患者因工作需要难免要出差，但在外出时，患者原有的生活规律被打乱，对患者的日常治疗会造成影响，外出过程中，患者随时可能发生意外。因此糖尿病患者有必要了解有关外出时的注意事项。

如果糖尿病患者准备旅游，首先应到医院做一次全面的体检，检查项目包括空腹血糖、餐后2小时血糖、心电图等，以便了解自身血糖控制情况及心脏功能。如果血糖控制良好、心电图正常，足部皮肤无破损及感觉障碍，那么就可以开始长途旅游。

患者出发前，应做好以下准备工作。

（1）携带糖尿病病情卡。此外，还有发生紧急情况时的联系人，联系医院及主管医师等，以备在发生低血糖昏迷或其他紧急情况时，别人可以根据卡片所提供的信息进行急救处理及转送。如出国旅游，随身携带的卡片最好用中文、英文和所在国家语言3种文字书写。

（2）带有足够的治疗药物，包括胰岛素、胰岛素笔、注射针头、酒精、棉签、口服降糖药等。

（3）服装要休闲舒适，特别是准备两双舒适、合脚、轻便、松软、鞋底不太薄的鞋子。袜子要柔软、易吸水，还要有防寒的厚棉袜，最好是浅颜色，以便脚破损时易察觉。

（4）根据自身身体条件选择旅游地，透彻了解旅游地，包括地势、气候、风俗、旅游设施等。安排好旅程表、作息时间，尽量使旅游生活（用餐、用药及运动量等）贴近平时生活规律。

（5）携带便携式血糖仪、血糖试纸和血糖记录本。

特别需要注意的是，由于胰岛素在较高温度下会被破坏，所以，患者要将胰岛素放在隔热的旅行袋中保存。坐车时要随身携带，不要放在行李箱里托运。到达驻地时应将未用的胰岛素及时放入冰箱中储藏。在旅游中，由于运动量加大，或者火车、航班延误不能按时进餐等，患者有可能出现低血糖，因此外出时要随身携带饼干、糖果、甜饮料等，以备不时之需。患者在旅途中一旦出现虚弱无力、头痛头晕、精神不集中、出汗、颤抖等症状，说明出现了低血糖。此时，患者应饮用含糖饮料或吃少许食物。若出现复视、神志不清、昏迷，则为严重低血糖，应就地就医。对于要跨越时差的旅游，患者应及时调整口服降糖药及胰岛素的用量，同时调整饮食，以适应时差变化。

同时，患者在外旅行中，应尽可能保持原有的饮食规律，慎重地选择菜肴。还要注意饮食卫生和饮水卫生，如不慎发生呕吐或腹泻应及时服用抗生素并补充足够的水分，但不要中断糖尿病的治疗（如胰岛素治疗），同时还要经常监测血糖及尿酮体，避免发生酮症。为避免呕吐发生，晕车或晕船者要预防性服用抗晕车药。

旅游结束后，如果发现血糖有波动或其他身体不适，应到医院检查，调整身心，让生活重新走上正轨。

需要提醒的是，并不是所有的糖尿病患者都适合外出旅游，如难以用口服降糖药物或胰岛素控制血糖者；需要大剂量药物，远超过一般用药量才能控制血糖者；糖尿病伴有酮症、低血糖、视网膜出血、未控制的高血压和不稳定心绞痛者、曾不止一次发生酮症酸中毒、高渗性昏迷或最近3个月曾有上述疾病发作者，都不宜外出旅游。

低血糖驾车等于"酒后驾车"

近年来，我国私家车普及迅速，车主当中有不少人是糖尿病患者。相对于一般人来说，糖尿病患者特别是Ⅰ型糖尿病患者，驾车存在一定的风险，比较容易发生交通事故，其主要原因包括两个方面。一方面，患者受低血糖的影响，即便是轻度低血糖也会使患者感到饥饿、心慌、手抖、头晕、出汗、烦躁、焦虑、全身无力等症状，进而影响驾乘安全。程度严重时，中枢神经会出现问题，出现记忆力减退、注意力不集中等现象。如果再进一步发展则会出现精神障碍，如恍惚、嗜睡、反应迟钝，甚至昏迷，从而可能酿成严重的后果。

另一方面，糖尿病慢性并发症同样会影响驾车安全。如：糖尿病视网膜病变或白内障会导致视力下降，患者会因视物模糊而引发车祸；糖尿病神经病变可累及感觉及运动神经，导致患者感觉迟钝或感觉异常。此外，像血管病变和截肢等都会干扰驾驶员的正常操作和判断能力。

但是，糖尿病患者在病情比较平稳的时候，是可以开车的。不过，糖尿病患者开车应该注意以下事项。

糖尿病患者平时应严格定时、定量用药；患者在开车外出前最好测一下血糖，如开长途车则应在途中再次监测；患者行车时要随身携带糖尿病病情卡、血糖仪、平常吃的药物以及含糖食品，如含糖饮料、糖果、甜点等，以便必要时取用；患者在行车期间如出现低血糖征兆，应先将车安全停靠在路边，并立即监测血糖，补充含糖饮料及食物，待症状缓解、血糖恢复正常后方可继续驾车；患者平时应定时、定量进餐及灵活加餐，切忌空腹开车，因为空腹很容易引发禁食性低血糖症。这种低血糖症通常在禁食8小时后发生，症状包括头晕、记忆力丧失、中风和慌乱；患者还应定期到医院检查身体，最好半年左右一次，如果存在影响驾驶安全的慢性并发症，应避免再开车。

需特别注意的是，凡有过"无症状性低血糖"发作史的糖尿病患者，应避免驾车。随着病程的延长，糖尿病患者发生低血糖的一些症状会逐渐减弱甚至消失，以至于患者在无任何征兆的情况下直接进入神志不清阶段。患者往往感觉不到任何预兆，因此患者在驾车时很可能会酿成交通事故。

如有可能，糖尿病患者应避免作职业司机，如出租车司机。因为糖尿病患者的病情波动在所难免，开出租车有一定的指标要完成，患者势必会加班加点，过度劳累，甚至在病情控制不好的情况下勉强开车，这既不利于糖尿病的控制，也不利于行车安全。而且开出租车往往没有条件按时定量进餐，很容易造成患者出现低血糖。

第三章

女性糖尿病患者的日常保健

糖尿病与女性青春期

青春期是从性未成熟到具有潜在性生育力的过渡时期。在此期间，第二性征开始发育，激素及代谢变化亦随之发生。糖尿病对女性患者的生长发育、月经、生殖功能有明显影响。糖尿病是一种内分泌系统的疾病，它必然也影响到卵巢的分泌功能，这就会出现性激素分泌异常及相应的月经失调等各种症状。如果性腺还未开始发育时就已患上糖尿病，那么，糖尿病不仅会影响到患者的卵巢发育，导致性激素水平下降，还会相对延迟乳房初发育、阴毛初现和月经初潮的年龄。

女性青春期对糖尿病也有一定的影响。发生于青春期人体内分泌的变化会导致糖尿病患者的血糖波动。青春期的糖尿病患者血糖水平比青春期前明显升高且波动较大，过了青春期后，会有所改善。研究发现，在血糖水平一样的情况下，青春期或青春期后高血糖所引起的微血管病变比青春期前要严重得多，

如视网膜病变，事实上，青春期前的糖尿病患者视网膜病变极为罕见。所以，在此期间，一定要严格控制血糖。

对于血糖的控制，主要是青春期患者及时对降糖药物（主要是胰岛素）的用量进行调整。研究表明，青春期血糖难以控制主要是患者所承受的社会、心理压力增加所致，因此，青春期糖尿病患者应增加胰岛素的剂量，否则会导致血糖居高不下。处于青春期阶段的Ⅰ型糖尿病女孩比男孩需要更多的胰岛素。另外，女性糖尿病患者的血糖水平还与月经周期有关，临床上常见育龄患者月经来潮前数天（黄体期）病情控制较差，即在同样的治疗条件下，血糖水平还会升高，因此，常须临时加大降糖药物的用量。还有，在青春期，患者的黎明现象比较明显，黎明现象的主要原因是午夜过后体内生长激素增多（垂体前叶分泌生长激素是有时间节律的），生长激素促使血糖升高，患者从凌晨3时左右开始，至上午8～9时，

这段时间的血糖会逐渐升高，故青春期糖尿病患者应增加胰岛素的用量，尤其是增加睡前的中效胰岛素用量，以控制黎明现象。

除了及时对降糖药物的用量进行调整外，青春期糖尿病患者还应加大血糖检测的频度、注意学习关于糖尿病的知识、规律地生活、保持心情愉快、多做运动、合理地安排饮食，尽可能减少影响到血糖的因素，从而达到控制血糖的目的。在控制血糖的过程中，青春期糖尿病患者要谨遵医嘱，还需要家长的好好配合。

女性患者特殊时期的保健要诀

因女性生理的特殊性，一生中要经历妊娠、哺乳、更年期等特殊生理阶段，此时体内的激素会发生变化，这些都会对血糖产生影响。而血糖升高或明显波动会对女性糖尿病患者身体健康和生活质量造成一定程度的损害，因此，女性糖尿病患者在特殊时期做好自我保健尤为重要。

·月经期时，血糖易升高，注意勤监测。女性在月经期间释放大量的雌激素和孕激素，加重胰岛素抵抗，所以血糖在月经期易升高。不同患者的血糖变化幅度不尽相同，如果想了解月经期对其血糖有多大影响，可在月经前、中、后各一周进行血糖监测，每天测2～4次，连测2～3个月。为减少血糖波动，女性患者在月经期应格外注意控制饮食、坚持运动，并酌情调整用药量。

·性生活时，血糖会下降，预先作准备。高血糖会使体力受损，进而影响性生活的和谐。由于性生活也是一种体力活动，血糖会伴随着体力的消耗而下降，所以，女性糖尿病患者，特别是应用胰岛素治疗的患者，房事时应注意预防低血糖的发生。如准备行房，患者应酌情减少胰岛素用量。如已经注射过胰岛素，可在房事前适当吃些食物。

·避孕时，勿服避孕药。口服避孕药中所含的雌激素和黄体酮不但会引起血糖波动，还会导致血栓形成，增加罹患心脑血管疾病的风险，所以，育龄期的女性糖尿病患者不宜采用口服避孕药来避孕，也不宜选择宫内节育环避孕，避孕套、阴道隔膜避孕是女性糖尿病患者的最佳选择。

·妊娠期时，须用胰岛素。女性糖尿病孕妇只要能够在妊娠期间将血糖严格控制在正常水平，同样可以生育一个健康可爱的宝宝。一般来说，患者最好提前3～6个月为怀孕做好准备，放弃其他治疗方法，改用胰岛素治疗。

怀孕后的头3个月，应严格控制血糖，这对胎儿的正常发育十分重要。妊娠期间，患者每日应自测血糖至少4次，经常监测尿酮体，并定期接受营养师、糖尿病医师及妇产科医师的指导，科学安排饮食，及时调整胰岛素用量，以保持血糖稳定。

·哺乳期时，容易低血糖，酌减用药量。女性糖尿病患者若选择母乳喂养，婴儿吸奶时，会使母亲体内的血糖水平下降，此时应注意预防低血糖的发生。糖尿病乳母应经常吃些小点心、多喝些富含维生素、钙及蛋白质的汤水，酌减胰岛素用量，并注意监测血糖。

·更年期时，血糖易波动，心态要调整。更年期妇女因体内雌激素水平下降，身体对胰岛素的敏感性会相应增强，此时若不及时调整药量，女性糖尿病患者容易发生低血糖，特别是夜间低血糖。女性糖尿病患者在更年期除一般保健以外，还应尽量消除影响血糖水平的各种心理因素，如心烦易怒、喜怒无常、失眠多梦等，同时注意饮食、放松精神、保持心态平和。另外，更年期常见的潮热、出汗、抑郁及短期记忆丧失等症状容易与低血糖症状混淆，所以当怀疑自己发生低血糖时，最好先用血糖仪测一下，不要贸然吃下太多高糖食物。

糖尿病女性是否可以生育

许多糖尿病妇女都对怀孕心存恐惧，原因就在于，如果血糖控制不好，孕妇及胎儿将面临各种并发症的高风险。但是，糖尿病并非妊娠的绝对禁忌证，只要糖尿病妇女在妊娠前和妊娠期间控制好血糖，且无心、脑、肾、眼及其他严重的并发症，多咨询一些专业的医师，是完全可以生一个健康的宝宝的。

对患有糖尿病的女性来说，选择最佳的妊娠时机是非常重要的。由于胎儿的主要器官都是在孕期前8周形成的，如果在此期间血糖水平没有控制好，就会增加胎儿发育缺陷和流产的风险。糖尿病妇女至少应在受孕前3～6个月控制好血糖，以防受孕时高血糖影响胚胎正常发育。

糖尿病妇女计划妊娠前一定要咨询内分泌科和产科医师，并进行一次全面的体检和血糖控制评估，符合条件才可怀孕。具体的检查项目有：检查糖化血红蛋白（以了解近段时间血糖控制情况）、检查肾功能（如果有肾脏疾病史，或者血糖控制得不好，肾功能在妊娠期间会恶化，可导致水肿和高血压等）、眼科检查（未经治疗的糖尿病视网膜病变在妊娠期会恶化）、需查空腹及餐后血糖（以便确定患者糖尿病病情的轻重）、检查有无神经病变（神经病变会影响心脏与血压对妊娠生理需求的反应能力）。此外，患糖尿病10年以上，或者有心脏病某些症状的患者，建议做心电图检查；1型糖尿病患者还应评价甲状腺功能。

还应该注意的是，如果有糖尿病并发症的某种迹象，应在妊娠之前积极治疗，以便为健康妊娠打下良好的基础。如合并有严重的心血管疾病、高血压、肾功能不全、视网膜病变或神经病变等情况，则不宜受孕，因为妊娠会使这些疾病加重，甚至危及母婴生命。

糖尿病孕妇可分为两类

一类是在妊娠期发生或由于妊娠而诱发的糖尿病，叫做妊娠糖尿病。孕妇在妊娠期，胎盘会分泌出一种减弱胰岛素作用的激素，所以可能会引发糖尿病。这类孕妇约占糖尿病孕妇的80%，多见于高龄及肥胖孕妇，其他还有直系亲属中已出现过妊娠糖尿病病人的孕妇、直系亲属中有人得糖尿病的孕妇、以往妊娠时曾出现妊娠糖尿病的孕妇及生育过巨大胎儿（体重大于4千克）的孕妇。多数患者产后自然恢复正常，但也存在数年后再患糖尿病的可能性。此类孕妇在妊娠期一定要去医院勤做检查，以防病情加重对自身和胎儿的伤害。

另一类是妊娠前就确诊有糖尿病，之后又怀孕，叫做糖尿病合并妊娠，这类孕妇占糖尿病孕妇的10%~20%，产后糖尿病仍持续存在。此类孕妇在妊娠期一定要控制好血糖。

糖尿病对妊娠的影响

糖尿病对孕妇的影响很大。第一，可使女性糖尿病人怀孕机会减少，流产的可能增加。据统计，糖尿病患者妊娠后流产率为15%~30%，远高于非糖尿病孕妇。第二，使妊娠糖尿病妇女血糖波动较大。怀孕早期可因妊娠呕吐而发生低血糖症或者是空腹时出现酮症。由于胎盘能分泌多种抗胰岛素、升高血糖的激素，使病人对胰岛素的需要量大大增加，随着妊娠的继续，病人胰岛素的用量逐渐增多，直到分娩前，胰岛素用量达到高峰。分娩后，由于胎盘的影响消失，身体对胰岛素的需要急剧下降。第三，糖尿病孕妇较非糖尿病孕妇继发感染率高，且产后感染较严重。第四，可引起妊娠高血压综合征。此病发生率达13%~30%，是非糖尿病孕妇的3~4倍。若患者同时合并有糖尿病血管病变，则发生率可高达68%。第五，由于糖尿病会导致子宫收缩力差，可引起滞产和产后出血。第六，糖尿病还会使孕妇心肺功能不全，孕妇心肺功能不全的发生率为10%～25%，是非糖尿病孕妇的20～30倍。第七，糖尿病还可增加孕妇围产期死亡率。妊娠期高血压综合征、心肺功能不全、出血及感染等因素都会使孕妇围产期死亡率增加。

糖尿病对胎儿、婴儿的影响也很大，包括畸胎和巨大儿发生率增加、胎儿死亡率增加以及新生儿低血糖、呼吸窘迫综合征、高胆红素血症、红细胞增多症、低血钙、智力障碍等。糖尿病孕妇高血糖或低血糖均可导致畸胎，畸胎发生率是非糖尿病孕妇的2～3倍，畸胎包括肾脏畸形、肛门闭锁等；通常把体重超过4千克的新生儿称为巨大儿，糖尿病妇女所产的新生儿中，巨大儿的发生率为非糖尿病妊娠的10倍，多由孕妇高血糖引起；糖尿病可导致胎盘功能障碍、供氧减少，所以糖尿病孕妇围产期胎儿死亡率高达10%～15%；由于糖尿病孕妇的胎儿受高血糖的刺激，体内常有高胰岛素血症，分娩后母体的血糖供应突然中断，所以很容易造成新生儿低血糖。

有关文献报告，妊娠期间血糖控制在6.7毫摩尔/升以下、6.7～7.8毫摩尔/升和7.8毫摩尔/升以上的早产率分别为4.3%、10.8%和34.0%；先兆子痫的发生率分别为3.6%、10.6%和28.2%。这些都充分说明控制血糖非常重要。希望糖尿病孕妇对自身能够引起足够的重视，只要将血糖控制良好（防止血糖过高或过低），妊娠期间密切检测，就可有效减少妊娠期母婴各种病症发生。

妊娠高血压综合征

这是妊娠期妇女所特有而又常见的疾病，以高血压、水肿、蛋白尿、抽搐、心肾功能竭衰、昏迷，甚至发生母子死亡为临床特点。重度按严重程度可分为轻度、中度和重度，重度妊娠高血压综合征又称先兆子痫和子痫，子痫即在高血压基础上有抽搐。

如何生一个健康的宝宝

糖尿病女性要想生一个健康的宝宝，除了在孕前做好充分准备外，妊娠期间还需要付出更大的努力。

糖尿病孕妇需要经常监测血糖。有些孕妇一旦发生低血糖可能会迅速出现意识丧失，从而危及生命，因此，经常监测血糖变化有助于低血糖的及时发现与纠正。同时，糖尿病孕妇还要严格控制血糖。妊娠前3个月严格的血糖控制是非常重要的，此阶段严格控制血糖可以降低流产及新生儿畸形的危险。而在妊娠第12～36周，严格控制血糖可以减少巨大胎儿的发生率，降低母体分娩时的危险及新生儿围产期死亡率。

随着妊娠的进展，母体内的激素水平会发生显著变化，胰岛素抵抗逐渐加重，仅靠饮食治疗不足以把血糖控制良好，这就需要用药物来控制血糖。但口服降糖药可能造成如胎儿畸形、新生儿低血糖症及新生儿乳酸性酸中毒等不良影响，糖尿病孕妇应使用胰岛素治疗。在孕早期（妊娠头3个月），因胰岛素敏感性改变不很明显，胰岛素用量变化不是特别大，具体可根据空腹及餐后血糖水平调整胰岛素的剂量。孕中期，胰岛素敏感性逐渐降低，胰岛素用量应逐渐增加。到孕晚期，胰岛素用量有可能比平时增加2～3倍。分娩后，由于胎盘排出，胰岛素的拮抗激素迅速下降，故产后24～48小时内，胰岛素用量会大幅度减少（通常为原来用量的1/2～2/3），甚至暂时不需要胰岛素。若在胰岛素使用过程中，出现饥饿、出汗、心悸等低血糖症状时，应略进食物加以纠正。对于在妊娠中晚期最好以少吃多餐的方法来避免和纠正胰岛素加量后带来的副作用。

糖尿病女性在妊娠期间，饮食控制可适当放宽，应多进食富含蛋白质、维生素的食物，适当补充铁、锌、碘、叶酸等微量元素。同时还要坚持适量运动，避免体重过度增加。糖尿病孕妇可以进行一些低强度的有氧运动，如散步、游泳等，有助于将血糖控制在正常范围。但要避免剧烈、紧张或跳跃的体育运动。在运动前、中及后应严密监测血糖水平并随身携带零食，以防运动中出现低血糖。

糖尿病孕妇还应多去医院做检查。随着孕期的进展，糖尿病孕妇要逐渐增加就医及产前检查的次数，注意孕妇及其胎儿的监测，同时做血糖、尿糖、尿常规、血脂、肝肾功能和腹部B超检查，以确定胎儿的发育及健康程度、孕妇糖尿病及其并发症的程度，在专科医生的指导下，孕妇应该选择适当的时机进行分娩。

糖尿病孕妇如何定期检查

糖尿病孕妇妊娠期间身体变化多端，需要糖尿病专科，产科，儿科以及眼科医生的相互之间的密切合作，监测好糖尿病和产科方面的变化。随着孕期的进展，还要逐渐增加就医及产前检查的次数。除一般的产前检查内容外，糖尿病孕妇还须进行其他方面的监测。

糖尿病孕妇怎么吃

孕期的糖尿病患者吃得多了，害怕血糖上升，吃得少了，又害怕宝宝的营养不够。糖尿病孕妇如果控制不好饮食，不但对婴儿的健康不利，也会损害自身的健康。所以，糖尿病孕妇要合理膳食，既要保证血糖控制达标，又要满足胎儿生长发育对营养物质的需求。

（1）合理控制总热量摄入。对于妊娠糖尿病患者而言，这是一条非常重要的饮食原则，有条件的可以由营养师制定食谱。妊娠初期不需要特别增加热量，妊娠中、后期总能量按每天30～35千卡/千克体重供给。肥胖孕妇在妊娠期不宜减体重，避免母体内的酮体增加，对胎儿造成不良影响，但总热量摄取不宜过多，以保证正常体重增长为宜；体重较轻或体质虚弱的孕妇，应该供给足够的热量，并根据血糖、尿糖等病情随时调整饮食。

（2）蛋白质的供给要充足。蛋白质不仅是维持子宫和胎盘正常发育的重要营养物质，而且对胎儿的正常发育也很重要。糖尿病孕妇的蛋白质每日摄入量应在100克左右，而且保证其中的1/3以上为优质蛋白质，如鱼、禽、蛋、瘦肉、豆制品等。尤其要多吃一些豆制品，增加植物蛋白质。每天最好喝2杯牛奶，以获得足够钙质。但切不可以把牛奶当水喝，这样容易使血糖过高。

（3）注意补充维生素。妊娠时，人体对维生素D、叶酸的需求量会增加，尤其是叶酸，需要量要比平时增加2倍，因此糖尿病孕妇应该多吃一些含叶酸较多，而对血糖影响较小的食物，如绿叶青菜、豆类、动物肝脏、全麦面粉及橙子等。孕妇可饮用加入维生素D的牛奶，或多晒太阳，以增加对于维生素D的补充。

（4）多吃含铁、钙高的食物。铁是主要的造血物质，钙对胎儿的骨骼发育非常重要，因此，糖尿病孕妇应该多吃一些含铁、钙高的食物，如动物肝脏、瘦肉、虾皮、鱼、牛奶等。

（5）多摄取纤维含量高的食物。目前许多研究显示，膳食纤维，特别是可溶性纤维有控制餐后血糖上升幅度、改善葡萄糖耐量和降低胆固醇的作用，因此，在可摄取的分量范围内，多摄取些高纤维食物，如燕麦片、苦荞麦面、糙米等粗杂粮，水果中的草莓、菠萝和猕猴桃等含有较高的可溶性纤维、维生素

孕妇应监测的指标

监测指标	监测意义
肾功能	糖尿病孕妇初诊时应详细检查肾功能,以后每1~2月复查。每次产前检查时应检查尿常规
眼底	初诊时应做眼底检查,判定是否有视网膜病变,以后每1~2月复查
血压	首先了解基础血压,严密观察血压变化,及时发现妊娠高血压综合征
官底高度	结合B超检查,严密观察官底高度变化,及时发现巨大胎儿或羊水过多
全天血糖谱	糖尿病孕妇常表现为空腹血糖正常而餐后血糖明显升高,单独检查空腹血糖并不能准确反映孕妇平均血糖情况,为此要求测定全天多个点的血糖,包括三餐前半小时、三餐后2小时、睡前以及凌晨3点时的血糖
尿糖及酮体	自妊娠4个月后肾糖阈下降,非葡萄糖(如乳糖)排出不断增多,许多孕妇血糖正常时尿糖即呈现阳性,所以妊娠期尿糖与血糖水平并不一致,不能借助尿糖间接判断孕妇血糖控制情况。由于糖尿病妊娠期间易出现酮症,故在监测血糖的同时还应测定尿中酮体,以便及时发现酮症
糖化血红蛋白	可反映取血前2~3个月的平均血糖水平
果糖胺	果糖胺是测定糖化血清蛋白的一种方法,能够反映检查前2~3周血糖控制情况,对管理妊娠糖尿病、监测需要应用胰岛素的患者和识别胎儿是否处于高危有意义状态
B超	糖尿病孕妇在妊娠第18~20周须常规做B超检查,核对胎龄并排除胎儿致命性畸形。孕晚期应每3~4周复查一次B超,监测胎儿发育情况,及时发现羊水过多
胎儿超声心动	糖尿病孕妇畸胎发生率高且先天性心脏病占首位,所以有条件者应进行胎儿超声心动检查,及时发现胎儿先天性心脏病
甲胎蛋白	糖尿病妊娠畸胎中神经管畸形占第二位,甲胎球蛋白测定可筛查胎儿开放性神经管畸形
尿雌激素	孕30周后每周测1次,孕34~35周,每周测2次,孕36周每日测1次。尿雌激素水平动态测定可及时发现胎盘功能是否下降
胎盘泌乳素及雌二醇	连续动态观察可发现胎盘功能变化
胎心	孕32周开始每周1次无激惹试验,孕36周起每周2次,若无反应,应进一步行宫缩激惹试验
脐动脉血流	孕晚期利用多普勒超声测定胎儿脐动脉血流,也可反映胎儿官内情况
羊膜腔穿刺	通过羊水可检查胎儿是否有开放性神经管损伤,还可确定胎儿肺的成熟度

和矿物质,在血糖控制良好的情况下,可少量食用。

(6)控制油脂类食物的摄入。适当控制脂肪的摄入,脂肪的摄入量不能超过总热量的30%。烹调用油以植物油为主,少吃油炸、油煎、油酥及肉皮、肥肉等食物。可以增加干果类食物的摄入量,也可以为身体提供较多的植物油。

(7)保持少量多餐的进食方式。为维持血糖水平平稳,避免酮症酸中毒发生,餐次分配非常重要。每天最好分3大餐和3小餐,除早、中、晚三餐外,在两餐之间可适当加餐,特别要避免晚餐与隔天早餐的时间相距过久,适宜的做法是在睡前补充一些点心。

(8)严格控制易被体内吸收的单糖。应该严格控制容易被体内吸收的单糖,如蔗糖、砂糖、果糖、葡萄糖、冰糖、蜂蜜、麦芽糖及含糖饮料、甜食等。要尽量选择纤维含量较高的主食,如以糙米或五谷饭取代白米饭,选用全谷类面包或馒头等,同时与一些根茎类蔬菜混合食用,如土豆、芋头、山药等,更有利于控制血糖。由于妊娠糖尿病孕妇早晨的血糖值较高,所以早餐食物的淀粉含量必须要少一些。

糖尿病孕妇如何运动

在妊娠期运动让一般人都联想到两个字:危险。可是作为糖尿病孕妇来说,如果能够进行适量的低强度运动,不仅能够起到控制血糖的作用,还能防止孕期体重超标,降低妊娠时患者的胰岛素抵抗,这对母婴双方均十分有益。

医学专家提醒糖尿病孕妇,在运动前要进行全面、系统的体检,并与医生一起制订一套适合自己的运动方案;孕妇在运动前最好选择舒适、透气的鞋袜,确定好自己的运动场地。孕妇运动前应自备适量的糖果,以防低血糖。

糖尿病孕妇宜采取低强度运动,运动项目应选择舒缓不剧烈的,如散步、缓慢的游泳和太极拳等。孕妇运动最好的方式是散步,只要身体和天气允许,最好每天出去散步。散步时要尽量避开有坡度或台阶的地方,特别是在妊娠晚期,以免摔倒。也不要去闹市散步,这些地方空气中的汽车尾气含量很高,过多吸入不利于胎儿的大脑发育。散步一开始时步子最好放慢些,大约走1公里。每周3次,逐渐增加距离。如果天气太热,出去散步要注意避开上午10点至下午3点这一段时间。

孕妇运动宜在饭后1小时左右,

持续时间不宜过长或过短，一般20～30分钟较合适。运动量也不能太大，一般使心率保持在130/分以内，或者运动时心率最多比平时快50%即可。孕妇在运动前应当做热身运动，运动结束时也应再做一些更轻微的动作，逐渐结束运动。千万不要进行剧烈运动，如跑步、俯卧撑、打球等，这样会增加母婴发生意外的危险。

需要注意的是，糖尿病孕妇每次餐前（早餐、午餐、晚餐）休息30分钟，监测胎儿活动情况，如果此时无胎儿活动，则不要进行运动；如果胎儿24小时活动小于10次，也不要进行运动；如果出现规律宫缩，请立即去产科就诊。

但并非所有的糖尿病孕妇都适合运动，下列糖尿病孕妇，如有先兆流产、习惯性流产而需保胎者、出现糖尿病急性并发症者、合并有妊娠高血压病者、血糖过高或过低，以及血糖波动较大者，均不宜运动。

第四章
自我检测病情

糖尿病患者定期检查方案

糖尿病患者应时刻关注自身健康状况，定期检查对患者是很重要的，这有助于监控病情的发展，为药物的使用提供依据，增加药物的疗效，减少不良反应（低血糖等）。如果检查发现并发症还可及时治疗。糖尿病患者定期检查指标如下表。

需要注意的是，血糖监测，若糖尿病患者用胰岛素治疗或病情不稳定需要调整药物剂量时，血糖监测次数需要更多，应测全天血糖谱一天7次，包括3餐前、3餐后2小时及睡前等，每周测2天。

患者应将检查结果作详细记录，并注明检查的日期，同时也要记录下自觉症状、每餐的进食量和热量、工作活动情况、有无低血糖反应的发生。这些都会为医生确定下一步治疗方案提供重要的参考资料。

如何看懂化验单

一般情况得了大病，免不了要和各种化验单打交道，糖尿病亦不例外。因此，学会看化验单就成了

检查指标	检查频次
血压	至少每月测一次，必要时每周一次
脉搏	至少每月测一次，必要时每周一次
体重	至少每月测一次，必要时每周一次
腰围	至少每月测一次，必要时每周一次
尿常规	至少每月检查一次
血糖	至少每周测一次，一般选择不同时间，如空腹、早餐后2小时
糖化血红蛋白	每2~3个月检查一次
尿微量白蛋白	每年检查一次
眼部	每年检查一次，如有异常应增加随诊次数
血生化全项（包括肝功能、肾功能、血脂等）	每年检查一次，如有异常每3个月检查一次
心电图	至少每年一次

每一位糖尿病患者的基本功。下面，就对糖尿病实验室检查（包括糖尿病患者的尿液、血液、胰岛功能以及其他检查项目等）做一些简单分析。

尿液

尿液检查方法简便且样品容易获得，可以在实验室进行，或者由患者自行检测。尿的检测常常是糖尿病诊断的第一步检查。

尿糖（U-GLU）

正常情况下，尿液中只含有微量的葡萄糖，尿检呈阴性。当血糖浓度增高到一定程度（≥8.9～10.0毫摩尔/升）时，肾小管不能将尿液中的葡萄糖全部吸收，尿糖就会增高呈阳性，化验单上用"+"号表示。尿糖可以反映出血糖的情况，但它还受许多其他因素的制约，有时二者并不一致。因此，尿糖检查仅供参考，不能作为判定糖尿病的依据。

尿酮体

酮体是乙酰乙酸、β-羟丁酸和丙酮的总称，主要为肝脏脂肪氧化和葡萄糖无氧代谢的中间产物。正常人尿中每日排出丙酮40～50毫克，用一般方法难以测出。当血中酮体增加时，尿中排出的乙酰乙酸和β-羟丁酸明显增加，就会出现尿酮体阳性。尿酮体检查是筛查试验，其结果阳性也可能是由于不能进食、呕吐造成的；结果阴性也不能完全排除酮症，故准确性较差。可靠的试验是测定血中β-羟丁酸的含量，超过0.5毫摩尔/升，就提示有糖尿病酮症。

尿微量白蛋白（UAER）

糖尿病肾病早期改变是肾小球基底膜增厚、滤孔增大及电荷屏障消失，使分子量较小的血浆白蛋白容易滤过到尿液中。因此尿白蛋白排泄率是诊断早期糖尿病肾病的重要指标。尿微量白蛋白超过3.0毫克/24小时，或20微克/分钟，则提示有早期肾损害。此时如能严格地控制血糖、血压并配合其他治疗，肾功能多半可以恢复正常。

血糖（BS）

血糖是指血中的葡萄糖。空腹血糖（FPG）是指隔夜空腹（至少8～10小时除饮水外未进任何食物）于早餐前抽静脉血所测的血糖，它间接反映基础胰岛素的分泌功能。空腹血糖正常值3.9～5.6毫摩尔/升；餐后2小时血糖（P2hPG）是指进食后食物对胰岛β细胞产生刺激后β细胞分泌胰岛素的能力，可间接反映胰岛β细胞的储备功能。餐后2小时血糖正常值4.6～7.8毫摩尔/升。空腹血糖在6.1～7.0毫摩尔/升为空腹血糖受损（IFG），餐后2小时血糖在

7.8～11.1毫摩尔/升为糖耐量受损（IGT）。空腹血糖受损和糖耐量受损统称为糖尿病前期；空腹血糖≥7.0毫摩尔/升或餐后2小时血糖≥11.1毫摩尔/升即可诊断为糖尿病。

葡萄糖耐量试验（OGTT）

口服7.5克葡萄糖，之后分别在半小时、1小时、2小时及3小时采血测血糖，并画出相应的血糖-时间曲线，即为口服葡萄糖耐量试验。

正常值参考标准：空腹血糖3.9～6.1毫摩尔/升，血糖在口服葡萄糖0.5～1小时达高峰，峰值<8.89毫摩尔/升，2小时后血糖<7.8毫摩尔/升，3小时后血糖恢复正常。

对空腹血糖正常或可疑升高，及餐后2小时血糖可疑升高等疑有糖尿病者，均须依赖葡萄糖耐量试验才能做出最后诊断。

糖化血红蛋白（HbA1C）和糖化血清蛋白果糖氨（GSP）

血糖易受外界因素干扰，当时化验只能反映即刻的血糖水平，不能反映采血前一段时间内的平均水平。而糖化血红蛋白可以反映采血前2～3个月的平均血糖水平，其正常值为4%～6%。糖化血清蛋白果糖氨反映的是此前2～3周内的平均血糖水平，其正常值为1.5～2.4毫摩尔/升。这个检测结果可以增加糖尿病检查的准确性。

胰岛素释放试验

口服葡萄糖75克，测定餐前及餐后血浆胰岛素水平。

正常值参考：空腹正常胰岛素值为5～25微单位/毫升，服糖后1小时上升为空腹的5～10倍，3小时后恢复至空腹水平。

临床意义：Ⅰ型糖尿病患者胰岛素分泌严重缺乏，餐后胰岛素分泌也无明显增加，胰岛素释放曲线呈无反应型或低平曲线。Ⅱ型糖尿病早期，空腹及餐后胰岛素水平可正常甚至略高，但胰岛素分泌高峰往往延迟至2～3小时后出现；Ⅱ型糖尿病晚期，由于患者胰岛β细胞功能趋于衰竭，其胰岛素分泌曲线可与Ⅰ型糖尿病相似。

在指导用药方面，如果存在胰岛素抵抗，治疗上应控制饮食、加强锻炼、减肥，选择改善胰岛素抵抗的药物，如双胍类及胰岛素增敏剂；如果胰岛素分泌严重缺乏，则应及时加用胰岛素治疗。

C-肽释放试验

C-肽与胰岛素是等分子释放的，因此，测定C-肽的量就能反映胰岛素的水平。C-肽分子要比胰岛素稳定，在体内保存的时间比较长，这对测定胰岛功能来说较为有利。测定C-肽可以不受注射胰岛素与否的影响。所以C-肽是反映自身胰岛素分泌能力的一个良好指标，有助于鉴别糖尿病患者得的是Ⅰ型还是Ⅱ型糖尿病。

正常值参考：健康人空腹血浆C-肽值为0.8～4.0微克／升，餐后1～2小时增加4～5倍，3小时后基本恢复到空腹水平。

血脂

我国糖尿病学会要求，糖尿病患者血脂应控制在：总胆固醇<4.5毫摩尔／升，甘油三酯<1.5毫摩尔／升，高密度脂蛋白胆固醇>1.1毫摩尔／升，低密度脂蛋白胆固醇<2.5毫摩尔／升。

糖尿病相关抗体

包括谷氨酸脱羧酶抗体、胰岛细胞抗体和胰岛素自身抗体等，主要用于糖尿病的分型。健康人以及Ⅱ型糖尿病患者这3种抗体均呈阴性。Ⅰ型糖尿病多呈阳性，其中，谷氨酸脱羧酶抗体诊断价值最高，其阳性率高达90%且可持续多年。

一定要重视血糖监测

血糖监测是进行糖尿病管理的有效手段，是糖尿病综合治疗中的一个重要组成部分。目前，心理治疗、血糖监测、运动治疗、药物治疗、饮食治疗已被国际糖尿病联盟定为糖尿病治疗的5大要素。对于糖尿病患者来说，血糖监测有着非常重要的作用，它有助于患者及时全面地了解血糖控制的情况，判定临床治疗效果；有助于患者找出血糖控制不佳的原因，如饮食、运动、用药等问题，为指导和调整患者的饮食、运动、用药等提供科学依据；有助于患者随时掌握血糖波动情况，及时发现低血糖或高血糖；有助于患者减少糖尿病各种并发症的发生和发展。所以，糖尿病患者一定要重视血糖监测。

以往，糖尿病患者必须定时去医院抽取静脉血监测血糖，这给患者带来许多不便，有些患者怕麻烦，很长时间不去查一次血糖，酿成了本可避免的严重后果。随着现代技术的发展和血糖测量仪的不断改进，目前，患者在家中通过使用血糖测量仪进行自我监测血糖已经成为了可能。现在的血糖测量仪不仅方便、安全、质量有保证，而且其准确性也大大提高，得到临床的认可。在开始自我监测前，患者应由医生或护士进行检测技术和检测方法的指导，包括如何操作血糖测量仪，何时监测，监测频率、如何记录检测结果及检测结果不正常时应采取什么措施等问题。患者对检测结果要做好详细准确的记录，复诊时，将检测结果告知医生，以便医生了解病情和对治疗方案加以调整。

目前，仍有许多糖尿病患者对血糖监测不够重视，没有不适感觉时，就不做血糖监测，只有出现症状时，才想起来检测血糖，这种做法显然不对。血糖轻度升高时，患者往往没有任何症状，但是长时间高血糖会引起一系列慢性并发症。还有，许多老年糖尿病患者由于感觉迟钝，尽管血糖很高，但没有如口渴、多饮、多尿等明显症状，如果平时不注意血糖监测，往往会导致严重后果。再就是，磺脲类药物继发性失效在临床上很常见，如果长期不监测血糖，药物失效了也不知道，吃了也等于没吃。所以，没有良好的血糖监测作保证，就谈不上良好的血糖控制，只有治疗与血糖监测并重，糖尿病治疗才能取得好的效果。

血糖监测的时点及意义

理想的血糖监测应当是全天候实时监测。我们可以选择一天中具有特定意义及代表性的若干时点，通过测定其血糖值来反映全天血糖的变化情况。一般地说，血糖检测根据时间的不同，可分为空腹血糖、餐前血糖、餐后2小时血糖、随机血糖（如睡前血糖、夜间血糖等），不同时间检测到的血糖，具有不同的临床意义。

空腹血糖

严格地讲，空腹血糖是指隔夜禁食8～12小时之后于次日早餐前所测的血糖（通常不超过早晨8点），午餐和晚餐前的血糖不在此列。这是因为血糖受多种因素影响，在清晨空腹时检查能较大程度地排除这些影响，反映真实病情。

空腹血糖主要反映患者在无糖负荷刺激状态下的基础胰岛素的分泌情况及患者前一天晚上所用药物对整个夜间乃至次日清晨血糖的控制情况。对于长期使用降糖药物的患者来说，空腹血糖的良好控制具有重要的意义。

空腹高血糖有3种常见情况。一种是黎明现象。正常人在夜间12:00以后，生长激素和皮质醇的生成增加，该激素有升高血糖的作用，由于每个人在不同阶段产生的生长激素多少不同，故黎明现象不是每个人都会发生。可在夜间12:00和早7:00各测1次血糖，早7:00血糖高于夜间12:00血糖1.0毫摩尔/升以上者可诊断。一种是苏木吉现象。苏木吉现象常发生在夜间，是由于用胰岛素过量后引起低血糖，机体为了调整血糖，便产生了大量升糖激素，使血糖升高。特点是凌晨 3:00 左右血糖低于 3.9 毫摩尔/升。还有一种就是药量不足。其特点是睡前血糖高于空腹血糖或与空腹血糖相差无几。原因是晚间口服降糖药或胰岛素用量不足或进食过多。

需要注意的是，测空腹血糖最好在清晨 6:00~8:00 取血，采血前不用降糖药、不吃早餐、不运动。如果空腹抽血的时间太晚，所测的血糖值很难真实反映患者的治疗效果，其结果可能偏高或偏低。

餐前血糖

餐前血糖是指午餐和晚餐前的血糖，反映胰岛 β 细胞分泌功能的持续性。餐前血糖可指导患者调整将要吃入食物的量和餐前注射胰岛素或口服药的量。

餐后 2 小时血糖

餐后 2 小时血糖指早、中、晚餐后两小时测定的血糖，主要反映进餐后胰岛 β 细胞的分泌能力及饮食治疗和药物治疗的综合治疗。另外，测定餐后 2 小时血糖还有助于早期发现 II 型糖尿病。

睡前血糖

睡前血糖主要反映胰岛 β 细胞对晚餐后高血糖的控制能力。监测睡前血糖主要是为了指导患者夜间用药或注射胰岛素剂量，避免夜间发生低血糖。

凌晨 3 点血糖

监测凌晨 3 点血糖有助于鉴别空腹高血糖的原因，究竟是黎明现象还是苏木吉现象，因为这两种情况的临床处理截然不同。

如何安排血糖监测的次数

血糖监测是确保血糖控制安全达标的必要手段，血糖监测的次数取决于多种因素，包括治疗的类型、血糖控制的程度、短期内治疗是否需要调整，是否有其他突发疾病或特殊情形，如妊娠、手术等，但血糖的检测还有很多规律和技巧，过多监测血糖对血糖控制几乎无任何附加益处，血糖监测太稀疏又达不到效果。因此，血糖监测的次数安排则要根据糖尿病患者的具体病情而定。一般来讲，对血糖控制要求越高、血糖越不稳定，越是需要加强血糖监测。

对于血糖控制较稳定的患者，血糖监测的间隔可以较长些，可以每隔 1~2 周选择一天，查空腹血糖及餐后 2 小时血糖。

当患者近期血糖常常偏高时，应及时监测空腹血糖及餐后 2 小时血糖，以便较准确地反映出患者血糖升高的水平。如患者近期经常出现低血糖，则要注意检测餐前血糖和夜间血糖，必要时，还要在一天的不同时段测4～6次血糖，以了解患者一天24小时中血糖的变化规律。

但是，对于血糖控制不达标或病情不稳定、血糖忽高忽低的糖尿病患者、计划妊娠或妊娠期的糖尿病患者、经常发生无症状性低血糖的糖尿病患者（如老年患者或合并严重神经病变者）、处于应激状态（如感冒发烧、严重感染、急性心脑卒中、严重创伤及围手术期）的糖尿病患者、最近诊断的糖尿病患者、日常生活习惯有所改变（如运动、旅行、饮食习惯改变等）的糖尿病患者、调整治疗方案期间的糖尿病患者，则每隔3～4天就要监测一次全天血糖谱（4～8个时点），以便准确地了解患者全天血糖的波动情况。

需要提醒的是，接受胰岛素强化治疗的患者（如带胰岛素泵者），特别是在调整胰岛素剂量、更换胰岛素剂型或注射次数等情况下，应每日测定5～8次血糖（"5次"是指空腹、3餐后2小时及睡前血糖，"8次"是指3餐前后、睡前及凌晨3点的血糖）；口服降血糖药物治疗的患者，在开始服药的前两周，每周连续3天，每天测5次血糖，

以便了解不同时间内血糖情况，确定适宜的药物及剂量。血糖稳定后，每周只需测1天的早餐前、餐后2小时和睡前血糖。

血糖监测的次数十分灵活，患者可以根据自身的病情，结合自己原有的生活方式安排。如果患者出现血糖过高或过低的症状时，应随时测定。

监测血糖要"全天候"

理想的血糖控制应是全天候的，包括空腹（餐前）、餐后、活动、工作和睡眠等时段。因为单测某一时间（如空腹）的血糖，只能反映检测那个瞬间的血糖水平，而不能代表其他时间的血糖水平。比如，正常人餐后2小时的血糖水平小于7.8毫摩尔／升，若餐后2小时血糖水平大于或等于11.1毫摩尔／升，可确诊为糖尿病。当病人空腹血糖正常，餐后2小时血糖水平在7.8～11.1毫摩尔／升称为糖耐量低减，此时机体处于糖代谢紊乱的代偿性阶段，也即由糖耐量正常向糖尿病发展的过渡阶段。如不引起重视，导致胰岛素抵抗及胰岛素分泌缺陷，餐后高血糖可进一步加重，促进了由糖耐量低减向Ⅱ型糖尿病的转化。在糖耐量低减人群中，每年有5%～10%的人发展为

血糖检测结果判定			
时间	理想血糖水平	可接受水平	不可接受水平
餐前	4～7毫摩尔/升	7～10毫摩尔/升	>10毫摩尔/升
餐后2小时及睡前	4～8毫摩尔/升	8～11毫摩尔/升	>11毫摩尔/升

Ⅱ型糖尿病。如果人们只重视空腹血糖而不重视餐后血糖的检测,则可能使糖耐量低减人群和早期糖尿病人被漏诊。一般说来,当出现空腹血糖升高时胰岛β细胞功能已下降50%,餐后血糖升高较空腹血糖更为敏感,其异常比空腹血糖异常要早3～5年。换句话说,可使糖尿病诊断提前3～5年,所以,餐后血糖的控制与空腹血糖的控制一样重要,不能厚此薄彼,无论是血糖监测还是血糖控制均应是全天候的,只有全天候地使血糖处于正常或接近正常水平,才算真正满意的血糖控制。

血糖并不是一成不变的,是有波动的。但是,也不可能每天随时随地测血糖,现在惯常的做法是:隔一段时间(如半月左右)进行一次较全面的血糖检测,作为指导治疗和判断治疗效果的依据。检测要求是:3餐前(包括早晨空腹)各1次,3餐后(从吃第一口饭算起)2小时各1次,全日共检测6～8次(必要时临睡前或凌晨3点再加测1次)。

糖尿病患者应按上表中的指标调整治疗方案。

血糖化验要关注细节

对于糖尿病患者的治疗效果,血糖是重要的检测标准,在化验血糖前,有一些细节是我们不能忽视的,否则血糖结果不能真实反映患者现在的身体状况。

首先,糖尿病患者在应激状态(如情绪波动、感冒发热等)下不要检测血糖,这是由于患者情绪变化、感冒发热等应激因素会导致生糖激素(如儿茶酚胺、肾上腺素等)分泌增加,当这类激素分泌过多时,不但可以抑制胰岛素的分泌,又可以加速肝糖原的分解,使血糖明显升高。因此,在应激状态下测得的空腹血糖往往高于平常的血糖水平,但这并不代表患者平时的病情。所以,患者应当在应激状态过后再去化验血糖。

其次,糖尿病患者在检查前一天应避免过分节食。有些患者为了得到理想结果而在检查前一天过分节食,此时所测的血糖结果可能偏低一些,但却不能代表平常血糖控制的真实情况。为保证检查结果的真实可信,检查前一天进餐和用药应和平常一样，并保证夜间睡眠良好。另外，抽血化验前应避免剧烈运动、抽烟和饮用刺激性饮料如茶水、咖啡等。

再有，糖尿病患者化验空腹血糖前不要擅自停药。有些患者因为化验空腹血糖而擅自停药，检测血糖目的是为了了解用药期间患者血糖的控制情况，如果在检查当天停药，势必引起血糖波动，使化验结果不能准确反映治疗期间血糖的真实水平。不仅如此，停药还会使患者病情出现反复或加重。

还有，患者也不要在家注射完胰岛素后再去医院抽空腹血。由于到医院抽血在时间上难以预料，如果不能在半小时内抽完血，势必延迟进餐时间，这样可能会发生低血糖。

需要提醒的是，如果患者无法确定在医院抽空腹血的具体时间，不妨早晨在家正常治疗及进餐，然后去医院测餐后2小时血糖。这样不至于影响正常进餐及用药，不会引起血糖的波动。越来越多的证据显示，检查餐后血糖不仅有助于早期发现糖尿病，而且能更好地反映进餐量及服药量是否合适，这是空腹血糖所不能代替的。

最后，以下几个方面糖尿病患者需要特别注意。

(1) 采用口服降糖药治疗的患者。此类患者化验空腹血糖时，若采血时间太晚，而使得早晨的药和中午的药相隔太近。因此，应酌情减少中午的药量，以免因两餐的药物作用相互叠加而造成低血糖。

(2) 早、晚餐前注射预混胰岛素的患者。此类患者若因上午到医院抽血化验而使治疗延迟，可以在抽血之后查一下随机血糖。如果血糖高，可临时注射一次短效胰岛素，然后进餐。这样，既可在一定程度上消除治疗延误造成的血糖升高，同时又避免了检查当天早、晚两次预混胰岛素注射间隔太近。

(3) 睡前注射中效胰岛素的患者。此类患者其降糖作用可以维持到次日8～9时。因此，化验空腹血糖的采血时间可稍晚一些。

(4) 自身胰岛素分泌水平低下、存在清晨高血糖的患者。此类患者最好用血糖仪事先在家中完成空腹血糖的测定，记下结果后再去医院。由于医院门诊采血时间太晚，这样会延误病人早晨的胰岛素治疗，对全天血糖产生不利影响，因此，此类患者最好不要去医院化验空腹血糖。

便携式血糖仪的选购

目前糖尿病在我国的发病率呈

逐年上升趋势,随着各种糖尿病知识普及、糖尿病教育活动的展开,糖尿病患者越来越认识到血糖自我监测的重要性。便携式血糖仪由于体积小、便于携带,患者不用去医院,在家中就能进行自我监测,因此,便携式血糖仪的使用越来越普遍。但是目前市场上的血糖仪品种繁多,质量良莠不齐,糖尿病患者在选购时要注意以下几点。

· 仪器的准确性。首先需考虑仪器的准确性,其监测结果应与同时抽静脉血化验所得的测试值相近。如测试结果相差太悬殊就会误导患者,甚至出现延误病情的悲剧。

· 电源。血糖仪测试中一般需要有足够大的电压以保证芯片的正常工作,因而,它的电源一般采用纽扣电池甚至是专用电池。但纽扣电池和专用电池更换困难,导致有些血糖仪购买后无法正常使用。目前,有的血糖仪可用1节普通七号电池,使用较方便。

· 测试结果的记忆存贮功能。测试后,进行测试结果的记忆存贮有助于了解患者一段时间内的血糖变化,便于分析病情,指导治疗。因而,适当的存贮容量是非常必要的。

· 血糖试纸条的包装方式。试纸条对监测结果的准确性非常关键,血糖试纸条对保存的湿度环境很敏感,绝大部分的检测误差都是由试纸条的变质、变性所引起的。因此,患者最好选用单支包装的试纸条,而且要购买有效期较长的试纸条。

· 显示屏的大小。血糖仪的大小应符合测试时操作的需要,过大和过小均是不可取的。以一只手稳定地握住,自己能方便地测试操作为佳。同时,适当大小的血糖仪可以保证提供足够大的显示屏,即使中老年患者使用也不用担心看不清测试结果。如果患者视力不佳,应选择一种可以通过声音报告测定值的血糖仪。

· 自动温度校正动能。不管是电化学法还是光化学法,酶反应是测试的基础。酶反应受温度的影响很大,因而,血糖仪内最好有内置温度传感器,可以自动进行温度校正,保证测试结果不受测试时温度的影响。

· 需要的采血量。患者应尽量选择需采血量少的仪器,避免测试时采血量不足(老人和儿童经常难于从手指上采到足够的血滴),使检测失败或测得的结果偏低。

· 价格。在血糖仪选购中价格不是最重要的,关键是质量,但一般比较好的血糖仪价格也要高一些,需要综合衡量。

· 售后服务。应了解血糖仪的售后服务工作,试条的供货情况是否到位，防止出现"有炊无米"的情况。

总之，现在市场上便携式血糖仪形形色色，种类繁多，功能、特点不尽相同。建议糖尿病患者在购买之前，最好通过身边的病友和其他途径多了解一些有关血糖仪的知识，尽量买一台适合自己的、售后服务好的血糖仪。

便携式血糖仪出现误差时的对策

糖尿病患者在使用便携式血糖仪时，常出现血糖监测结果不准确的现象，不利于血糖的控制，以下是便携式血糖仪出现误差的常见原因及处理对策。

（1）很多糖尿病患者由于操作不当而导致检测失败或测定值不准确，常见的不正确操作有：测试时试纸条没有完全插到测试孔的底部，检测时试纸条发生移动等情况也会影响检测结果，因此应将血糖仪放在平稳、安全之处使用；有些仪器是先滴血，然后再将试纸条插进血糖仪，如果滴血后等待时间超过2分钟才将试纸条插进测试孔，则会导致测试结果不准确，此时应换用新试纸条重新测试。因此，患者使用血糖仪检测时，一定要先详细阅读使用说明书，正确掌握血糖仪的操作方法。

（2）测试血糖时，常会受到环境中灰尘、纤维、杂物等污染，特别是检测时不小心使血液污染了仪器的测试区，都会影响测试结果。因此，血糖仪要定期检查、清洁、校准。需要注意的是，对测试区的清洁一定要小心，擦拭时不要使用酒精或其他有机溶剂，以免损坏仪器，可使用棉签或软布蘸清水擦拭。

（3）长时间不进行血糖仪校准也会影响测试结果，因此在第一次使用新购买的血糖仪时、每次使用新的一瓶试纸条时、当测试结果未能反映出感觉的身体状况时（例如感觉到有低血糖症状，而测得的血糖结果却偏高）、怀疑血糖仪或试纸条出现问题时、血糖仪摔跌后，都应该进行血糖仪校准。在进行血糖仪校准时应注意：模拟血糖液开瓶后3个月内有效，不要使用过期的模拟血糖液；不宜将模拟血糖液储存在温度超过30℃的环境，也不宜冷藏或冷冻；如模拟血糖液测试结果不是在试纸盒上显示的可接受范围内时，暂不要继续使用该血糖仪，应及时查找原因。

（4）若测试时采血量不足，会导致检测失败或测得的结果偏低；如果血滴过大，溢出测定区，也会影响测定结果。确认血滴大小合适的方法是：用一新的试纸条在测试区滴一滴血，确认试纸条背面"血量确认圆点"完全变色。另外，采血时因肢端末梢循环不好、血流不畅或过度挤压等也会使测定结果受到影响，所以，采血时应该将手臂短暂下垂，可使手指血管充盈，容易采血，采血笔刺破手指后，应从指根向指端（采血点）方向轻用力挤血，不要用大力挤血。

（5）如果取血部位消毒后残留酒精，由于酒精能与试纸条上的化学物质发生反应而导致血糖值不准确，所以，要待酒精挥发后再取血操作。

（6）血糖仪代码与试纸条代码不一致也会使血糖值不准确，所以测试前应核对、调整血糖仪显示的代码与试纸条包装盒上的代码相一致。注意每台仪器有其各自相对应的试纸条，不可与其他种类的仪器交叉使用。

（7）购买时、使用前均应注意检查试纸条包装盒上的有效期，不要使用过期的试纸条，以免影响检测结果。

（8）不少检测误差是由试纸条的变质引起的，试纸条会受到测试环境的温度、湿度、化学物质等的影响，因此试纸条的保存很重要。要避免潮湿，放在干燥、阴凉、避光的地方，用后密闭保存；应将试纸条储存在原装盒内，不要在其他容器中盛放。手指等不要触摸试纸条的测试区。

（9）血糖仪使用一段时间后，如果测试时显示屏上显示"低电量"字样或符号，考虑为电池电量不足，应及时更换新电池。

总之，糖尿病患者要掌握正确的操作方法，准确监测自己的血糖水平，并学会记录、分析所测定的血糖结果，配合医护人员，取得满意的治疗效果。

综合控制，全面达标

糖尿病是一组代谢综合征，涉及血糖、血脂、血尿酸、血压及肥胖等一系列代谢紊乱，仅仅靠控制血糖，并不能很好地防止各种糖尿病慢性并发症（尤其是心脑血管病等大血管并发症）的发生，因此，糖尿病的治疗要求综合控制，全面达标，即在血糖治疗达标的同时，还应将血压、血脂、体重控制在相应范围内。

国内外大量循证医学证据表明，只有长期严格控制包括血糖在内的各种代谢指标，才能明显减少或避免糖尿病并发症的发生。因此，糖尿病患者不能仅仅满足于控制血糖，也不能满足于一般水平的控制，而要做到综合控制，全面达标。治不达标，形同未治。根据美国糖尿病学会临床指南，糖尿病有关指标的控制标准如下。

糖化血红蛋白

糖化血红蛋白值小于6.5%为理想标准，在6.5%～7.5%为一般标准，大于7.5%时为较差标准。

血糖（毫摩尔／升）

空腹血糖：在4.4～6.1毫摩尔／升为理想标准，小于或等于7.0毫摩尔／升为一般标准，大于7.0毫摩尔／升为较差标准。

餐后2小时血糖：在4.4～8.0毫摩尔／升为理想标准；小于或等于10.0毫摩尔／升为一般标准，大于10.0毫摩尔／升为较差标准。

体重指数（千克／米^2）

男性：小于25为理想标准，小于27为一般标准，大于或等于27为较差标准。

女性：小于24为理想标准，小于26为一般标准，大于或等于26为较差标准。

总胆固醇（毫摩尔／升）

总胆固醇小于4.5毫摩尔／升为理想标准，在4.5～5.9毫摩尔／升为一般标准，大于或等于6.0毫摩尔／升为较差标准。

高密度脂蛋白胆固醇（毫摩尔／升）

高密度脂蛋白胆固醇大于1.0毫摩尔／升为理想标准，在1.0～0.9毫摩尔／升为一般标准，小于0.9毫摩尔／升为较差标准。

低密度脂蛋白胆固醇（毫摩尔／升）

低密度脂蛋白胆固醇小于2.5毫摩尔／升为理想标准，在2.5～4.0毫摩尔／升为一般标准，大于4.0毫摩尔／升为较差标准。

甘油三酯（毫摩尔／升）

甘油三酯小于1.5毫摩尔／升为理想标准，在1.5～2.1毫摩尔／升为一般标准，大于或等于2.2毫摩尔／升为较差标准。

血压（毫米汞柱）

血压小于130/80毫米汞柱为理想标准，在130/80～140/90毫米汞柱为一般标准，大于或等于140/90毫米汞柱为较差标准。

第五章

对患者和照顾者的特别说明

低血糖反应时该怎么办

如果出现轻度低血糖，表现为心悸、乏力、出汗、饥饿感、面色苍白、震颤、恶心呕吐等，患者意识清醒并能吞咽，可立即吃几粒糖果、几块饼干或喝半杯糖水，可以达到迅速纠正低血糖的效果，一般十几分钟后低血糖症状就会消失。在进食以上的食物后，可再适当吃一些米饭或馒头、豆腐干等食物，以防低血糖再次发作。如果经过以上方法仍没有效果时，应立即送医院急救，同时带上患者常服的降糖药，以便医生了解病情。

如果出现重度低血糖，患者出现神志不清，尚有吞咽动作时，一般应先确定患者气道是否通畅，必要时做相应处理，保证气道通畅。然后可喂些糖水，多数可迅速改善症状；如果患者处于昏迷状态，无自主吞咽功能，此时，千万不要给患者喂食或饮水，否则容易引起窒息。应使患者侧卧，使其呼吸道保持通畅，并立即送入医院。送入医院后，应立即检测血糖，并静脉注射50%葡萄糖20毫克，待症状缓解，神志清醒后，可在静脉内滴注葡萄糖，以防止低血糖再次发生。另外，对于一些口服降糖药所致的低血糖患者，经治疗苏醒后，仍有再次进入昏迷的可能，则需要密切观察四五天。

需要提醒的是，如果患者在开车时出现低血糖，一定要停下车吃一些含糖食物，等感觉稍微好一些再继续开车。千万不要硬撑着，以为过一会儿就好了，这样非常危险。

如何预防低血糖

和任何一种糖尿病急性并发症一样，低血糖症也应该预防，尽量避免其发生，否则将会对患者健康乃至生命安全造成威胁，而且可能引起反跳性高血糖，导致糖尿病病情波动。为预防低血糖发生，糖尿病患者要注意以下几点。

（1）定时定量进餐。患者要定时定量进餐，不得暴饮暴食，也不要拖延或忘记进餐，若不得已延迟进餐时，应预先吃一些饼干、水果或巧克力等食物。当遇到某些特殊情况不能进食或进食减少时,应及时调整用药剂量。

(2) 应在专科医生指导下调整用药。药物用量不能随意增加,应在医生指导下,根据患者的血糖量做适当的调整。

(3) 运动量保持恒定。每天的运动时间及运动量基本保持不变。当运动量临时加大时,要及时加餐,或适当减少胰岛素的用量。尽量不要空腹晨练。

(4) 经常测试血糖。注射胰岛素的患者,应自备血糖仪,保证每天自测血糖,若有低血糖感觉时应及时自测血糖,并把每次的血糖测试结果详细地记录下来。

(5) 携带糖尿病病情卡。患者应随身携带糖尿病病情卡,一旦出现严重低血糖,便于他人了解病情、紧急施救并通知患者家属。

(6) 随身携带糖果、饼干等小食品,以便应对突然发生低血糖。

患者出现昏迷时的紧急措施

糖尿病昏迷是糖尿病最严重的急性并发症,对神经系统影响极大,如不及时抢救治疗,昏迷超过6个小时就会造成不可恢复的脑组织损伤,甚至死亡。

糖尿病昏迷有糖尿病酮症酸中毒昏迷、非酮症性高渗性昏迷和低血糖昏迷。

酮症酸中毒昏迷发生的主要原因有胰岛素停用或减量过快;饮食失调,进食过多或过少;各种急慢性感染等。其早期的症状多为疲劳乏力、口渴多饮、多尿,进一步发展则出现食欲减退、恶心呕吐,并有心慌气短。加重时有头晕、烦躁、继而意识模糊、反应迟钝而陷入昏迷状态,患者呼出的气体有甜的类似"苹果"气味。

非酮症性高渗性昏迷多见于60岁以上的老年糖尿病患者,以严重脱水、高血糖、高血浆渗透压和神经精神症状为主要临床表现。其发生率虽然不高,但病情严重,死亡率高达50%,远远超过酮症酸中毒昏迷。

患者发生低血糖昏迷的主要原因有降糖药物用量过大而进食不足或延迟;运动量增加时没有相应增加食量或减少用药量。在低血糖昏迷发生前,患者常常感到心慌头晕、饥饿手抖、直冒冷汗等,病情进一步发展会出现烦躁、抽搐、精神失常,最后患者陷入昏迷。

糖尿病患者出现昏迷时,家人一定要做好以下有效的救助措施。

(1) 过去有糖尿病史,突然昏迷,又找不到其他病因,首先怀疑糖尿病昏迷。有条件者应立即给患者验血糖。

（2）最好先辨别昏迷的性质，区别出高血糖昏迷或者是低血糖昏迷。如果患者意识尚清醒，并能吞咽，那么对于低血糖昏迷最有效的办法是让患者喝甜水或吃糖块、甜点之类；而高血糖昏迷的有效办法是喝点加盐的茶水或低盐番茄汁等。

（3）若一时很难判断出患者昏迷的原因，暂时不要采取任何措施，因为高血糖与低血糖两种原因引起的糖尿病昏迷的治疗方法是完全相反的。

（4）若糖尿病昏迷患者意识已经丧失，应将病人放平，解开衣领，保证呼吸道通畅。若患者不能迅速恢复知觉或仍不醒人事，则必须立即将其送至医院抢救。

"苏木吉反应"与防治

苏木吉反应，也称苏木吉现象，是指低血糖后出现高血糖的现象。有时严重低血糖会导致反应性高血糖，可持续数日之久，多见于Ⅰ型糖尿病的患者。其发生的主要原因是人体低血糖时机体自身的负反馈调节，促使体内胰升血糖素、生长激素、肾上腺皮质激素及肾上腺素均显著分泌增加，故每次低血糖后会出现高血糖及尿糖增加，使病情加重。

糖尿病患者出现苏木吉反应大多见于胰岛素用量不当，或没有按时加餐，或病情控制较好时体力活动增加。临床上，有的糖尿病患者胰岛素用量很大，常有低血糖反应，但是尿糖很多；有的患者夜间发生不自觉的低血糖，而次日早晨尿糖阴性，仅表现为尿酮体阳性；有的患者夜间尿糖很少，次日早晨血尿糖显著增加且尿酮体阳性；还有的糖尿病患者在家里发生低血糖时，不能立即到医院查血糖，等到医院检查时血糖总是很高。对以上种种情况，医生应认真分析产生血糖增高，尿糖增多的原因，如果午夜1～3时血糖很低，即可诊断。

苏木吉反应的防治主要是减少晚餐前的口服降糖药物或胰岛素的剂量，或增加睡前小吃。睡前小吃是晚餐的分餐，可以防止低血糖。避免苏木吉反应的办法还有血糖检测，不仅仅测早餐前、早餐后的血糖，还要测中餐和晚餐前后的血糖，特别是夜间2～3点时的血糖，以便及时发现低血糖。此外，应合理安排饮食，及时就餐，以防止低血糖的发生。

如何区别苏木吉反应与黎明现象

黎明现象，即夜间血糖控制良

好，也无低血糖发生，仅于黎明一段短时间出现高血糖。血糖升高开始于凌晨3时左右，持续至上午8～9时。黎明现象的主要原因是午夜过后体内生长激素增多，垂体前叶分泌生长激素是有时间节律的，凌晨垂体分泌生长激素逐渐增多，血液中生长激素水平升高，血糖升高，需要较多的胰岛素来维持血糖在正常范围。正常人的胰岛细胞自动分泌较多的胰岛素，所以血糖保持正常值。糖尿病患者的胰岛细胞功能缺损，尤其是Ⅰ型糖尿病患者凌晨血糖显著升高，Ⅱ型糖尿病患者中亦可发生黎明现象。

苏木吉反应和黎明现象是两种糖尿病常见的临床表现。因为对指导临床治疗有着至关重要的作用，因此必须分清这两种不同现象的本质，以区别对待。黎明现象是在黎明之前，午夜并无低血糖发生，不存在低血糖后的高血糖反应。故临床上应与苏木吉反应相鉴别，两者的处理原则完全不同，黎明现象需要增加胰岛素的用量，以控制清晨出现的高血糖现象，而苏木吉反应则要减少胰岛素用量以防止低血糖的发生。

夜间低血糖的家庭急救

糖尿病患者夜间发生低血糖多在熟睡时，时间在凌晨1～3点钟，患者主要症状为头晕、全身发抖、出汗多，甚至手脚抽搐或昏迷，如不及时发现就会危及生命。家属如果遇到患者夜间低血糖反应时，首先要冷静，给患者吃些糖果或25%的葡萄糖水适量，同时快速检测患者的血糖来判断患者病情的轻重。经过处理，多数患者低血糖症状可自行缓解，有条件者也可在床边静脉注射25%～50%葡萄糖20～30毫升，以快速纠正低血糖重症状，然后急送附近医院做进一步治疗。需要提醒的是，家中如有糖尿病患者，一定要备有快速血糖检测仪，身边放有果糖、开水及饼干等食物，以便应急。

糖尿病患者夜间发生低血糖的主要原因有：晚餐进食较少，晚饭后活动过多又未补充食物；在家使用胰岛素不规范，对长效和短效胰岛素的剂量和维持时间掌握不好；大便次数多，以致营养物质丢失增加。

糖尿病性心肌梗死的急救原则

心肌梗死发作2~6小时内死亡率最高，据统计，约有半数的急性心肌梗死的患者在送至医院之前已经死亡。而心肌梗死救治越早，生存机会就越大，因此，一旦怀疑是心肌梗死，应该立即与最近的医院或急救中心联系，同时就地进行抢救，在抢救过程中，应掌握以下急救原则。

（1）保持安静休息。立即让患者就近平卧，头下不用东西垫起，并迅速解开腰带和胸前衣扣，保证呼吸通畅。如果有呕吐时应该让其头偏向一侧，并清理口腔，避免呕吐物堵塞气管。需要注意的是，不要在慌乱中搬动患者，如把已经昏迷的患者抬到床上，或马上背起来上医院，或抓住患者拼命摇晃哭喊，这些做法无益于抢救，还会加重患者心脏的负担，有可能导致心跳骤停。同时，也不要给昏迷的患者喂水，这样做很容易呛入气管，严重的可以导致窒息死亡。

（2）预防休克。如果患者出现面色苍白、大汗淋漓、四肢冷厥、脉搏细弱、血压下降等症状，提示可能发生休克。这时应轻轻地将患者头部放低，以增加头部血流量。

另外，可采取针灸患者的人中、合谷、涌泉等穴位。

（3）吸氧。如果患者出现紫绀或胸闷症状，可给患者吸入氧气。如果家里没有氧气瓶，可以打开门窗通风，来增加室内的氧气含量。

（4）舌下含服硝酸甘油。每隔5分钟服1片，不能超过3片，同时嚼服1片阿司匹林。因为阿司匹林具有抗血小板凝集的作用，能够减少动脉内血栓形成，可以预防心肌梗死在短时间里复发。无硝酸甘油的情况下可以用速效救心丸代替。需要注意的是，患者最多服用3片硝酸甘油，过量服用硝酸甘油，可导致药物性低血压，产生休克，使抢救更为复杂；本身血压比较低者或对硝酸甘油过敏者禁止服用硝酸甘油，这时可以用速效救心丸来替代。10粒速效救心丸与1片硝酸甘油的作用相当。

（5）施行心肺复苏。发生心肌梗死后，一部分患者会发生猝死（心脏停跳），这时心肺复苏术对恢复心跳非常重要。在心脏停跳4分钟以内施行心肺复苏术有可能起死回生，这是抢救的最佳时期。心肺复苏术主要包括3个步骤，分别是保持气道通畅、人工呼吸和胸外心脏按压。建议患者家属去社区医院接受专门的培训，以应不时之需。

（6）密切观察病情。密切观察

患者的心率、心律、血压等变化，并记录下来，为赶来急救的医生分析病情提供依据。

糖尿病患者跌倒后如何急救

糖尿病患者由于自身体质比较差，还有可能患有其他的并发症，在65岁以上的人群当中，糖尿病患者跌倒的几率要比正常人高出4倍。当糖尿病患者摔倒在地的时候，我们必须懂得一些急救的方法。

（1）判断患者有无骨折。据统计，1/3的糖尿病患者有骨质疏松，这很容易引起椎体压缩性骨折、髋骨骨折、股骨骨折及颈骨骨折等。骨折后可出现肢体畸形、不正常假关节活动、骨擦感或骨擦音等，骨折可疑者可一律按骨折处理：应让患者安静、保暖、止血、止痛、防止休克；用纱布、绷带包扎起来，然后就地固定；疑为脊柱骨折，应保持患者躯干不动，尤其应避免一切脊柱活动，严禁一人抱头，另一个人抬脚等不协调的动作。固定完毕立即转送医院。

（2）判断是短暂性脑缺血发作还是脑卒中。短暂性脑缺血发作是指颈动脉、椎动脉与脑内大动脉病变引起的一过性神经功能障碍或缺血，其表现为发病快、历时短、在24小时以内可以完全恢复。脑卒中常表现为头晕、眩晕、一侧肢体无力、偏瘫、运动障碍等。糖尿病患者患短暂性脑缺血发作和脑卒中的风险是非糖尿病患者的2～3倍。对于倒地的患者，应尽可能避免搬动，更不能抱住病人又摇又喊，试图唤醒病人，可将其缓缓放平至仰卧位，同时小心地将其头偏向一侧，以防呕吐物误吸入气管产生窒息。在现场急救的同时，应尽快呼叫120，送入医院治疗。

（3）判断是昏迷还是猝死。平时病情稳定，突然在1小时内出现意识丧失、大动脉搏动消失而跌倒，可见于糖尿病合并心脏病者；糖尿病在治疗过程中易并发低血糖昏迷、酮症酸中毒、非酮症性高渗性昏迷等，昏迷前一般都有疲倦、厌食、头晕、跌倒等状况。一旦发现猝死患者，应立即实施心肺复苏，即胸外心脏按压、人工呼吸等。

第五部分
糖尿病的自然疗法

第一章
糖尿病的营养素疗法

营养素与糖尿病

什么是营养和营养素

在日常生活中我们随处可见"营养"这一词,那么,它确切的含义你是否清楚呢?下面就让我们来了解一下什么叫"营养"。

在古代,"营养"又被称作"荣养",是"谋求养生"的意思。到了现代,"营养"一词的概念得到不断的发展和完善,指的是机体摄取、消化、吸收和利用食物中的养分,来促进机体生长发育、益智健体、防衰防病、益寿延年的整个过程。由此可见,营养的作用极为广泛,与人们的健康紧密相关。

营养素是维持正常生命活动所必需摄入生物体的食物成分,人们正是通过食物中的这些营养素来达到营养的目的的。人体所需的营养素多达 40 种。这 40 种营养素包括:1 种必需的脂肪酸、15 种维生素、14 种矿物质和 10 种氨基酸。其中蛋白质、脂类和碳水化合物不仅是构成机体的成分,还可以提供能量。钙、磷、钠、钾、镁、氯、硫等必需常量元素和铁、碘、锌、硒、铜、铬、钼、钴等微量元素都是人体必需的矿物质。维生素 A、维生素 D、维生素 E、维生素 K 等脂溶性维生素,维生素 B_1、维生素 B_2、维生素 B_6、维生素 B_{12}、维生素 C、泛酸、叶酸、烟酸、胆碱和生物素等水溶性维生素,膳食纤维及其他植物化学物等膳食成分对维持健康也是必要的。

这些营养素可形成 10000 种不同的复合物质,我们已知其中约有 300 种是受矿物质的刺激而产生的。由此可见,这 40 种营养素相辅相成,缺一不可,其中任何一种营养素的缺乏都可能影响到数百种复合物质的合成,甚至给身体健康造成危害。

这 40 种营养素可分为 7 大类:蛋白质、脂类、糖类、矿物质、维生素、膳食纤维、水。这 7 大类营养素相辅相成,构成一个合理而科学的体系,共同完成调节人体生命和生理活动的神圣使命。营养素具

7大营养素的功能及来源

营养素	生理功能	食物来源
蛋白质	人体一切组织与细胞的物质基础，人体的生长发育、组织的更新以及损伤后组织的修复都需要蛋白质，它能调节生理功能，也可参与供能，同时可影响大脑皮层的兴奋的抑制过程，影响神经系统	肉类（畜、禽、鱼）、蛋类、乳类、干豆类、坚果类（花生、核桃、莲子、葵花子）、谷类、薯类等
脂肪	维持细胞正常工作不可缺少的重要成分，给人体提供能量，供给必需脂肪酸，促进某些维生素的吸收，维持体温和保护脏器	禽肉、畜肉、牛油、猪油、乳脂、蛋类及其制品，花生油、豆油、菜油、葵花子油等植物油及硬果类食品等
糖类	构成细胞的重要成分，储存与供给机体能量，促进机体对氨的储留，增加体内肝糖原的储存，增强肝脏功能以增强机体抵抗外来有毒物质的能力，具有协同作用和增强肠道功能的生理功能	蔗糖、糖果、糕点、甜味水果、含糖饮料、蜂蜜等
矿物质	构成人体组织的重要成分，可维持机体的酸碱平衡和渗透压，调节组织的正常兴奋性，构成酶的成分或激活酶的活性，参与物质代谢	奶与奶制品、小虾米、海带、黄豆及豆制品、紫菜、花生等干果类、粗粮等
维生素	维生素A对视觉、生长发育、抑癌、维持机体正常免疫有重要作用；维生素D对维持血钙、骨骼等有积极作用；维生素C促进胶原蛋白的合成、提高应激能力等；维生素E保护生物膜、抗衰老等；维生素B调节神经活动	动物肝脏、蛋黄、奶油、棉子油、玉米、花生油等
膳食纤维	增强饱腹感，降低胆固醇、预防糖尿病、改变肠道菌群、促进排便等	谷、薯、豆类、蔬菜及水果
水	对人体正常物质代谢有重要作用	饮料、固体食物中的水分和代谢水

有3大基本功能：一是提供生活、劳动和组织细胞所需的能量；二是构建机体和修复组织；三是调节机体的生理功能。其中，蛋白质、脂类中的脂肪和碳水化合物在代谢过程中可以产生热量，因而又统称为"三大产热营养素"。这7种营养素既有各自特殊的作用，完成各自承担的任务，又构成一个合理而科学的体系，在营养的全过程中协调合作，共同完成调节人体生命和生理活动的神圣使命。

糖尿病，中医称之为消渴，是消瘦烦渴之意。它主要是体内胰岛素分泌不足或者对胰岛素的需求增多，引起血糖升高、尿糖出现，发生糖类、脂肪、蛋白质代谢紊乱而影响正常生理活动的一种疾病。糖尿病的治疗需要药物治疗、营养治疗和运动治疗的综合作用。在糖尿病的综合治疗中，营养治疗是一项最基本的措施，只有将饮食中所含有的碳水化合物（糖类）、脂肪、蛋白质三大热源营养素及其他营养素调配合理，才能更好地控制血糖，使药物治疗发挥其应有的作用。

三大营养素与糖尿病

食物是人体能量的来源，也是摄入营养所必需的，但并非越多越好，或偏好某些食物都是不行的。在糖尿病的合理膳食结构中，来自碳水化合物（糖类）食物的热能占55%～60%，脂肪提供的热能只占30%以下，而蛋白质提供的热能比例不应该超过20%。如果供给能量（食物）多了，人体就会将多余的食物转化成糖、蛋白质、脂肪贮存起来，这个过程是得靠胰岛素来完成的，这样就会加重胰岛细胞的负担，损害胰岛功能，久之使其功能失代偿，进一步造成分泌缺陷，从而加重糖尿病的发展。

食物中的碳水化合物进入人体后经过消化分解成单糖，而后进入血液循环，进而影响血糖水平。由于食物进入胃肠道后消化速度不同，吸收程度不一致，葡萄糖进入血液的速度有快有慢，数量有多有少，即使含等量碳水化合物的食物，对人体血糖水平影响也不同。因此，为了避免血糖骤然升高，糖尿病患者应该强调少食多餐。如果一次进食量过多，势必刺激大量胰岛素分泌，会使血糖吸收增加，利用率增大。合成脂肪也会相应增多，而脂肪摄入与吸收过多会引起高血脂、肥胖等并发症。蛋白质虽然是人体必需的，但其在体内代谢产物均为有毒性的尿素氮、肌酐等非蛋白氮类废物，必须经肾脏排出。所以，如果有糖尿病并发肾病的患者，进食过量蛋白质会加重肾脏负担，甚至导致尿素氮、肌酐排不出去而在血中堆积增多，有可能引起尿毒症。

专家提出，可用食物血糖生成指数（GI）来衡量某种食物或膳食组成对血糖浓度影响的程度。

食物血糖生成指数（GI）是指含50克碳水化合物的食物2小时内体内血糖反应水平与50克葡萄糖2小时内体内血糖反应水平的百分比值。食物血糖生成指数反应了食物与葡萄糖相比升高血糖的速度和能力。通常把葡萄糖的血糖生成指数定为100。一般认为，食物血糖生成指数大于70的为高GI食物，小于55的为低GI食物，在55～70的为中GI食物。

高GI的食物，进入胃肠道后容易消化，葡萄糖释放快，吸收迅速，葡萄糖进入血液后峰值高，也就是血糖升得高，容易形成餐后高血糖。

低GI食物，在胃肠道停留时间长，葡萄糖释放慢，吸收亦慢，葡萄糖进入血液后的峰值低，下降速度也慢，也就是血糖升得不高。

用食物血糖生成指数挑选食物，安排膳食，对于调节和控制人体血糖大有好处。糖尿病病人要尽量选择GI值低的食物，以避免餐后高血糖。一般来说将每天食物的一半量用低血糖生成指数的食物，就能够较好地控制血糖。

维生素对糖尿病的影响

糖尿病患者常伴有多种维生素和矿物质的缺乏。Ⅰ型糖尿病患者常存在维生素A、维生素B_1、维生素B_2、维生素B_6、维生素C、维生素D、维生素E等的缺乏；在Ⅱ型糖尿病患者中，以B族维生素、β-胡萝卜素及维生素C、维生素D、维生素E缺乏较为常见。

由此可见，食物中的维生素，与糖尿病的发生与发展密切关联。比如维生素E可清除自由基，增强谷胱甘肽过氧化物酶等抗氧化酶类活性的作用，改善机体对胰岛素的敏感性。还可以减少血管内皮损伤，改善机体血液的高凝状态，有利于控制糖尿病。如果维生素E长期缺乏，血浆水平低下，也会引起糖代谢紊乱，并且可使糖尿病心血管病

增加。维生素A具有抗氧化作用，可对淋巴细胞的激活、增殖、分化及凋亡产生重要影响，如果维生素A缺乏就有可能引起自身免疫异常，促使胰岛细胞凋亡，加重糖尿病病情，特别是对Ⅰ型糖尿病的影响极大。维生素D可抑制胰岛细胞的自身免疫反应，能够减轻胰岛素抵抗。如果维生素D缺乏可致胰岛素分泌减少，成为糖尿病的诱发因素之一。

B族维生素与辅酶功能密切相关，缺乏时可引起糖代谢紊乱加重，加重糖尿病病情。如人体需要一种称为色氨酸的氨基酸，它是从完整的蛋白质产生的。如果得不到充足的维生素B_6，色氨酸就不能获得正常的使用，而变成一种称为黄尿酸的物质。如果得不到充分的维生素B_6，血液里的黄尿酸就非常高，导致胰腺受到伤害。维生素B_6不足的饮食吃得越久，胰腺组织被破坏的程度越深，导致糖尿病的发生。

反过来，糖尿病的加重又会引起人体内维生素失衡。如糖尿病合并胃肠道功能障碍可导致维生素的吸收量减少；高血糖状态所致的高渗性利尿可导致水溶性维生素的排出增高。

因此，糖尿病患者应在饮食调理中特别重视维生素的补充，多吃五谷杂粮，多吃新鲜蔬菜和水果，以避免因维生素缺乏而对

糖尿病病情控制不利。同时，患者要防止过度控制饮食，以保证维生素的供应。若伴有胃肠道疾病应及时治疗，以免影响维生素的吸收。此外，控制血糖达标也是保证维生素不因高血糖引起的高渗性利尿而大量丢失的前提条件。

食物纤维对糖尿病的影响

食物纤维是指植物性食品中既不能被肠道消化吸引、又不能产生热量的多糖物质。可分为可溶性食物纤维和不溶性植物纤维两类，可溶性植物纤维包括水果中的果胶、海藻、豆类中的豆胶以及魔芋中提取的葡甘聚糖等；不溶性食物纤维包括纤维素、木质素等，主要存在于谷物的表皮、水果的皮核和蔬菜的茎叶当中。

食物经消化后，营养成分陆续被肠道吸收供身体利用，然而纤维是无法消化吸收的。它吸收了水分，并吸附其他残渣及废物（当然也包含了许许多多的有害物质），形成了软硬适中的堆体。进而刺激大肠的蠕动，将废物排出体外。医学研究发现，纤维在肠道中能起到高渗透压作用，稀释胃内容物中食品添加剂及有害化学物质的浓度，减少亚硝胺等致癌物质的结合与吸收，从而有利于这些有害物质排出体外。此外，纤维素中的木质素还可以提高吞噬细胞和巨噬细胞的活力，提高免疫功能，减少因血糖升高而发生及感染癌的机会。

也有研究指出，纤维在胃肠道内吸水膨胀而体积增大，可延缓食糜中葡萄糖的吸收，减轻对胰岛素分泌的刺激，减轻β细胞负担，从而维持血糖尤其是餐后血糖的低水平，对糖尿病及胆固醇的控制很有帮助。纤维能形成凝胶体，减少胆固醇的吸收，从而延缓糖尿病所引发的后遗症与胆固醇过高所造成的血管硬化。此外，纤维也有助于肠道有益细菌的孳生，抑制有害菌生长，达到整肠的功效。

食物纤维主要存于谷、薯、豆类及蔬菜、水果等植物性食品中。下列食物中含纤维量较多，可作为糖尿病人经常选吃的食品，如绿豆、海带、荞麦面、玉米面、燕麦面、高粱米、菠菜、芹菜、韭菜、豆芽等。糖尿病患者每天应该摄入多少食物纤维呢？美国糖尿病医学会建议糖尿病患者每天摄取的食物纤维总量应达40克，欧洲糖尿病研究会认为每天每1000卡热量膳食中应该包括水溶性纤维25克，我国对此尚无相关的规定。但有一点可以明确的是，糖尿病患者每天应该比正常成年人摄入更多的食物纤维。

此外，必须注意的是，虽然食物纤维对糖尿病人有好处，但是也不宜摄入过量，过量摄入会带来一些副作用，如腹泻、腹胀等，同时还会影响维生素和微量元素的吸引。因此，要注意循序渐进地补充食物纤维，同时注意多饮水，这样才能对糖尿病及其并发症起到更好的防治效果。

矿物质对糖尿病的影响

矿物质能影响胰腺的分泌功能，缺乏一些必需的矿物质可能导致糖尿病的发生；而糖尿病患者由于体内代谢障碍，会造成多种矿物质的异常。影响胰岛素活性和糖脂代谢的矿物质主要有：铬、锌、铁、硒、钒、硼、锗、锂、铜、锰、镍、钨、钼和某些稀土元素，这些矿物质在糖尿病发病、并发症的发生和病程演化过程中起着重要作用。

医学研究表明，糖尿病患者铬、锌、硒、镁、铁水平有所降低，有并发症时更低；硒、铬、锌水平均显著低于无并发症者，铬及锌状态的受损被认为是糖尿病发病的损伤因素；镁摄入量与Ⅱ型糖尿病的发病率及空腹胰岛素水平呈明显负相关；锰缺乏可导致糖耐量减退及类似糖尿病表现；钒缺乏对心血管的不利影响与糖尿病大血管并发症的发生有一定关系；铜含量及铜／锌比值增高。

（1）铬：人体内的铬几乎全部都是3价铬，它与烟酸、甘氨酸、半胱氨酸形成葡萄糖耐量因子，在人体内发挥生物活性作用。而葡萄糖耐量因子对糖代谢、脂代谢具有重要作用，可以增强胰岛素与其特殊受体的结合，使胰岛素充分发挥作用。铬缺乏会使胰岛素的生物活性降低，甚至不起反应，继而导致糖耐量异常，引发糖尿病。试验表明，糖尿病人补铬能改善糖耐量异常，降低胰岛素抵抗，减少降糖药或胰岛素需要量，在糖和脂质代谢中能增强胰岛素作用。

（2）镁：镁是多种酶的基本组分，可调节细胞膜葡萄糖的运输，在葡萄糖氧化反应的各种酶通道中起辅因子的作用。人体内镁含量的减少会造成机体胰岛素敏感性下降，低镁饮食会造成胰岛素抵抗，而补镁可提高β细胞反应能力。

（3）硒：硒是人体必需的一种微量元素，主要在小肠吸收。硒具有类胰岛素样作用，能降低血糖，抗动脉粥样硬化。同时，硒还能刺激葡萄糖转运，对糖尿病及其慢性合并症有重要的预防及治疗作用。

（4）钒：钒具有很强的胰岛素样降血糖作用，是一种具有良好开发前景的降血糖药物。它能降低空腹血糖,增加胰岛素敏感性,降血脂。

（5）锌：锌是体内多种酶（包括三大物质代谢酶和胰岛素）的组

成成分，能影响胰岛素合成、贮存、分泌及胰岛素结构完整性，减少并发视网膜和周围神经病变。

（6）铁：能减少自由基，减少糖尿病及并发血管病变。

（7）锂：能阻断钙离子透过β细胞膜，使其不受类鸦片肽的影响，激活胰岛α2-肾上腺素受体，从而增强胰岛素敏感性，使肌糖原合成正常化。

（8）铜：能降血糖，缺乏可以使胰岛细胞内超氧化物岐化酶活性下降更易受自由基损伤。

关于营养缺乏病

营养缺乏病指由于营养素不足而引起的各种疾病，如蛋白质能量营养不良。营养缺乏与营养不良是两个概念，营养不良包括营养缺乏和营养过多。

营养缺乏病主要是蛋白质能量的缺乏，大多是继发性的。调查发现，营养缺乏的问题不论是在农村还是在城市都仍然存在。

营养缺乏病的原因包括原发性和继发性两种。原发性的大多由摄入不足或个别营养素缺乏而引起。继发性的指由于其他疾病而引起的营养素不足，除摄入不足外，还包括消化、吸引、利用、需要等原因。

营养缺乏病的病因、表现、诊断与治疗	
病因	营养素摄入不足、吸收不良、利用减少、损耗增加、需要增加等
表现	生长发育不良、代谢周期异常、抵抗能力下降、组织的再生和恢复延缓、合并症发生、病死率增加
诊断	依赖膳食史、体检、生化检查、治疗试验
治疗通则	针对病因，继发性缺乏应该注意主要病因的治疗，原发性的应该注意摄入不足的影响。所采用的补充剂量要适宜，要全面考虑营养素之间的相互关系。循序渐进，见效比较慢，应该配制适合于疾病特点的治疗膳食

为了达到饮食控制，不少糖尿病患者采取少吃或吃得很简单等办法，忽略了营养搭配以及能量的摄入。这样的做法十分不科学，因为患者与普通人虽然有着不同的生理需求，但如果某些营养素缺乏会导致营养缺乏病的产生，可能会加重糖尿病的发生、发展。

因此，过度限制饮食并不利于糖尿病的控制。要在控制饮食的基础上，全面均衡地摄入营养素，这样才有助于控制疾病的进展。糖尿病患者应树立正确的观念，饮食结构多样化，做到营养摄入的全面和均衡。日常膳食主要以植物性食品为主，适当限制蛋白质，严格限制脂肪、烟、酒及含糖饮料，提倡高纤维素食物。糖尿病患者还应该在合理膳食的基础上，采取营养补充品疗法，适当补充一些维生素和矿物质，以保障营养素摄入的全面、均衡。

糖尿病人的营养素补充

糖尿病人最缺乏哪些营养素

营养素缺乏是糖尿病病人的核心问题之一。了解糖尿病病人最易缺乏哪些营养素，及时进行营养补充，已成为糖尿病治疗的重要方向。

糖尿病病人由于代谢紊乱及不合理的饮食控制，引起机体缺乏多种大量和微量营养元素，糖尿病病人特别缺乏必需氨基酸、必需脂肪酸、矿物质（包括钙、镁、铁、锌、硒、铬等）和维生素（包括维生素A、B族维生素、维生素C、维生素E等），若能及时补充糖尿病人最缺乏的这些营养元素，对改善糖尿病病人的营养平衡和代谢紊乱有非常积极的作用。

引起糖尿病病人营养素缺乏的原因是多方面的：第一，由于土壤日益贫瘠，污染日益严重，天然食品的营养素含量每况愈下；第二，现在大部分碳水化合物食品是经过精加工的，没有什么营养，传统上糖尿病病人大都只吃淀粉、蔬菜和膳食纤维，恐惧油脂，这不敢吃，那不敢吃，营养更缺乏；第三，糖代谢障碍比正常代谢更消耗营养素（包括B族维生素和矿物质锌等），更浪费必需氨基酸和脂肪酯；第四，药物又使病人的营养状况雪上加霜。降糖药和胰岛素只有短期作用，重复使用不是损害肝肾，就是损伤肠胃，并使体内营养素以及良性菌类严重流失。

必需氨基酸

蛋白质的基本单位就是氨基酸。一般来说，分子量比较小的蛋白质，每分子通常含有50～100个氨基酸，大一点的分子通常含有300个氨基酸，更大的蛋白质（如肌球蛋白），每分子含有1750个氨基酸。

不能在人体内合成，必须通过膳食供给的氨基酸，称为必需氨基酸（EAA），包括苏氨酸、蛋氨酸、亮氨酸、异亮氨酸、苯丙氨酸、缬氨酸、赖氨酸和色氨酸；能在体内合成，但合成量不多的称为半必需氨基酸，包括组氨酸和精氨酸（SEAA）；其他的氨基酸则称为非必需氨基酸，它们可以在体内合成，不一定要从膳食中得到。

这里我们重点介绍一下必需氨基酸。

苏氨酸

苏氨酸也叫羟丁氨酸，是维持人体蛋白质平衡的必需氨基酸。

它对于胶原蛋白、弹性蛋白的合成，保持牙齿光泽度有重要的作用。它与天门冬氨酸、蛋氨酸结合，有辅助肝脏功能和降脂作用。苏氨酸在心脏、中枢神经系统和骨骼肌中是合成甘氨酸和丝氨酸的基本物质，可以减少脂肪酸在肝脏中的生成，并借由协助抗体制造强化免疫系统，对于忧郁者也有些疗效。

然而，它的含量不多，素食爱好者比非素食者更容易出现苏氨酸的缺乏现象。在特殊条件下，苏氨酸可以转变为某些氨基酸达到平衡。

蛋氨酸

蛋氨酸又叫甲硫氨酸。它是一种必需的氨基酸，可以辅助脂肪分解，预防肝脏及动脉脂肪的堆积。堆积的脂肪会阻碍血液流入脑部、心脏、肾脏。蛋氨酸能帮助消化系统消除有害物质的毒性，减少肌肉衰竭、预防头发变脆、抵抗放射线，对骨质疏松症或化学过敏也有益处，对治疗风湿热和怀孕引起的妊娠毒血症很有帮助。

它是一种强抗氧化剂，可以抑制自由基的活动，帮助预防皮肤和指甲问题，可改善先天型溶血性黄疸和肝功能异常。

它也是体细胞合成核酸、胶原蛋白及蛋白质的必需物质，可促进动情激素的分裂、减少组织氨在体内的量，对于服用口服避孕药的妇女十分有益，对那些体内组织氨高于常人的精神分裂症患者也很有帮助。

它可以消除体内的有毒物质，如铅或其他重金属，保护肝脏不受有毒化合物的伤害。

蛋氨酸是必需的氨基酸，无法在体内合成，只能从食物和营养补品中获得。豆类、鸡蛋、鱼肉、大蒜、扁豆、肉类、种子、洋葱等都富含蛋氨酸。

亮氨酸

亮氨酸也称之为白氨酸，也是一种必需的氨基酸。

亮氨酸属于支链氨基酸中的其中一个氨基酸，这个支链氨基酸还包括异白氨酸和缬氨酸，它们共同完成肌肉组织的保护并充当燃料。同时它们可以促进骨骼肌、皮肤和肌肉组织的修复，有利于手术后的复原。

亮氨酸有降血糖的功能，还能协助生长激素的分泌。通过食用糙米、豆类、肉类、核果类、黄豆粉以及全麦等食物可以补充体内的亮氨酸成分，因为这些食物都富含亮氨酸。

L-亮氨酸营养补充品必须和L-异亮氨酸和L-缬氨酸的使用达到平衡状态，而且这些营养品食用一定要适当，否则可能会导致身体出现低血糖的症状。过多地摄入亮氨酸可能导致癞皮病和体内氨含量的增加。

异亮氨酸

异亮氨酸也称为异白氨酸，是必需氨基酸中的一种，也是3种支链氨基酸其中之一。

异亮氨酸有利于血红蛋白的形成，有稳定、调节血糖与热量利用的作用，在肌肉中可以被代谢。

亮氨酸、异亮氨酸、缬氨酸这几种氨基酸对于运动员来说都是非常有价值的，它们可以提高能量、增强耐力，帮助治疗和修复肌肉组织。

异亮氨酸的缺乏使病患身受痛苦，导致类似低血糖症的症状。杏仁、腰果、鸡肉、鱼肉、肝脏、肉类、扁豆、黑麦、大豆蛋白等食物的摄入可以补充异亮氨酸。补充品也是异亮氨酸摄入的重要方式。

当然，L-异亮氨酸补充品的服用应该与L-亮氨酸和L-缬氨酸这两种支链氨基酸保持适当的平衡，通常摄入每毫克异亮氨酸须补充2毫克的亮氨酸和缬氨酸。

苯丙氨酸

苯丙氨酸是一种必需氨基酸，可通过血脑障壁，直接影响脑部的化学状态。

它在体内可以转换成酪氨酸，酪氨酸是可用来合成多巴胺和正肾上腺素两种神经传导物质的氨基酸。因而，苯丙氨酸主要作用于中枢神经系统上，有使人心情舒畅、减轻痛苦、协助记忆和控制食欲的作用；也可以用于治疗关节炎、忧虑、生理痛、肥胖症、精神分裂症等疾病。

它的几种化学结构，分别为L-、D-以及DL-3种形式，其中L-苯丙氨酸是最常见的形式，主要用于组成身体蛋白质、增强精神、抑制食欲等。D-苯丙氨酸可用于消除疼痛，特别是关节炎。DL-苯丙氨酸结合了前两种苯丙氨酸。

值得注意的是，孕妇，患有精神焦虑、糖尿病、高血压等疾病的人应该避免使用此类补品。

缬氨酸

缬氨酸是一种必需的氨基酸，具有刺激作用。

缬氨酸在肌肉组织中处于高浓度。缬氨酸不仅有利于肌肉的代谢、组织的修复，还可以维持体内适当的氮平衡。它是支链氨基酸中的一种。它用做肌肉能量来源的同时，还有助于治疗肝、胆的疾病，是一个良好的氨基酸来源。

然而，缬氨酸摄入过多可能会导致皮肤感觉异常，甚至出现幻觉。

因而，我们可以通过食用乳制品、肉类、花生、蘑菇、黄豆及其制品等来补充缬氨酸，因为这些食物都富含缬氨酸。当然，在补充缬氨酸时要注意与其他支链氨基酸（亮氨酸、异白氨酸）达到均衡。

赖氨酸

赖氨酸是一种必需的氨基酸，是所有蛋白质组成所必需的成分，是孩童正常生长与骨骼发育所需的氨基酸，能帮助钙吸引、维持适当的氮平衡。

赖氨酸能协助抗体、激素和酵素的制造以及胶原蛋白的形成与组织的修补，因为它能协助肌肉蛋白的制造，对那些手术或运动受伤者的恢复很有帮助，它还能降低血清中三酸甘油脂的含量。

赖氨酸可以抵抗感冒病毒及疱疹病毒。如果它与L-赖氨酸营养品、维生素C和生物类黄酮一起服用，可以预防疱疹的发作。L-赖氨酸营养品还可以降低急性酒精中毒。

赖氨酸是一种必需的氨基酸，必须通过饮食来获得，它的缺乏将会造成贫血、酵素功能障碍、掉发、过敏、生殖问题、体力衰弱等一系列的问题。因而，我们可以通过食用乳酪、鸡蛋、鱼肉、青豆、牛奶、马铃薯、酵母等来增加赖氨酸的摄入量。

色氨酸

色氨酸是一种必需氨基酸，被脑部用来制造一种必需的神经运动传导物质——血清素，它负责传送细胞间的神经冲动。色氨酸能抗忧虑、失眠，有稳定情绪的作用；能控制孩子的过度好动、减轻压力和保护心脏；对于控制食欲以协助体重的控制，增加生长激素的分泌，改善周期性偏头痛和尼古丁的影响都有帮助。

色氨酸的作用主要是防止烟酸缺乏症和增加血清素水平。在所有氨基酸中，色氨酸是特定食品中含量最少的，然而，它却有十分重要的作用。色氨酸需要和其他5种氨基酸分享传输分子。形成色氨酸需要足够的维生素B_6、维生素C、叶酸和镁，这样才能具备血清素的必需物质。

色氨酸缺乏会改变脑中血清素的含量，影响神经冲动的传递。色氨酸和镁的缺乏会导致冠状动脉痉挛。

平时,我们可以通过食用糙米、

干酪、肉类、花生和黄豆蛋白来补充色氨酸，这些食物中的色氨酸含量都比较高。

必需脂肪酸

凡是体内不能合成，必须由食物供给，对机体正常机能和健康具有重要保护作用的脂肪酸称为必需脂肪酸。必需脂肪酸是多不饱和脂肪酸，多不饱和脂肪酸分为两类：一是ω-6系列脂肪酸，也就是亚油酸；二是ω-3系列脂肪酸，也就是α-亚麻酸。ω-6系列脂肪酸的亚油酸经过代谢酶的作用转化为γ-亚麻酸（GLA），再经过链的加长和脱氢可进一步转化成花生四烯酸（AA）。ω-3系列脂肪酸的α-亚麻酸在体内酶的作用下，经过代谢作用可转化成二十碳五烯酸（EPA）和二十二碳六烯酸（DHA）。

人体不能制造亚油酸和α-亚麻酸。这两种脂肪酸必须从食物中摄取，有了这两种脂肪酸，人体就可以合成其他多种多烯不饱和脂肪酸。这两种必需脂肪酸是构成细胞膜的原料，每个细胞的健康及细胞成长和分裂都需要它们。它们能改善和调节细胞功能，降低发炎，调节免疫反应，帮助预防和治疗慢性疾病；可以保持细胞膜的流动和弹性，让重要的营养进入细胞，并且除去毒素；能帮助消化食物，恢复体力，运送营养至细胞，促进健康激素平衡，帮助维持健康血脂水平。

血浆脂蛋白质中ω-3和ω-6多不饱和脂肪酸的存在，能使脂蛋白质转运胆固醇的能力降低，从而使血液中胆固醇水平降低。研究表明，每日摄入脂肪校正乳（通过饲喂保护性不饱和脂肪酸生产的富含ω-3和ω-6脂肪酸的牛乳）的成年人与每日摄入常规牛乳相比，血液总胆固醇水平及低密度脂蛋白质（胆固醇随血液转运的主要载体）中胆固醇含量均显著下降。

ω-3和ω-6脂肪酸对糖尿病及其并发症有十分明显的疗效，尤其是α-亚麻酸对预防心血管硬化病变与Ⅱ型糖尿病，促进胰岛素分泌有着显著的帮助。

缺乏必需脂肪酸，细胞膜就会受到持续性和累积性的损害，削弱机体的免疫力，加速老化，并且促成疾病的发生。当人体内必需脂肪酸不足时，可能导致糖尿病及各种相关病症的发生。因此，补充必需脂肪酸，对糖尿病及其并发症的治疗是有很大帮助的。

胆碱

胆碱是一种强有机碱，是卵磷脂和鞘磷脂的组成部分。胆碱是机体可变甲基的一个来源而作用于合成甲基的产物，同时也是乙酰胆碱的前体。

胆碱是无色、味苦的水溶性白色浆液，有很强的吸湿性，易与酸发生反应，强碱条件下不稳定，耐热，在加工和烹调过程中的损失比较少。

胆碱广泛存在于食物中，为所有细胞维持正常功能所必需。它能促进脑发育，提高记忆能力，保证信息传递，调控细胞凋亡，是构成生物膜的重要组成成分。此外，胆碱可促进脂肪和体内甲基的代谢，降低血清胆固醇。

大多数胆碱在体内以磷脂的形式存在。它会生成一些代谢物，虽然数量占体内胆碱总量的比例不大，但十分重要。

膳食胆碱的生物利用率取决于肠道对胆碱的吸引率。围生期组织对胆碱的利用很多，围生期补充胆碱可增强血、脑中胆碱代谢物浓度。所有组织都通过扩散和介导转运蓄积胆碱，但肝、肾、乳腺、胎盘和脑组织对胆碱的摄取尤为重要。

目前对胆碱的营养状况还没有明确的评价，也没有确切的平均需要量。营养学会建议成年男女胆碱每日适宜摄入量为500毫克／天，可耐受最高摄入量为3克／天。

胆碱广泛存在于各种食物中。其中，肝脏、花生和蔬菜的胆碱含量较高。

人体能合成胆碱，一般不存在胆碱缺乏的情况。胆碱长期摄入不足可能会导致肝、肾、胰腺病变，记忆紊乱和生长障碍，主要表现为肝脏功能异常、肝脏出现大量脂质积累、癌症、不育症、生长迟缓、骨质异常、造血障碍和高血压等病症。

矿物质

钙

钙是人体内含量最丰富的矿物质元素，基本集中于骨骼和牙齿组织。

人体内的钙一方面构成骨骼和牙齿，另一方面参与各种生理功能和代谢过程。细胞正常的生理功能和细胞代谢过程中酶的调节都需要钙的参与。

在食物的消化过程中，钙通常从复合物中游离出来，释放成可溶性离子状态，便于吸引。低分子量的复合物也可以原样被吸引。

钙吸引有两种途径，包括主动吸引和被动吸引。体内许多激素参与调节钙吸引中的平衡。钙的吸引率的高低依赖于身体对钙的需要量及某些膳食因素。婴幼儿、孕妇及哺乳期的妇女对钙的需求量大。膳食中维生素D的适当供给有利于小肠黏膜对钙的吸引，高脂膳食有利于钙吸引的增加。

钙的排泄主要通过肠道和泌尿系统，汗液中也有少量排出。

婴儿钙缺乏会导致手足抽搐症，此症多发于1岁以内的婴儿，轻时仅有惊跳或面部肌肉抽动，意识存在，严重时可引起喉头肌肉痉挛，呼吸困难等。

成年人钙缺乏会导致骨质疏松症，常见于中年以后，女性比男性多见。性激素分泌不足是导致骨质疏松的一个重要原因。成人骨质疏松就容易发生骨折，尤其是股骨颈部，其次是腕及肱骨上端。

钙过多可能导致肾结石疾病的发生，也干扰其他矿物质的吸收。

钙的摄入量与排出量要保持平衡。奶及其制品含钙量丰富，吸引率也高。豆类、硬果类、连骨吃的小鱼、小虾、苋菜、油菜等都是很好的钙质来源。

镁

镁是哺乳动物和人类所必需的微量元素，它是细胞内重要的阳离子，参与蛋白质的合成和肌肉的收缩。

成人身体镁含量约25克，其中60%~65%集中于骨骼，40%分散在肌肉和软组织。镁在人体生理、病理以及临床治疗中都占有重要位置。它作为多种酶的激活剂，能与细胞内许多重要成分形成复合物，参与300多余种酶促反应。镁是骨细胞结构和功能所必需的元素，能够维护骨骼生长和神经肌肉的兴奋性，维护胃肠道和激素的功能。

食物中的镁在整个肠道均可被吸收，主要是在空肠末端与回肠部位吸收，吸收率一般约为30%。摄入量少时吸引率增加，摄入量多时吸引率降低。影响镁吸收的因素很多：促进镁吸收的成分主要有氨基酸、乳糖、饮水量等，抑制镁吸收的主要成分有过多的磷、草酸、植酸和膳食纤维等。

镁大部分随粪便排出，部分从汗和脱落的皮肤细胞丢失。

摄入不足、吸引障碍、丢失过多和多种临床疾病等都可能会引起镁缺乏。血清镁低于0.7毫摩尔/升时为低镁血症。镁缺乏会导致血清钙下降，神经肌肉兴奋性亢进，影响血管功能和骨矿物质的内稳态，导致绝经后的骨质疏松症等。镁缺乏主要表现为情绪不安、易激动、手足抽搐、反射亢进等症状。

正常情况下，由于肾的调节作用，口服过量的镁一般不会发生镁中毒。当肾功能不全时，大量口服镁可引起镁中毒，引发腹痛、腹泻、呕吐、烦渴、疲乏无力，甚至出现呼吸困难、紫绀、瞳孔散大等症状。

一般成人镁的适宜摄入量（AI）为350毫克／天，可耐受最高摄入量（UL）为700毫克／天。植物食品含镁较多，谷类、豆类、蔬菜、水果、虾米、花生、芝麻、海产品等都富含镁，动物食品含镁量少。值得注意的是，食物加工过细也会导致镁的损失。镁与钙、磷是有关联的，钙、磷、镁摄入量之比应为5：3：1。

铁

铁元素是构成人体必不可少的元素之一。成人体内有4～5克铁，主要以血红蛋白和肌红蛋白及其他化合物形式存在。

铁是人体含量的必需微量元素，是血红蛋白、肌红蛋白的重要部分。铁存在于向肌肉供给氧气的红细胞中，是许多酶和免疫系统化合物的组成成分。

铁参与氧气和二氧化碳的运输，在呼吸和生物氧化的过程中起重要作用。它与红细胞的形成与成熟有关，同免疫系统关系密切，能增强机体的抗感染能力。

铁的吸收主要在小肠上段，且吸收率很高，合成铁蛋白运送到身体的其他部位。非血红素铁在吸收前，必须与结合的有机物分离，转化为亚铁后方能被吸收。很多因素都直接影响着非血红素铁的吸收，如蛋白质与"肉因子"、脂类和碳水化合物、矿物元素、维生素、膳食纤维、植酸与草酸盐、多酚类化合物、机体状况等。不同食物铁的吸收率会存在差异，植物性食物中的铁吸收率较动物性食品低。

铁缺乏与以下一些原因有关：婴幼儿喂养不当、儿童与青少年偏食和鼻出血、妇女月经量过多、营养不良、哺乳以及一些疾病等。铁缺乏可导致缺铁性贫血。铁缺乏的症状主要表现为：皮肤苍白，舌部发痛，疲劳或无力，食欲不振以及恶心，整天无精打采，疲劳而倦怠，比较容易被感染。体内铁贮存过多与多种疾病的发生，如心脏和肝脏疾病、糖尿病以及某些肿瘤都有关。

机体铁缺乏发展到贫血可分为3个阶段：贮存铁缺乏期、红细胞生成铁缺乏期和缺铁性贫血。据生化指标的不同，我们可以判断机体铁缺乏的程度。

铁在代内代谢中，可被身体反复利用，一般除肠道分泌和皮肤、消化道、尿道上皮脱落少量损失外，排出铁的量很少。只要通过食物补充，就可以满足人体铁的需求。建议成人铁的每天适宜摄入量为15～20毫克，可耐受最高摄入量（UL）为50毫克／天。

动物血、内脏、瘦肉等含铁量丰富且吸收率高。芝麻、红糖、干果和一些蔬菜都含有丰富的铁。

虽然食物中铁含量十分丰富，但我国仍有很多人存在严重铁缺乏现象，主要集中在妇女、儿童和老人。因而每日科学补铁仍然是必不可少的。

锌

锌是人体中不可缺少的元素，存在于人体所有组织中。肝肾、胰、脑等组织中锌含量比较高。正常血清锌浓度为 1～1.4 微克/毫升，头发锌含量为 125～250 微克/克。通过头发里的含量，我们就可以判断膳食中锌的长期供给水平。

锌具有催化功能，它是人机体中 200 多种酶的组成部分。在细胞质膜中，锌主要结合在细胞膜含硫、氮的配基上和含氧的配基上，形成牢固的复合物，这种复合物可以维持细胞膜的稳定性，减少毒素吸收和组织的损伤。此外，它作为一个调节基因表达的因子，在体内有广泛的调节功能，对激素、前列腺素的调节都有着重要的影响。

锌主要在小肠吸收，吸收率为 20%～30%。锌的吸收受食物中含磷化合物、过量纤维素及某些微量元素的影响。

锌主要通过胰脏外分泌排出，小部分随尿排出。汗中一般每升含锌 1 毫克，大量出汗时，一天随汗丢失的锌可达 4 毫克。

目前关于锌营养状况的评价指标仍然缺乏和不充分，采用血清锌、白细胞锌、发锌和唾液等都无法作为长期的评价指标。我们也可以通过评价锌的功能效果来衡量锌的营养水平。营养学会推荐成年男子的锌推荐摄入量（RNI）为 15.5 毫克/天，成年男子锌可耐受最高摄入量为 45 毫克/天。

锌的来源广泛，普遍存在于各种食物。动物肝脏、贝类、海产鱼、红色肉类都是锌的良好来源，干果类、谷类胚芽、粗营养食物、坚果等也富含锌。植物性食物含锌较低。精细加工的过程可能会导致食物锌含量的降低。

膳食和吸收的不足是导致锌缺乏的重要原因。妊娠、哺乳、快速生长发育以及高强度运动或者是高负荷劳动等生理状况的变化会导致锌需求的增加，膳食中锌未能及时增加就会导致机体锌缺乏的危险。锌缺乏可能会导致生长发育障碍、性发育障碍、性功能低下、味觉及嗅觉障碍、伤口愈合不良和皮肤的一些疾病。

治疗中过量涂抹锌，服用锌剂及锌容器储存食品可能会导致锌中毒，主要表现为恶心、呕吐、急性腹痛、腹泻和发热。

硒

人体硒总量为14～21毫克，主要存在于肌肉，尤其是心肌中。

硒在人体内与蛋白质结合，构成含硒蛋白与含硒酶的成分。硒是若干抗氧化酶的必需组分，可以通过消除脂质过氧化物，阻断活性氧和自由基的致病作用。硒对甲状腺激素有调节作用，主要通过3个脱腆酶发挥作用，对全身代谢及相关疾病产生影响；适当硒水平对于保持细胞免疫和体液免疫是必需的，能维持正常免疫功能，降低某些癌症的发病率和病死率。

红细胞硒可反映长期膳食硒的摄入量，血浆硒、血小板硒可以反映近期硒摄入情况。GPX（谷胱甘肽过氧化物酶）代表了硒在体内的活性形式。

中国营养学会建议18岁以上的成年人硒的推荐摄入量为50微克／天，可耐受最高摄入量为400微克／天。

硒含量在食物中变化很大，主要与所在地区土壤和水质的含量有关。海产品里硒含量很高，谷物、畜禽肉、大蒜等硒含量也很丰富。

硒缺乏会导致克山病，这是一种地方性心肌病。硒缺乏以及低硒有关的复合因素参与发病可能是克山病发病的主要原因，其临床表现为：不同程度的心肌受损，可分为急性型、亚急性型、慢性型和潜在型4种。

铬

铬是与糖尿病最密切相关的一种微量元素，对维持人体正常生理功能具有重要作用。铬在人体内的功能主要有3个方面：一是作为葡萄糖耐量因子的主要组成成分，增强胰岛素的生物学作用，可通过活化葡萄糖磷酸变位酶而加快体内葡萄糖的利用，并促使葡萄糖转化为脂肪，促进碳水化合物、脂肪的正常代谢；二是能抑制胆固醇的生物合成，降低血清总胆固醇和三酰甘油含量以及升高高密度脂蛋白胆固醇含量；三是维持核酸结构的完整性和稳定性。铬还是一些酶的激活剂。

人体对无机铬的吸收利用率极低，不到1%。在人体内，铬主要以三价铬的形式存在，正常人体内铬含量为6～7毫克，且随着年龄的增长各组织和器官中铬浓度也不断下降，肺除外。

新生儿铬含量高于儿童，3岁前儿童的铬含量高于成人。成年人随着年龄的增长，铬含量不断下降。

正常健康成人每天尿里流失约1微克铬。铬以小剂量广泛分布于食物中，啤酒酵母、废糖蜜、干酪、蛋、肝、苹果皮、香蕉、牛肉、面粉、鸡以及马铃薯等都是铬的主要来源。加工过的肉类里铬含量最高。

铬缺乏的原因主要是摄入不足或消耗过多。食物缺铬的原因主要是制作过程中铬的丢失。烧伤、感染、外伤和体力消耗过度导致尿铬排出量增加。膳食因素导致的缺铬现象尚未见报道。

铬缺乏会导致体重下降，周围神经炎、血浆对葡萄糖的清除受损，呼吸熵降低以及近视的形成。

钒

钒是人体的可能必需微量元素之一，在自然界中它是以硫酸钒的形态存在。近20年来随着对钒类化合物的深入研究，人们发现钒具有广泛复杂的生物学作用，这与它具有与磷酸盐类似的结构有关，其中最具有吸引力的是它具有类似胰岛素的功能。比利时布鲁塞尔大学的研究人员在一项动物实验中发现，钒化物能利用不同途径模拟胰岛素的活性，从而安全有效地控制糖尿病患者的血糖水平。

医学研究表明，钒可以减少肠道葡萄糖的吸收，加速葡萄糖进入细胞内进行代谢从而改善高血糖状态。这对于糖尿病患者改善餐后的高血糖状态尤其具有意义。除有降血糖作用外，钒对胰岛形态结构的恢复和改善也有积极作用。

钒还可以调节脂肪代谢酶，改善脂代谢异常。对糖尿病的糖代谢异常通常导致脂代谢异常，如甘油三酯、胆固醇、游离脂肪酸升高等症状具有显著的治疗效果。此外，研究还发现钒盐对糖尿病大鼠白内障有显著的预防和治疗作用，可以明显减轻糖尿病大鼠晶体混浊的程度和范围。这些作用对于糖尿病并发症的防治有重要意义。

维生素

维生素A

维生素A是最早被发现的维生素，化学名为视黄醇。

维生素A只存在于动物性食物中。维生素A的植物来源是胡萝卜素，称为维生素A原。β-胡萝卜素可转化为维生素A，这约占人体维生素A需要量的2/3。

维生素A和胡萝卜能溶于脂肪和大多数有机溶剂，在烹调加工过程中不易被破坏。然而，维生素A易被氧化，容易被紫外线破坏。含有维生素A和维生素A原的食物应该避光保存。无氧条件下，维生素A在碱环境中比较稳定,在酸环境中不稳定。在酸败过程中,油脂所含的维生素A会受到严重破坏。加入磷脂、维生素C、维生素E或者是抗氧化剂就可以保护维生素A。

维生素A主要生理功能如下:维生素A在体内参与眼球视网膜内视紫红质的合成与再生,可以维持正常视觉。维生素A可促进生长发育,维护生殖功能,维持上皮结构的正常生长与分化,可抑制癌症的发生。维生素A通过其在细胞核内的特异性受体——视黄酸受体,对许多细胞功能活动起维持和促进作用,可维持机体正常免疫功能。

婴幼儿、孕妇以及一些患有麻疹、肺结核、肺炎、猩红热等消耗性疾病的人容易缺乏维生素A。维生素A缺乏时容易患眼干燥症、暗适应能力下降、夜盲症、角膜软化、皮肤病及其他疾病。

过多地摄入维生素A浓缩剂,食用狗肝、熊肝或鲨鱼肝等海洋鱼类及某些野生动物肝脏易引起维生素A中毒现象。

维生素A与胡萝卜素的吸收过程完全不同。胡萝卜素的吸收为物理扩散性的,主要在小肠里被吸收。维生素A主要是主动吸收,需要能量,吸收速度比胡萝卜素快。

维生素A进入消化道后,在胃内几乎不被吸收,在小肠细胞内转化成后再转运到肝脏里贮存。

不同年龄和生理状况下维生素A的摄入量不同。一般而言,婴儿为400微克,1~4岁的儿童为500微克,4~7岁儿童为700微克,14~18岁的青少年以及成年男子均为500微克,女性为700微克。孕妇及哺乳期的妇女则可根据情况再适当增加。当然,在不同的生理条件下摄入量也会有所差别。

动物肝脏、鱼肝油、蛋黄、奶油、黄油、菠菜、香蕉等食物都含有丰富的维生素A。

维生素C

维生素C对人体健康至关重要。人体内最重要的蛋白质结构——胶原蛋白的合成需要维生素C的参与。人体由细胞组成,细胞靠细胞间质把它们联系起来,细胞间质的关键成分是胶原蛋白。胶原蛋白占身体蛋白质的1/3,生成结缔组织,构成身体骨架。如果缺乏维生素C,胶原蛋白不能正常合成,就会导致细胞连接障碍。

维生素C同时也具有促进伤口愈合、修护组织细胞、维护健康牙龈和预防过多的出血淤伤等功能。当体内维生素C不足,微血管容易破裂,血液流到邻近组织。这种情况在皮肤表面发生,则产生瘀血、紫癜;在体内发生则引起疼痛和关节胀痛；严重情况在胃、肠道、鼻、肾脏及骨膜下面均可有出血现象，乃至死亡。

此外，维生素C可促进胆固醇的排泄，防止胆固醇在动脉内壁沉积；其抗氧化作用还可以抵御自由基对细胞的伤害，防止细胞的变异，起到保护细胞、解毒，保护肝脏的功效。

人体中的胰岛素有促进维生素C运送到细胞中的功能，而糖尿病患者由于胰岛素分泌功能出现异常，胰岛素的缺乏导致其体内的维生素C含量比较少，致使糖尿病患者容易出现伤口难愈合、视网膜易出血、胆固醇升高等一系列并发症。因此，糖尿病患者补充一定的维生素C，对治疗糖尿病有很大的帮助。

测定维生素C营养状况主要通过血浆维生素C的含量、细胞中维生素C含量以及负荷试验等来作为评价。营养学会建议成人的推荐摄入量为100毫克／天，最高摄入量为1000毫克／天。

食物中的维生素C主要存在于蔬菜、水果中。枣、橘子、山楂、柠檬、猕猴桃、番茄、青椒、大白菜以及绿叶蔬菜等都含有丰富的维生素C。谷类及豆类食物几乎不含维生素C。

生物素

生物素是很容易被忽视的重要营养素，这是因为它产生在小肠，且必须依赖肠内有益细菌的帮助才能发挥作用。生物素是人体内多种酶的辅酶，参与体内的脂肪酸和碳水化合物的代谢；促进蛋白质的合成；还参与维生素B_{12}、叶酸、泛酸的代谢；促进尿素合成与排泄。

此外，医学研究发现，生物素在降低血糖、防治糖尿病方面具有比较明显的疗效。多项实验已经证明，生物素可以增加人体对胰岛素的敏感度，并且可以活化体内一种叫做醣化激酶的酵素，而醣化激酶是一种促进肝脏利用血液中葡萄糖最重要的酵素之一。因此，补充一定量的生物素，对糖尿病患者来说，可以帮助其降低空腹时的血糖值，使血糖稳定在一定的水平。

建议糖尿病患者每天摄入5毫克，临床上最高是每天16毫克。对于糖尿病神经病变患者，可先进行肌内注射生物素10毫克／天，持续6周，接下来6周每周进行3次注射，之后每天口服5毫克，可以明显改善病情。

维生素B_1（硫胺素）

硫胺素又称维生素B_1，无色结晶体，能溶于水，在酸性溶液中很稳定，微溶于乙醇，碱性环境下易受热破坏和氧化。

维生素B_1广泛分布于身体的各个器官和组织中，其中心、肝、肾和脑中的含量最高。

维生素B_1是体内羧化酶与转酮酶等的辅酶。它参与糖代谢，维护人体正常的消化，能延缓皮肤衰老，可改善精神状况，消除疲劳，增强记忆力。它对神经生理活动也有调节作用，与心脏活动、食欲维持、胃肠道正常蠕动及消化液分泌等都有关。

维生素B_1的吸收主要在小肠里，浓度高时为扩散型吸收，浓度低时为主动吸收，但需要钠离子和ATP的参与。此外，叶酸、蛋白质缺乏时维生素B_1的吸收也受影响。维生素B_1吸收后在小肠黏膜内和肝中进行磷酸化。

维生素B_1的代谢主要在肝脏里进行，分解为嘧啶与噻唑。维生素B_1通过尿液排出，多为游离型维生素B_1。汗液里也有少量维生素B_1排出。

维生素B_1需要量主要与能量有关。建议维生素B_1膳食量为$0.5\sim0.6$毫克／千卡。孕妇、哺乳期妇女以及老人可以相应地增加膳食量。

摄入不足、肝损害、饮酒等都可能会导致维生素B_1缺乏。维生素B_1缺乏可引起多种神经炎症，主要表现为患者的周围神经末梢有发炎和退化现象，并伴有四肢麻木、肌肉萎缩、心力衰竭、下肢水肿等症状。维生素B_1过量会导致发抖、疱疹、浮肿、神经质、心跳增快及过敏等症状的出现。

维生素B_2（核黄素）

维生素B_2又称核黄素，由异咯嗪与核糖所组成，并有很多同系物。

维生素B_2是一种橙黄色晶体，有高强度的荧光，微溶于水，可溶于氯化钠溶液，易溶于稀的氢氧化钠溶液。

维生素B_2是机体中许多酶系统的重要辅基的组成成分，在氨基酸、脂肪酸和碳水化合物的代谢中都起到了重要的作用。它不仅参与体内生物氧化与能量的生成，也辅助烟酸和维生素B_6转化为磷酸吡哆醛的过程，还参与体内抗氧化的防御系统和药物的代谢，可以提高机体对环境应激适应能力。

维生素B_2营养状况可通过膳食得到的维生素B_2摄入量和体格检查发现，采用尿负荷试验的方法、维生素B_2负荷试验、全血谷胱肽还原酶活力系数测定等来进行评价。

维生素B_2的推荐摄入量成年男性是1.4毫克／天，女性为1.2毫克／天。

维生素B_2广泛存在于植物和动

物性食物中。动物肝、肾和心脏、奶类及其制品含量极为丰富。大豆、绿叶蔬菜也是维生素 B_2 主要食物来源。粮谷类的维生素主要存在于谷皮和胚部。当然,动物性食物中维生素 B_2 的含量较植物性食物更高。

维生素 B_2 在人体内储存很少,食物摄取过多时会随着排泄物排出体外。维生素 B_2 的缺乏会影响其他营养素的摄取和利用,导致地图舌、脂溢性皮炎、生殖器的炎症和机能障碍、老年白内障以及缺铁性贫血等病症。

维生素 B_2 摄取过多可能会引发瘙痒、麻痹、灼热感、刺痛等问题。

常处于紧张状态的人,妊娠中、哺乳期的妇女,不常吃瘦肉和奶制品的人可以适当地增加维生素 B_2 的摄入。如果同维生素 B_6、维生素 C 及叶酸一起服用效果最佳。

烟酸

烟酸也称为维生素 B_3、烟碱酸、维生素 PP、尼克酸等,是吡啶的衍生物。它是稳定的白色结晶固体,可溶于水和乙醇,耐热。烟酸的性质稳定,在酸、碱、光、氧或加热的条件下不易被破坏。一般的烹调情况下,维生素 B_3 的损失很小,但它容易随水洗而流失。

烟酸缺乏可以引起皮肤、口、舌、胃肠道黏膜以及神经系统出现变化,皮肤的典型症状是在肢体暴露部位出现对称性皮炎;消化系统症状主要有口角炎、舌炎、腹泻、胃炎、腹痛等;神经系统症状的主要表现为全身乏力、烦躁、抑郁、健忘及失眠甚至痴呆。

烟酸以酸及酰胺两种形态出现,酸态烟酸有助于维护神经系统及循环作用的健康;酰胺态烟酸能分解碳水化合物、脂肪及蛋白质等,以供部分能量之需。

烟酸的功能与铬元素类似,在人体中可以扮演糖耐量因子的角色,增强胰岛素的生物学作用,促进碳水化合物、脂肪的正常代谢,对人体运用肝糖原或血糖有一定的调适作用。

医学研究发现,酰胺态烟碱酸对Ⅰ型糖尿病的预防与保健有着比较显著的效果。它可以保护胰脏细胞中的 β 细胞,促进 β 细胞分泌胰岛素,甚至可以降低人体对胰岛素的需求量。因此,对于Ⅰ型糖尿病患者,每天补充适量的维生素 B_3,对其疾病的治疗有比较明显的帮助。正常情况下,对于Ⅰ型糖尿病孩童,每日建议摄取 100～200 毫克的维生素 B_3。

近年来,大量医学实验与研究证明,烟酸还具有降低胆固醇的效用。根据临床实验,证实烟酸不但具有减少低密度脂蛋白(LDL)

的作用，在此同时，也能够达到增加高密度脂蛋白（HDL）的效果。这对降低糖尿病Ⅰ型或Ⅱ型患者的中性脂肪与胆固醇，是一大福音。因为以往的降脂药物副作用很多，而使用烟酸，只在开始时可能出现皮肤潮红、胃部不适等轻微症状，慢慢便会适应，建议开始时每日摄入1克烟酸，然后再逐渐增加剂量。

维生素 B_6

维生素 B_6 是无色晶体，为一组含氮的化合物，是一种水溶性维生素，遇光或碱易破坏，不耐高温，易溶于水及乙醇。

维生素 B_6 在动物组织内多以吡哆醛及吡哆胺的形式存在，在植物中多以吡哆醇的形式存在。

以辅酶形式存在时，维生素 B_6 通常以磷酸吡哆醛（PLP）的形式参与大量的生理活动。它具有转氨基作用，能把一个氨基从一个供体氨基酸转移到一个受体氨基酸中，形成另一种氨基酸。它具有脱羧作用、脱氨基作用、参与氨基酸的侧链裂解、脱水及转硫化作用，可以参与糖原的分解代谢、脂肪的代谢。此外，它也能影响免疫功能和神经系统功能，可降低同型半胱氨酸。

维生素 B_6 的营养水平通过24小时尿中维生素 B_6 含量测定、色氨酸负荷试验、血浆吡哆醇含量这些来评价。

维生素 B_6 的需要量与蛋白质的摄入有关。维生素 B_6 的需要量随蛋白质的摄入量增加而增加。维生素 B_6 的适宜摄入量为1.2～1.5毫克／天。可耐受最高摄入量为儿童50毫克／天，成人100毫克／天。

维生素 B_6 普遍存在于动植物性食物中，但含量一般都不高。肉类、全谷类产品、蔬菜和坚果类含量相对比较高。维生素 B_6 的生物利用率比较低，相对而言，动物性食物生物利用率要高于植物性食物。

维生素 B_6 缺乏会引发色氨酸代谢失调、尿中尿酸、草酸盐排出增高，导致肾结石。维生素 B_6 的缺乏主要表现为容易疲倦、皮肤出现红斑和脂溢性皮炎、食欲不振、失重、呕吐、下痢等。维生素 B_6 缺乏常与其他B族维生素缺乏同时存在。

叶酸

叶酸是指有相关生物活性的一类同效维生素，包括喋酰谷氨酸结构，由喋啶、对氨基苯和甲酸3种成分组成。

叶酸是一种淡黄色结晶粉末，微溶于水，其钠盐易溶解，不溶于乙醇和乙醚等有机溶剂。叶酸对光、热、酸性溶液都不稳定，烹调过程中损失也高。在碱性溶液中，叶酸对热稳定。

四氢叶酸是体内一碳单位转移酶的辅酶，分子内部N5、N102个氮原子能携带一碳单位。四氢叶酸能够把一碳单位从一个化合物传递到另一个化合物，碳单位与多种物质合成，生成嘌呤、胸腺嘧啶等。叶酸可促进各种氨基酸之间的互相转变，在蛋白质合成中起重要作用，并通过蛋氨酸代谢影响磷脂、肌酸、神经介质的合成。

叶酸在肠道吸收后，经门静脉进入肝脏，在胃肠道几乎完全被吸收，主要贮存在肝内。由胆汁排至肠道中的叶酸可再被吸收，形成肝肠循环。

血清叶酸含量可以反映近期叶酸摄入状况；红细胞叶酸的含量能够反映体内叶酸的贮存情况；血浆同型半胱氨酸含量也可以用来测定叶酸的营养水平。

叶酸的摄入量以膳食叶酸当量表示，成人的推荐摄入量为400微克DFE/天。微克DFE为膳食叶酸当量，等于膳食叶酸（微克）+1.7X叶酸补充剂（微克）。成人、孕妇及母乳的可耐受最高摄入量值为1000微克DFE/天。

叶酸广泛存在于动植物食物中。动物肝脏、豆类、坚果、绿叶蔬菜、水果、酵母等叶酸含量都十分丰富。

叶酸缺乏时，骨髓中幼红细胞分裂增殖度减慢，同时引起血红蛋白合成减少，导致巨幼红细胞贫血；孕妇缺乏叶酸会导致流产，胎儿神经管畸形，还可导致眼、口唇、腭、胃肠道、心血管、肾、骨骼等器官的畸形发生。

泛酸

泛酸也称遍多酸，能溶于水、醋酸乙酯、冰醋酸等，略溶于乙醚、戊醇，几乎不溶于苯、氯仿，具有右旋光性。

泛酸在很多代谢中都起着重要作用。它对脂肪酸具有合成与降解作用，能促进类固醇激素、维生素A、维生素D等类异戊二烯衍生物的合成。此外，它对三羧酸循环与氧化供能、膜磷脂的合成以及氨基酸的氧化降解等都有着重要意义。

泛酸的营养水平可以通过全血泛酸浓度来测定，如果正常全血泛酸浓度为2毫克/升左右，浓度小于1毫克/升，可认为泛酸缺乏或不足。建议膳食泛酸每日适宜摄入量为5毫克/天，孕妇和哺乳期妇女可以适当增加。

泛酸的食物来源很广泛，存在于所有动物和植物细胞中。肉类、内脏、蘑菇、鸡蛋、甘蓝、酵母、全谷类食品都含有丰富的泛酸。

泛酸缺乏伴随着三大营养和维生素摄入不足而发生。泛酸缺乏会导致代谢受阻，主要表现为易怒、头痛、抑郁、疲劳、冷淡、恶心、呕吐、麻木、肌无力、低血糖、肌肉痉挛等症状。

维生素 B_{12}

维生素 B_{12} 又称之为氰钴胺素，是一组含类咕啉化合物。

维生素 B_{12} 是一种浅红色的针状结晶，易溶于水和乙醇，在弱酸条件下最稳定，在强酸或碱性溶液中发生分解，加热、遇强光和紫外线的条件下容易被破坏。

维生素 B_{12} 在机体的许多代谢中都起着重要的作用。它以两种辅酶的形式参与生化反应，作为蛋氨酸合成酶的辅酶参与同型半胱氨酸甲基化转变为蛋氨酸，作为甲基丙二酰酶A异构酶的辅酶参与甲基丙二酸-琥珀酸的异构化反应。

食物中的维生素 B_{12} 与蛋白质结合，进入人体消化道内，在胃酸、胃蛋白酶及胰蛋白酶的作用下被释放，在回肠被吸收。人体内维生素 B_{12} 的贮存量很少，有2～3毫克在肝脏。它主要从尿排出，部分从胆汁排出。

血清全转钴胺素Ⅱ是反映维生素 B_{12} 营养水平负平衡的早期指标；血清全结合咕啉和血清维生素 B_{12} 浓度也可以反映其营养水平。

维持正常功能的可吸收的维生素 B_{12} 最低需要量为0.1微克／天。建议维生素B12的适宜摄入量值为2.4微克／天。

膳食中维生素 B_{12} 的主要食物来源为动物性食物，如动物肝脏、肾脏、牛肉、猪肉、鸡肉、鱼类、蛤类。乳及乳制品中维生素 B_{12} 含量少，植物性食物基本不含有维生素 B_{12}。维生素 B_{12} 不易被胃吸收，大部分经小肠吸收。

膳食维生素 B_{12} 缺乏很少见，大多是由于吸收不良而起的，多见于素食者。胃黏膜缺乏分泌内因子的能力、慢性腹泻、寄生虫感染等问题都可能会引起维生素 B_{12} 的缺乏。维生素 B_{12} 缺乏会引起巨幼红细胞贫血、高同型半胱氨酸血症、精神抑郁等症状。

肌醇

肌醇又称环己六醇，是一种生物活素，一种水溶性维生素，属于B族维生素中的一种，和胆碱一样是亲脂肪性的维生素。

肌醇在自然界存在有多个顺、反异构体。80℃以上从水或乙酸中得到的肌醇为白色晶体，味甜、溶于水和乙酸、无旋光性。

肌醇可由玉米浸泡液中提取，主要用于治疗肝硬变、肝炎、脂肪肝、血中胆固醇过高等病症。肌醇化合物分布在植物和动物中，另外游离态的肌醇主要存在于肌肉、心脏、肺脏、肝脏中，是磷脂的一种磷脂酰肌醇的组成成分。

肌醇有缓和情绪，降低胆固醇，预防血管硬化的功用。它是卵磷脂的重要物质，也是脂肪和胆固醇代谢的必要营养素，能帮助脂质从肝脏中转移。

肌醇的摄入量建议一般为每日250~500毫克。动物肝脏、啤酒酵母、葡萄柚、葡萄干、麦芽、未精制的糖蜜、花生、甘蓝菜等都含有丰富的肌醇。

肌醇的缺乏会引起动脉粥状硬化、便秘、掉发、易怒、情绪不稳定、皮肤破损等病症。高剂量的肌醇可用于治疗忧郁症、冲动性人格障碍及焦虑症。

值得注意的是：服用肌醇时，必须和胆碱及其他B族维生素同时服用；常喝咖啡的人要多摄取肌醇。

对氨基安息香酸

对氨基安息香酸简称PABA，是水溶性维生素的一种，叶酸的基本构造之一，也是合成泛酸的物质，人体内可自行合成。

对氨基安息香酸可借由小肠中细菌转换成叶酸。它能分解和利用蛋白质的辅酶，帮助红血球的形成，预防贫血。它有助于泛酸的吸收，并能提高其效果。此外，对氨基安息香酸可帮助维持肠道菌的健康，减少压力过大和营养缺乏造成的白发现象，保护机体免受二手烟、臭氧、空气污染的危害，减少关节炎的发炎情形，加强关节的柔软度。

对氨基安息香酸的缺乏可能会导致忧郁症、易疲劳、肠胃不适、焦虑、神经质、皮肤颜色异常等病症。目前尚未发现其毒性报告，但长期大量服用可能会引起恶心或呕吐等不适症状。

目前对氨基安息香酸的建议用量还没有明确规定。其食物来源主要有：肾脏、肝脏、糖蜜、蘑菇、菠菜、米、糠、小麦胚芽、未精制的谷物等。优质的B族维生素和综合维生素产品中，一般多含有30~100毫克对氨基安息香酸。

值得注意的是，水、酒精、动情激素、食品加工都会给对氨基安息香酸造成破坏。

维生素E

维生素E又称生育酚，包括生育酚和生育三烯酚两类共8种化合物。这8种异构体化学结构极为相似，但生物学活性却相差甚远。

维生素E为浅黄色油状液体，溶于酒精、脂肪和脂溶剂，不溶于水，对酸稳定。无氧条件下，维生素E对光、热、碱性环境相对稳定；在有氧条件下，维生素E对光、热、碱不稳定，易氧化。油脂酸败可加速维生素E的吸收。

维生素E是非酶抗氧化系统中最重要的抗氧化剂，它能够清除体内的自由基并阻断其引发的链反应，可抑制细胞膜脂质的过氧化反应，抑制血小板在血管表面凝集和保护血管内皮，具有预防动脉粥样硬化等心血管疾病的作用。此外，它能减少褐脂质的形成，保护T淋巴细胞，维持人体的免疫功能，对神经系统和骨骼肌起保护作用。

维生素E的营养状况可以通过血清维生素E水平、红细胞溶血试验来测定。维生素E的需要量随生理期的不同而有所变化。妊娠期、哺乳期妇女和老人可以适当地增加维生素的补给。营养学会建议成年男女为14毫克／天，可耐受最高摄入量为800毫克／天。

值得注意的是：多不饱和脂肪酸、口服避孕药、阿司匹林、酒精饮料等都会增加维生素E的需要量。

食用植物油的总生育酚含量最高，谷类、坚果类、豆类、蛋类食物中维生素E含量也很高，肉类、鱼类、果蔬类食物中维生素E含量比较少。

维生素E广泛存在于各种食物中，并能在人体各组织中储存，可重复使用。维生素E缺乏会导致早产儿发生溶血性贫血。成年人维生素E缺乏一般都是疾病所致，主要表现为肌肉营养不良、生殖障碍、心血管系统和神经系统损伤，肌肉协同性下降等病症。

糖尿病的特别营养素补充

铬元素

现代人普遍缺乏铬，人体不能自身合成铬，只能从食物中摄取。铬主要存在于谷物的表皮中，但由于粮食在生长过程中使用大量化肥和粮食精加工造成铬的损失，人们长期食用精加工粮食，必然会导致体内缺铬。国际上推荐的每日铬摄取标准为50～200微克，实际正常人很难达到，所以正常人也需要少量补充铬。糖尿病患者由于代谢紊乱，体内排出的铬远远多于正常人，同时还存在将铬转化成活性铬的能力低，以及对铬的利用率差的问题，所以，糖尿病患者特别需要补铬。

在日常生活中，糖尿病患者应该多吃一些粗粮来补充铬元素，在干酪、蛋、肝、苹果皮、香蕉、牛肉、面粉、鸡以及马铃薯等食品中也含有比较丰富的铬元素，可适当选择。

建议补充量：每日200～400微克。

维生素C

现代医学实验证明，糖尿病患者每天如果摄取高剂量的维生素C

2000毫克,可以有效降低机体红细胞内山梨醇的凝结,进而抑制蛋白质的糖化作用。山梨醇的凝结和蛋白质的糖化是糖尿病引发眼睛和神经细胞病变的两大主要因素。也有科学报告指出,每天给Ⅰ型糖尿病患者补充500毫克的维生素C,两个月中有近30天时间里,患者的山梨醇凝结有降低状况。

由此可见,补充一定量的维生素C,可以有效防治糖尿病神经、血管和眼睛并发症的发生。

建议补充量:每日约2000毫克。

烟酸

烟酸广泛存在于动植物食物中,其来源有动物肝、肾、瘦肉、全谷、豆类等,乳类、绿叶蔬菜也有相当含量。维生素B_3除了直接从食物中摄取外,也可以在体内由色氨酸转化而来,平均约60毫克色氨酸转化1毫克维生素B_3。

烟酸可以通过营养调查、尿中烟酸代谢产物的排出量、血浆代谢产物水平及NADH、NADPH的含量来测定。烟酸的需要量与能量消耗有关。色氨酸在体内可转化为烟酸,蛋白质摄入的增加可减少烟酸的摄入量。营养学会建议烟酸参考摄入量为14毫克当量/天,可耐受最高摄入量为35毫克当量/天。

建议补充量:每日约500毫克。

钒

美国知名糖尿病专家罗伯特·吉勒通过使用天然矿物质钒,帮助其患者稳定血糖值。有报告显示,让糖尿病患者每天摄取150毫克的硫酸钒,6个星期后,其血糖值从16.67毫摩尔/升降低到8.89毫摩尔/升左右。

值得注意的是:钒与铬不能同时服用。

建议补充量:每日约125毫克。

必需脂肪酸

ω-6系列脂肪酸,富含在各类植物及蔬菜油中(如红花油、葵花籽油、玉米胚芽油、南瓜籽油、核桃油、麦胚油、大豆油、芝麻油、花生油),ω-3系列脂肪酸富含于亚麻籽中和海生动物体内的鱼油(EPA、DHA),菜籽油、大豆油和核桃油中也有少量的ω-3系列脂肪酸。

常用油脂必需脂肪酸含量表			
油脂名称	必需脂肪酸(%)	油脂名称	必需脂肪酸(%)
花生油	80	羊脂	2.0
豆油	87	牛脂	3.9
向日葵油	64	鸡油	24.7
猪油	6.3	鱼油	6.4

糖尿病患者每天可以有针对性地选择上述油类或其他食物，来补充必需脂肪酸。

建议补充量：每日约2000毫克。

生物素

生物素是很容易被忽视的重要营养素，这是因为它产生在小肠，且必须依赖肠内有益细菌的帮助才能发挥作用。生物素是人体内多种酶的辅酶，参与体内的脂肪酸和碳水化合物的代谢；促进蛋白质的合成；还参与维生素B_{12}、叶酸、泛酸的代谢；促进尿素合成与排泄。

此外，医学研究发现，生物素在降低血糖、防治糖尿病方面具有比较明显的疗效。多项实验已经证明，生物素可以增加人体对胰岛素的敏感度，并且可以活化体内一种叫做醣化激酶的酵素，而醣化激酶是一种促进肝脏利用血液中葡萄糖最重要的酵素之一。因此，补充一定量的生物素，对糖尿病患者来说，可以帮助其降低空腹时的血糖值，使血糖稳定在一定的水平。

建议补充量：

建议糖尿病患者每天摄入5毫克，临床上最高是每天16毫克。对于糖尿病神经病变患者，可先进行肌内注射生物素10毫克／天，持续6周，接下来6周每周进行3次注射，之后每天口服5毫克，可以明显改善病情。

第二章

糖尿病的运动疗法

运动对机体葡萄糖调节的影响

运动疗法在糖尿病的防治当中起着很重要的作用,它与饮食、药物、教育并称为治疗糖尿病的"四驾马车"。长期有规律的科学性体育运动,再配合饮食治疗和药物治疗等疗法,能使糖尿病的治疗达到最佳的效果。运动疗法对治疗糖尿病最大的作用体现在对糖尿病患者机体葡萄糖的调节上,运动可使患者全身组织对葡萄糖的利用增加,从而可以不同程度地降低血糖水平,有效控制糖尿病。

运动对机体葡萄糖的调节主要是通过调节胰岛素来实现的,胰岛素是机体内唯一能够降低血糖的激素,胰岛素能促进全身组织对葡萄糖的摄取和利用,并抑制糖原的分解和糖原异生。胰岛素分泌不足或胰岛素受体缺乏常导致血糖升高,若超过肾糖阈值,则糖从尿中排出,引起糖尿,导致糖尿病的发生。

运动可以增加人体全身组织对胰岛素的敏感性,改善糖代谢紊乱。肌肉组织是胰岛素敏感性增加的最主要部位,运动锻炼可以增加肌肉组织对胰岛素的敏感性:

(1)运动可以增加肌细胞膜上胰岛素受体的数量,提高胰岛素与受体的结合力;

(2)运动可以增加肌细胞内葡萄糖转运蛋白4(GLUT4)的含量;

(3)运动可以提高肌细胞内糖原合成酶和氧化代谢酶的活性,使肌糖原的储存能力和氧化代谢能力增强。

运动提高了机体对胰岛素的敏感性,降低了对胰岛素的抵抗性,胰岛素分泌增加。而胰岛素的增加可以提高机体对葡萄糖的利用,抑制糖原的分解和糖原异生,改善血液循环,从而有效降低血糖水平。胰岛素对葡萄糖的调节主要是通过以下几个方面得以实现的。

(1)促进肌肉、脂肪组织等处的靶细胞细胞膜载体将血液中的葡萄糖转运入细胞。

（2）通过共价修饰增强磷酸二酯酶活性、降低环磷酸腺苷（cAMP）水平、升高环磷酸鸟苷（cGMP）浓度，从而使糖原合成酶活性增加、磷酸化酶活性降低，加速糖原合成、抑制糖原分解。

（3）通过激活丙酮酸脱氢酶磷酸酶而使丙酮酸脱氢酶激活，加速丙酮酸氧化为乙酰辅酶A，加快糖的有氧氧化。

（4）通过抑制PEP羧激酶的合成以及减少糖原异生的原料，抑制糖原异生。

（5）抑制脂肪组织内的激素敏感性脂肪酶，减缓脂肪动员，使组织利用葡萄糖增加。

由以上可以看出，运动疗法是通过增加全身组织对胰岛素的敏感性来达到调节机体葡萄糖水平的作用的，从而有效降低糖尿病患者的血糖水平。因此，对于糖尿病患者来讲，坚持运动疗法，对其治疗糖尿病有着很重要的作用。

糖尿病患者与运动

运动对于葡萄糖有调节作用，对于糖尿病患者来说，运动疗法的作用与益处远非如此。运动不仅可以降低糖尿病患者的血糖水平，还在改善脂类代谢、心肺功能、降低血压、降低体重、防止骨质疏松、陶冶情操等方面有着非常重要的作用。因此，糖尿病患者应该积极参加体育锻炼，并持之以恒。我们可以从下面的内容了解到运动对糖尿病患者的益处与治疗作用。

· 改善脂类代谢。运动可以加速脂肪的分解，降低血脂和控制肥胖。可以提高肌肉脂蛋白酶的活性，加速极低密度脂蛋白的降解，使部分极低密度脂蛋白的密度达到高密度脂蛋白水平，增加高密度脂蛋白的含量，提高高密度脂蛋白与低密度脂蛋白的比值，使低密度脂蛋白胆固醇和三酰甘油水平下降，这对预防动脉粥样硬化、冠心病及周围血管病变等严重并发症有着重要意义。

· 改善心肺功能，降低血压。运动能提高最高摄氧量，增加血管弹性，降低血压；使血液循环和呼吸功能加强，氧供应量增加，使人的心肺功能得到锻炼。因此，运动对糖尿病并高血压有一定的防治作用，尤其是轻中度的高血压。

· 降低体重。相关数据表明，有将近80%的Ⅱ型糖尿病患者体重超过标准值，肥胖妨碍了胰岛素在体内的作用。而长期运动可减少体内脂肪，从而达到减轻体重的效果。体重的降低可以使胰岛素受体数上升，机体对胰岛素敏感性提高，有效减轻胰岛素血症和胰岛素抵抗。

此外，长期锻炼还可以使脂肪组织中的肥胖基因表达增加，瘦素产生增加，抑制下丘脑饮食中枢，减少食物摄入，使机体产热，起到减肥降脂的作用。

· 防治骨质疏松。随着年龄的增加，女性绝经以后经常会出现骨质疏松，糖尿病会使这种状况更加恶化，但体育运动可以防止这一情况的进一步恶化。

· 改善凝血功能。对于糖尿病患者来讲，体育运动会增加血小板数量和血小板活性，激活其凝血机制。更重要的是，体育运动可以促进凝血酶生成和纤溶酶活性，减少血小板聚集和血栓形成。

· 消除压力、增强患者战胜疾病的信念。过大的精神压力可能会诱发糖尿病的产生或使糖尿病进一步恶化。运动则会改善这一情况，研究显示，运动时，糖尿病患者脑部会分泌一种名为β－内啡肽的激素，这种物质能激活脑细胞、振奋精神，使人心情愉快，保持良好的心理状态，防止细胞老化，并提高身体的免疫力和自愈力。

· 运动还可以陶冶情操，培养生活情趣，放松紧张情绪，提高生活质量。

总之，适当的体育运动能促进人体新陈代谢，降低血糖、血脂，提高糖尿病患者的身体抵抗能力，促进糖尿病的治疗。所以，应鼓励所有糖尿病患者积极参加体育锻炼，并持之以恒。

运动治疗的原则

准备活动必不可少

采用运动疗法的糖尿病患者在进行体育运动前，首先要做的一件事便是准备活动。必须先做15分钟左右的热身运动，使全身肌肉活动起来，避免运动时肌肉拉伤。例如，在跑步或快走前可以先做一些伸腰、踢腿动作，再慢走10分钟，使身体活动起来，心率达到运动要求的频率。还要注意的是，在运动快结束时不要骤然停止，也要做一些整理运动，最好是10分钟左右的恢复运动。如慢跑半个小时后，可以逐渐变为快走、慢走、逐渐放慢脚步，然后伸伸腰、压压腿、再坐下休息。记住，突然开始运动或骤然结束运动容易导致事故的发生。

循序渐进量力而行

糖尿病患者在进行体育锻炼活动时应遵守循序渐进的原则，运动量要由小到大，运动时间由短到长，动作由易到难，这样可以保证机体逐步适应。在开始时，可以先保持小量运动5～10分钟,然后再逐渐加量,持续20～30分钟,一般在1～2个月内逐渐将运动时间从5～10分钟延长到20～30分钟。此外,运动也要保持适度,不片面追求运动时间和强度,否则可能会适得其反。如果遇到身体不适或天气不好,可以暂停运动或移到室内进行,运动要量力而行,以舒适为度。

坚持锻炼持之以恒

糖尿病患者在身体不适或天气不好时可灵活地选择休息或进行其他活动,但这并不意味着在采用运动疗法时可以随时中断。运动疗法要想取得一定的效果,必须遵守长期坚持、持之以恒的原则,决不能三天打鱼、两天晒网。只有坚持下去才能达到降糖、降脂、降血压、降低血液黏度等效应,达到治疗糖尿病的目的。

配合治疗效果更好

长期坚持运动疗法能起到治疗糖尿病的功效,但也不能过分依赖运动疗法,它并不是万能的,必须与饮食或药物治疗等疗法有机结合,才能起到相应的效果。比如,糖尿病患者在进行体育运动后,血糖有所下降,就以为达到治疗的效果了,而放松了饮食控制,随意增加含量,或者随意减少药物用量甚至停药,

这样就会导致运动疗法前功尽弃,病情也可能进一步恶化。

不适合采用运动疗法的情况

对糖尿病患者来讲,运动疗法在其治疗过程中十分重要。但是,并不是所有的糖尿病患者都适用运动疗法。在很多的情况下,运动疗法可能会使患者病情进一步恶化。因此,对这些情况必须加以重视。

(1) 严重代谢异常;

(2) 患有糖尿病并发症,如患有糖尿病性神经病变、视网膜病变、肾病、高血压和动脉硬化等症状时不宜采用运动疗法;

(3) 患有心律失常、心绞痛等心脏疾病;

(4) 四肢麻木或走路时感到脚部剧烈疼痛;患有神经痛、腰痛等疾病;

(5) 由糖尿病性视网膜病变而引起眼底出血的情况;

(6) 患有足部坏疽;

(7) 氮质血症和血肌酐增多;

(8) 由于感冒而引起发热;

(9) 膝盖和足部关节障碍。

(10) 其他应激情况。包括各种感染、心脑血管病变尚未稳定时,糖尿病酮症酸中毒或高渗性非酮症糖尿病昏迷的恢复期。

糖尿病的运动治疗方法

运动的形式多种多样。糖尿病患者的运动疗法中涉及的运动基本上都是一些不太剧烈、任何人都可以进行的运动。在糖尿病的治疗中,最好选择有氧运动,因为,医学研究证明,有氧运动在治疗糖尿病的运动疗法中是最为有效的,患者在运动时不断吸入氧气,能使体内的糖分和脂肪充分燃烧,可以达到明显控制血糖的功效。治疗糖尿病的有氧运动包括散步、慢跑、体操、游泳、瑜伽等,下面将对此进行相关的介绍。

散步健身法

散步是一种简便易行且十分有效的锻炼方法。其优点是不受时间地点的限制,运动强度较小,对年龄较大、身体较弱的糖尿病患者来讲是一种十分安全的健身方法。糖尿病患者如果长期坚持散步,对其身体代谢、降低血糖等有十分良好的功效。据相关报道,中老年人以 3000 米每小时的速度散步 1.5～2 个小时,其代谢率增高 48%;糖尿病患者经一天的徒步旅行,其血糖水平可降低 3.4 毫摩尔／升。散步能促使肌糖原和血液中葡萄糖的利用,因而有降低血糖的功效。研究证明,饭后血糖的升高与运动强度成负比例。因此,糖尿病患者每天进行 1～3 次,每次持续 20～30 分钟散步运动,对糖尿病的治疗是十分有益的。下面介绍一种定量散步法:在 30°斜坡的路上散步 100 米,以后逐渐增加在 50°斜坡的路上散步 2000 米,或在 30°～50°斜坡的路上散步 15 分钟,接着在平地上散步 15 分钟。

慢跑健身法

慢跑也是一种比较轻松的锻炼方法,其运动强度大于散步,适合年轻、身体条件较好,有一定锻炼基础的糖尿病患者。其优点是不需任何器械,不受时间、地点限制,运动效果好,运动量易控制。缺点是下肢关节受力较大,容易引起膝关节和踝关节疼痛。慢跑以清晨进行最好,开始前做 3～5 分钟准备活动,速度以每分钟 100～200 米为宜,每次时间半个小时左右。结束后,不要突然停下来,要缓行或原地踏步,调匀呼吸。

保健操

第一节扩胸运动:两臂置胸前屈肘,掌心向下。两臂经前向后摆,还原成立正姿势。重复 8 次。

第二节振臂运动:左臂上举,同时右臂向后摆,左臂经前向下,向后摆,同时右臂经前向上举。重复 16～20 次。

第三节踢脚运动：两手叉腰，左脚前踢，与上体成90°，左腿还原；右腿前踢，与上体成90°，右腿还原。交替重复16～20次。

第四节体侧运动：左脚侧出一步，脚尖点地，同时两臂侧举。左臂弯曲至背后，前臂贴于腰际；同时右臂上举，身体向左侧屈两次，还原。出右脚，换相反方向做，动作相同。重复8次。

第五节腹背运动：两臂经体前上举，掌心向前，抬头，体后屈。体前屈，手指尽量触地。上体伸直，屈膝半蹲，同时两臂前举。

第六节原地跳跃：两脚跨并立，同时两手叉腰。连续跳20～30次。

第七节原地踏步：两臂自然放松，随踏步做前后摆动。连续踏步30次左右。

登山、登楼梯

户外登山可以显著提高腰、腿的力量，增强心、肺功能，增强抵抗能力，促进新陈代谢。此外，对于糖尿病患者，可以提高身体对胰岛素的敏感性，增强其控制血糖的能力。对于病情较严重、体质较弱的中老年人可改为登楼梯，同样能达到类似功效。登山、登楼梯运动的时间最好是在饭后半小时，可以有效防止发生低血糖。

游泳

游泳是一种全身性运动，它可以有效增强人体神经系统的功能，改善血液循环，提高人体对营养物质的消化和吸收，增强体质，提高抵抗能力。要科学地掌握游泳的运动量，这样既可达到锻炼目的，又不至于过于疲劳而使身体发生不良反应。对于糖尿病患者，采取游泳方式来锻炼身体，要根据年龄、体质来控制运动量。年轻、身体强壮者可每周进行2次大运动量的游泳锻炼，中年人宜中运动量，老年人则适宜小运动量的游泳锻炼。

太极拳

太极拳是我国传统的健身运动，它对于体质较弱、不适宜进行大运动量的糖尿病患者而言是一种比较好的锻炼方式。而且太极拳能疏通经络，调理气血，促进血液循环，对防治糖尿病并发症有着良好作用。

骑自行车

骑自行车是一项中等强度的运动，简便有效，适合身体条件较好的糖尿病患者。不宜在马路上进行，因为一来速度不快，运动强度不是很大，另外在马路上车来车往很不安全。可以应用功率自行车在室内锻炼，也可在运动场内进行，速度以8.5～15千米／小时为宜。

适应人群和禁忌人群

适应人群

（1）运动疗法适合于Ⅱ型糖尿病患者，尤其是肥胖的患者。此类患者采取适当的运动，可消耗体力和热能，从而抑制热能转换为脂肪，有效减轻肥胖患者的负担。

（2）运动疗法适于胰岛素治疗，病情比较稳定的Ⅰ型糖尿病患者。适当的运动有助于提高此类患者的生活质量。

（3）运动疗法适合于有动脉硬化、高血压、冠心病等并发症但不严重的糖尿病患者，运动有助于此类患者控制并发症的发展。

（4）空腹血糖一般在11.0～16.7毫摩尔／升以下的糖尿病患者可采取适当的体育锻炼。

禁忌人群

（1）血糖控制不佳、不稳定型糖尿病患者。特别是空腹血糖水平大于16.7毫摩尔／升的Ⅰ型糖尿病患者更不宜采取运动，因为运动会降低血糖，在胰岛素作用的高峰时刻，如上午11点，很容易引起患者低血糖而昏迷。

（2）胰岛素严重缺乏的Ⅰ型糖尿病患者。此类患者不宜参加体育运动，因为运动会使其肝糖原输出增多，但胰岛素缺乏，肌肉对葡萄糖的利用不能相应增加，会引起血糖增高，使病情加重，严重的还会出现酮症酸中毒。

（3）合并Ⅳ期以上视网膜病变、眼底有活动性出血的患者。运动时容易使其血压升高，诱发眼底再次出血，严重的大出血会导致失明。

（4）合并较重的糖尿病肾病、肾功能不全、大量尿蛋白患者。运动会使此类患者血压升高，增加其尿蛋白排出，加重肾病的发展。

（5）合并严重高血压、缺血性心脏病、近期有心绞痛的糖尿病患者。运动会加重其心脏负担、诱发心绞痛，严重的可能会导致心肌梗死。

（6）有严重感染、发热、活动性肺结核的糖尿病患者。

（7）注射胰岛素后未进食者以及口服降糖药后经常出现低血糖的糖尿病患者，不宜参加体育运动，尤其在胰岛素作用最强的时候，很容易出现低血糖。

（8）有严重的糖尿病神经病变、下肢感觉缺失、足部溃疡(坏疽)者，不宜参加体育运动。

（9）伴有急性感染、酮症酸中毒等急性并发症的糖尿病患者。

（10）妊娠、呕吐、腹泻及有低糖倾向的糖尿病患者。

(11) 老年人糖尿病合并老年痴呆症患者不宜单独进行户外体育锻炼。

运动前的身体检查评估

运动对糖尿病患者有着特殊的作用，但因为糖尿病患者本身的特殊性，这就限制了其运动的随意性。糖尿病患者如果要进行运动，必须考虑一系列的问题，如是否适合运动，运动量多大最合适，哪种运动更适合，运动中需要注意什么等。因此，在运动之前，糖尿病患者必须进行身体的检查评估，如果随便选择不适当的运动，可能会使病情更加恶化。

应该到医院做一次全面的检查，包括血糖、糖基化血红蛋白、血压、心电图、眼底、肾功能、心功能和神经系统检查。如果年龄已经超过40岁，最好做运动激发试验后的心电图，以此来判断心功能是否适合运动。

要时刻监测身体血糖水平。在血糖控制不良的情况下，不宜参加运动。如果患者在一段时间内出现多吃、多饮、多尿、体重减少，甚至出现脱水情况，则代表其血糖过高，应该停止任何运动，直到血糖水平得到平衡控制。如果患者出现饥饿、头昏眼花、四肢无力、冒冷汗等症状，则表示其血糖过低，在这种情况下如果进行运动，很容易使脑部和心脏受到损伤。

血糖值与运动

血糖值在5.56毫摩尔/升以下，应该补充点心后再运动。可以喝一杯240毫升的纯牛奶。

血糖值在5.56毫摩尔/升以上，则不需要补充点心。

血糖值在3.89毫摩尔/升以下或13.89毫摩尔/升以上时，应该停止运动。

生理功能评估。糖尿病患者的生理功能评估主要包括三项：体能、体重指数（BMI）和代谢功能。体能包括耐力、心肺功能、肢体关节、平衡协调能力等，如果患者体能状况不是很理想，运动就应该从轻量级开始，不可贸然开始剧烈运动。体重指数（BMI）是利用身高和体重的比例来衡量体型，太胖的患者应该注意避免剧烈运动，以防膝盖和关节部位受伤。代谢功能的评估主要是血脂、血压和尿酸三项。

体重指数（BMI）

BMI是Body Mass Index的缩写，意思是体重指数。计算公式：BMI＝体重（千克）/身高（米）的平方

BMI值	18.5以下	18.5～24	24～30	30以上
身体状况	太瘦	适中	略胖	过胖

除了血糖不稳定或其他糖尿病症状，另外的一些问题也需要引起糖尿病患者的注意。如气喘、癫痫、怀孕等，这些在运动前或运动中都要特别注意，不要引起不必要的麻烦。

运动时间的选择

以进食来选择运动时间

一般来讲，糖尿病患者在每次进食后半小时到一小时之间，血糖会升到最高点，然后才缓慢下降，直到下一次进食再回升。因此，从事运动最佳的时间，便是进食后半小时到一小时之间，因为在这段时间运动，可以快速消耗糖质，维持血糖的稳定。反过来，糖尿病患者在空腹时不宜做运动，因为空腹时体内的葡萄糖几乎全都消耗，而运动会加速血糖下降，从而可能造成低血糖。另外，在胰岛素作用最强的时候也不宜做运动，如上午11点，也容易引起低血糖。

以血糖的变化来决定运动时间

时刻监测血糖值。当血糖在3.89毫摩尔／升以下，应停止运动，吃15克碳水化合物，等20分钟再量一次；如果在4.44毫摩尔／升以下，再吃15克碳水化合物，等20分钟再量一次；若血糖在4.44～6.67毫摩尔／升，可以开始缓慢运动，运动中如果需要，还可补充一些碳水化合物。

若血糖在3.89～5.56毫摩尔／升，吃15克碳水化合物，继续运动，在运动中如果需要，可补充一些碳水化合物；若血糖在4.44～5.56毫摩尔／升，继续运动，在运动中如果需要，可补充一些碳水化合物；若血糖超过5.56毫摩尔／升，继续运动，在运动中如果需要，可补充一些碳水化合物；若血糖超过13.89毫摩尔／升，停止运动直到血糖恢复稳定。

（注：15克碳水化合物相当于一个小苹果或小桃子，一小袋水煮马铃薯条，一片饼干，一杯不含酒精的饮料。）

糖尿病患者不宜晨练

很多人认为早上空气新鲜，这时候锻炼效果最好。但对于糖尿病患者来讲，选择清晨锻炼并不是一个很好的选择。第一，清晨气温比较低，部分糖尿病患者并发心脑血管功能不全者，在冷刺激下血管会强烈收缩，容易引起心脑血管病发作。第二，清晨锻炼大都处于空腹状态，糖尿病患者自身调节血糖稳定的能力较差，容易引发低血糖。

第三，清晨近地面逆温层使空气在早6时之前最不易扩散，空气污染物深度很高，经呼吸道吸入的灰尘、细菌、污染微粒会显著增加，而糖尿病患者抵抗力比较差，容易引起呼吸道感染。

运动强度的选择

糖尿病患者在进行运动时，除了要注意时间上的选择，还要注意运动强度和运动频率的选择，因为运动的强度与频率直接影响到运动疗法的效果。运动强度过低，对血糖影响较小，强度过高，容易引起低糖反应，因此，糖尿病患者应该以中等强度的运动为宜，这样才会对降血糖和尿糖有明显作用。运动频率因人而异，但有一个要求就是要持之以恒，最好是每天都能进行，如果做不到每天坚持，则每个星期至少坚持3天或者隔一天进行一次。

那么，糖尿病患者如何来衡量自己适合什么强度的运动呢？一般来说，有两个标准：一方面是生理的承受能力，另一方面则是心理的承受能力。因此，下面就介绍两种测量方法来衡量运动强度是否适合自己身体状况。

心率测量法

心率测量法是一种比较简单但实用的用来衡量自己适合什么运动强度的方法。糖尿病患者在运动前，佩戴一个有秒针的手表或秒表，在运动进行中，每5～10分钟便测量一次，然后将脉搏数进行以下计算：

最大心率＝220－年龄

储备心率＝最大心率－休息时的心率

目标心率＝储备心率×各型运动百分比＋休息时心率

运动强度	储备心率所占比例
轻量级	30%
中等强度	30%～70%
高等强度	70%以上

这三个数值中储备心率代表长时间内可维持的心跳数，目标心率代表理想运动时的心跳数。举个例子：假设王先生的年龄是50岁，休息时的心率是65。那我们就可以算出他的最大心率为170，储备心率为105。如果王先生想进行轻量级的运动时，那他就应该把自己的心率控制在一分钟96.5次（目标心率＝105×30%＋65=96.5）。其他的运动强度心率值依照公式计算即可得出。

在临床工作中为了方便，常按年龄计算出靶心率（靶心率最简单的计算公式为：靶心率＝170－年龄），如果运动中的心率接近靶心率，说明运动强度适度，如果运动中的心率明显快于靶心率,应当减小运动强度,反之可适当加大运动强度。

自觉运动强度测量法

判断运动量是否适度,除了测量心率外,还应该根据患者运动后的反应综合判定。我们可以采用自觉运动强度测量法进行评判。在糖尿病患者运动后,请他按照自己所感觉的难度对运动强度打分。分值以 0~10 表示,0 表示一点感觉都没有,后面数字越大,表示感觉运动强度越难。

运动强度等级	此项运动的感觉
0	一点感觉都没有
0.5	非常非常轻松
1	非常轻松
2	轻松
3	适中
4	有点吃力
5	吃力
6	
7	很吃力
8	
9	
10	相当吃力

一般最适合糖尿病患者的运动,运动强度最适当的范围应在 2~5,超过此范围,可能会使患者在运动过后感到精神不振、疲乏无力、心率加快,应该重新调整运动强度。

制订一套运动计划

制订运动计划的原则

内容明确:计划的内容应该包括做什么运动,何时运动,何地运动,怎么运动等方面。

量力而行:运动计划要根据自己的病情、体质以及其他情况来确定,不能片面追求运动时间与运动量,要合理科学,以身体舒适为度。

长短结合:计划可明确到每一天,在此基础上做好长期运动的计划。

弹性原则:可以在适当的时候对计划的内容进行修改,加入新的可行性运动内容,以达到最佳的锻炼效果。

运动时间的安排

对于糖尿病患者来讲,运动的频率每周应保持 3 次或以上,最好每天一次,这样坚持下去,运动疗法才能达到应有的效果。开始时,可能不是很习惯,但慢慢适应下来,运动疗法的好处就会开始慢慢显现出来。据有关专家研究得出的结论,糖尿病患者每周进行 5 次运动,每次运动时间持续 30 分钟,可以减少糖尿病患者的死亡率。运动的时间也并不是固定不变的,糖尿病患者可根据自己病情、体质的不同适当调整，让自己保持在舒适、没有疼痛和负担的状态。除了时间计量外，糖尿病患者也可采取热量值来选择运动量。一般来讲，运动疗法最理想的目标是患者一天消耗240千卡的热量，可根据下表来计算消耗热量所需的时间（运动时间=240/换算值）。假设王先生体重是70千克，那么他慢跑时间=240/9.7=24.74，大约25分钟。

时刻记录，自我监测

糖尿病患者运动时，应该及时记录下自己的血糖、心跳等数值，这样可以更好地监测自己的病情，并随时做出调整。

每天可以依据下表来填写。

运动记录表	
项目	记录
运动种类	
花费时间	
血糖水平	
心跳数	
运动自觉强度	
血压	

运动治疗的风险

适当的运动对每个人都是非常有益的，而对糖尿病患者来讲，适当的运动既是保健又是治疗，它不但可以增强体质，还有利于控制血糖，减少心血管病的发作，同时还可以起到防止骨质疏松、放松紧张的情绪等作用。然而不恰当的运动也有风险，运动疗法潜在的副作用也应引起重视。

（1）运动增加心脏负担，可能会使缺血性心脏病或高血压恶化，引起心脏功能不全或心律不齐，严重的可能引发心绞痛甚至心肌梗死。因此，并发缺血性心脏病或高血压的糖尿病患者必须在医生的严密监测和指导下进行体育锻炼。

（2）运动时糖尿病患者心率加快，同时外周血管阻力增高，使血压升高。运动后，皮肤血管处于显著扩张状态，产生体位性低血压。

（3）运动时血压升高，再加上某些运动如头低位、提举重物，可能会引起伴有眼底病变的糖尿病患者玻璃体和视网膜出血，增殖视网膜病变性进展。

（4）对于糖尿病肾病的患者，运动时会降低其肾血流量，容易引起缺血性损害，再加上毛细血管对蛋白质通透性增高，会造成尿蛋白排出增多，导致糖尿病肾脏病变。

（5）严重的糖尿病患者，特别是Ⅰ型糖尿病患者，在没有很好控制血糖的情况下，运动会使胰岛素缺乏和拮抗激素分泌增加，导致血糖升高。当胰岛素缺乏时，脂肪分解增加，肝糖异生和糖原分解增加，酮体生成过多，导致尿酮体，甚至发生酮症酸中毒。

（6）Ⅰ型糖尿病患者运动时皮下注射的胰岛素吸收加速，胰岛素处于相对的高水平，会抑制肝糖异生和肝糖原分解，同时部分病人的儿茶酚胺分泌和胰高血糖素分泌受损，导致低血糖的发生。Ⅱ型糖尿病患者运动时一般不会发生低血糖，但当应用胰岛素和口服降糖药时，胰岛素会抑制肝糖异生，从而导致低血糖。

（7）对下肢感觉减退的糖尿病患者，因其四肢感觉迟钝，运动可能会造成创伤。

以上就是糖尿病人在实施运动疗法过程中，非常容易发生的一些风险。面对这些情况，我们必须有一个好的预防措施，只要掌握运动的适应证，并且加强对糖尿病患者体育运动的指导与监护，是完全可以避免上述风险的。

运动治疗的注意事项

运动治疗与饮食治疗、药物治疗有机结合，能够使疗效更加显著。但是我们应该认识到，并不是所有的糖尿病患者都能进行体育运动，在某些情况下，要禁止进行运动锻炼。由于糖尿病患者的病情、体质等具体情况的不同，在运动时应该注意以下问题。

·运动项目的选择。糖尿病患者应根据自己的病情、年龄和体质等因素选择适当的运动项目。应该选择一些有氧运动，如行走、慢跑、骑车、爬楼、游泳、打太极拳、广播操等，而不是无氧运动。重症糖尿病患者要避免做剧烈运动，应选择一些轻松的体育活动。

·运动前的准备和运动后的整理。糖尿病患者进行体育运动前应先做5~10分钟的准备活动，然后再开始运动，运动强度要缓慢增加，

运动时间与体重之间的换算值表										
体重（千克）	40	45	50	55	60	65	70	75	80	85
散步	1.9	2.1	2.3	2.6	2.8	3.0	3.2	3.5	3.7	3.9
步行60米/分	2.1	2.4	2.7	2.9	3.2	3.5	3.7	4.0	4.3	4.5
快步走90米/分	3.6	4.1	4.5	5.0	5.4	5.9	6.3	6.8	7.2	7.7
慢跑	5.5	6.2	7.0	7.6	8.3	9.0	9.7	10.4	11.1	11.8
爬楼梯	4.0	4.5	5.0	5.5	6.0	6.5	7.0	7.5	8.0	8.5
体操	2.2	2.5	2.8	3.0	3.3	3.6	3.9	4.1	4.4	4.7
跳绳	7.	8.6	9.5	10.5	11.4	12.4	13.3	14.3	15.2	16.2
自行车	3.2	3.6	4.0	4.4	4.8	5.2	5.6	6.0	6.4	6.8

快结束时要缓慢减低强度。突然开始运动或骤然结束运动容易导致事故的发生。运动后，要做舒缓的整理活动来缓解运动后的肌肉紧张。

> **运动前伸展运动的要点**
>
> （1）有意识地活动身体某些部位的肌肉。
> （2）强度要由弱到强。
> （3）伸展运动以"感觉舒服"为标准。
> （4）运动时不要用力过猛。
> （5）放松、自然呼吸。

·运动着装应该轻松、舒适。选择透气性好、底子厚、弹性好的鞋子，以保证运动中具有一定的缓冲力。此外，鞋帮要软、被子要松紧适宜，以免擦伤皮肤。

·及时补充水分。在运动过程中应及时补充水分，不然有可能会大量出汗而导致脱水。糖尿病患者可饮用矿泉水、茶或运动饮料来补充水分，但注意不要饮用含糖过高的饮料。

·量力而行，不要勉强自己。运动要适度，不要片面追求运动强度与时间，否则可能会适得其反。也不要勉强自己，如果身体不适或天气不好时，应选择休息或移到室内进行。另外，晚上室外光线比较昏暗，亦尽量不要在晚上运动。

·运动后不要马上冲浴。运动后，不能马上就用冷水或热水冲浴，要休息一段时间，待心率恢复到正常时再进行温水淋浴。因为，刚运动完皮肤的毛孔处于开放状态，若用冷水冲洗，毛孔会迅速收缩、闭合，体内热量不能散发出来，滞留在体内容易引起高热症，导致抵抗力下降；而用热水冲浴的话会使外周血容量增加，导致回心血量减少，体质较差者可能会出现头晕、恶心等症状。

·不要空腹运动。一般情况下，糖尿病患者不要在空腹的状态下进行运动。早晨起床时，血液黏稠度比较高，如果此时运动，出汗和水分的消耗会使血液更为黏滞，很容易发生心脑血管意外。

·结合其他疗法。运动疗法应与饮食或药物治疗相结合，否则单纯的运动疗法是起不到明显效果的。同时也应该认识到运动疗法是一个长期的过程，不要急于求成，要长期坚持、持之以恒、不可随意间断。只有坚持才能达到降糖、降脂、降血压、降低血液黏度的效应。

运动治疗的安全性

糖尿病患者进行适当的运动其目的就是为了辅助治疗，达到控制病情、减少并发症的发生。如果在运动中出现安全问题，危及到身心健康,那就得不偿失了。因此,必须重视安全问题,听从专业医生的指导,不能自作主张。总的来说,糖尿病患者在进行运动时要注意以下一些安全问题。

(1) 按时检测血糖。糖尿病患者在运动前后容易出现较大的血糖波动,因此,应该时刻监测血糖水平,保证运动安全。

(2) 糖尿病患者室外运动时应随身携带一些糖果、饼干、甜饮料等食物,以便在运动中发生低血糖反应时可以及时服用。

(3) 糖尿病患者外出运动时,应随身携带糖尿病救助卡和电话,以便在出现问题时可随时通过电话与家人或急救站取得联系,争取抢治时间。

(4) 年龄较大的患者,尤其有冠心病的糖尿病患者应随身准备急救药物,以防意外。

(5) 尽量避免在恶劣的天气下运动,如酷暑、严寒或大雨中。

(6) 糖尿病患者在进行体育锻炼时应避免一些剧烈的对抗性运动、用力过猛的运动和倒立性的运动,防止这些剧烈性运动引起血压急剧升高而造成心、脑血管意外。

(7) 在运动过程中,如果出现如腿痛、胸痛、胸闷、憋气、眩晕、眼睛模糊、恶心等症状,应赶快停止运动,在原地休息或尽快到附近的医院进行治疗。

(8) 糖尿病患者足部容易受损,所以在运动时,应使用适当的鞋具。每天要坚持洗脚并检查双脚,看有没有磨破、感染、红肿、青紫、水疱或血疱等症状,这些都是糖尿病足的发病基础,一旦发现要及时在医生的指导下治疗。

第三章
糖尿病的心理疗法

心理疗法的重要性

现代医学和心理学研究证明,许多疾病的发生与不良心理因素有着密切关系。糖尿病是一种多因素引起的身心疾病,其中心理状态对其有着重要的影响。因为不良的心理与情绪会使人体内产生各种应激性激素,从而造成神经系统、骨骼肌肉系统、内分泌系统,生殖系统等功能出现相应的生理变化,导致疾病的产生。诱发糖尿病的心理因素主要有不良情绪和心理应激两方面。

糖尿病的发生和发展与不良情绪有着密切的联系。生活中的不良情绪会影响人体的糖代谢水平,当情绪波动过大时,会出现不同程度的血糖升高。血糖升高又使人烦躁不安,情绪不稳定,导致人体对血糖更加难以控制。比如愤怒会使肝脏的疏泄功能失调,肝糖原储备能力下降,从而导致血糖升高;而过于忧虑会使脾胃运化失健,造成胃肠蠕动和消化腺分泌受抑制,甚至还会造成神经系统的失常,使内分泌系统紊乱,这些都不利于对血糖的控制。

导致糖尿病产生与发展的另一方面的因素则是心理应激。心理应激是指人体在特殊情况下所出现的不良心理表现。研究表明,心理应激是糖尿病致病的一种主要应激原,反过来,当糖尿病患者处于长期治疗过程中时,又会容易使其处于心理应激状态,十分不利于疾病的治疗。

还有些糖尿病患者,为了治疗,肯定需要改变自身长期已经形成的饮食、生活习惯等,这也容易导致患者的心理状态的变化,出现各种不良心理,这对糖尿病的治疗十分不利。

从以上可以看出,不良的心理状态与糖尿病的发生、发展有着密切的关系,因而,心理治疗对糖尿病的防治就显得尤为必要。但是,在过去对糖尿病的研究和治疗当中,只是单纯认为糖尿病的产生是由于遗传基因的障碍、免疫功能低下以及胰岛素抵抗等原因造成的，往往忽视了社会环境对患者心理所造成的影响这一方面的原因。因此，单纯地进行药物治疗的时候，其疗效并不十分理想。

随着现代医学的发展，对糖尿病的研究也越来越深入。大量的事实证明，心理治疗是糖尿病治疗过程中一个不可或缺的重要环节。恰当的心理治疗有效配合药物治疗，可以改善糖尿病患者在发病过程中紧张、压抑、烦躁等不良情绪，使其能够在积极、乐观的心态下接受治疗，能达到事半功倍的疗效。此外，它还能有效防止糖尿病的发生。

心理障碍的表现

急躁易怒

糖尿病患者因为需要长期治疗，而且需要改变以往长期养成的各种生活习惯，难免出现心烦、郁闷等情绪，这也十分容易导致患者常因一点小事就生气发火。愤怒容易伤肝，致使肝气横逆，肝脏疏泄功能失调，使肝糖原的储备能力下降，导致血糖升高，致使病情加重。

焦虑不安

糖尿病通常需要终身治疗，有些患者对糖尿病缺乏正确的认识，对治疗没有耐心，总希望在短时间内治愈，而不会注意饮食控制和长期的药物治疗。当短时间内没有出现明显的疗效和改善时，就会心烦、焦虑，特别是糖尿病的许多并发症更会加重其心理负担。这种心理状态对糖尿病的治疗极为不利，因此，除了耐心进行心理疏导外，可让病人服用少量的安定剂，帮助其度过焦虑期。

忧思过度

当患者得了糖尿病后，其心理会发生异常，可能整天都会在顾虑病治不好怎么办？会不会出现并发症等问题。这样左思右想，瞻前顾后，容易陷入过度忧思的状态。过度忧思会使气机郁结，脾胃运化失健，抑制胃肠蠕动和消化腺分泌，导致内分泌系统紊乱，不利于人体对血糖的控制，加重病情。

紧张恐惧

由于一些广告的不恰当宣传，夸大了糖尿病的危害，使得很多人对糖尿病闻之而色变。当自己患上糖尿病时，就会十分紧张，认为已经得了不治之症，惶惶不可终日。当再听到有关于一系列糖尿病并发症的严重危害性时，就更加沉闷、抑郁，吃饭、睡觉都不能正常进行，长期下去，导致身体日益消瘦、病情加重，增加治疗的难度。

消极悲观

一些糖尿病患者由于对糖尿病不是很了解,当被确诊后,往往会有很大的精神压力,产生焦虑悲伤情绪,认为自己再也不能同正常人一样生活、学习了,从而情绪沮丧、消极悲观。而悲伤容易便肺气郁结,引起血糖的上升,不利于治疗。因此,糖尿病人应保持情绪稳定,乐观积极,同时注意精神内守,情绪舒畅,这样才有利于疾病疗养。

大喜暴喜

糖尿病患者不宜大喜暴喜,因为每逢喜事,人的食欲往往会大增,饮食不能得到有效控制,也就难以控制血糖。再者,大喜伤心,会使机体交感神经兴奋,释放大量的肾上腺素,引起心率、呼吸加快、血压升高,导致血糖水平上升。

心理治疗的原则

真挚热情

医护人员对待糖尿病患者应如亲人一般,不能使他们在心理上感到非正常,消除其恐惧、沮丧的感觉。同时,应以热情、饱满、愉快的情绪体贴和爱护患者,认真听取病人的叙诉,了解病情经过,听取病人的意见、想法和自我心理感受,时常鼓励患者,增强其战胜疾病的信心。

一视同仁

对所有求治的病人,不论其年龄的大小、地位的高低、初诊再诊都应一视同仁,诚心接待,耐心倾听,热心疏导,全心诊治。使患者不会因差别对待而心生不满,还会对医护人员的尽心尽责而产生一种信任感,会更好地配合治疗,取得更好的疗效。

敏锐的观察力

医护人员不能仅凭机械地听取患者的叙述,应注意其言谈和态度所表达的心理症结是什么,深入了解他们的内心世界。并且随时观察患者的心理变化,根据相关的变化制定相应的治疗措施,引导患者克服各种不良的心理状态,给予患者精神上的支持和鼓励,增强患者战胜疾病的信心。

根据个体情况区别对待

每个糖尿病患者都有着自己的生活习惯以及不同的家庭、职业、年龄、经济状况等,其心理状态肯定不会相同。这也就要求医护人员要"因材施治",对不同的患者,有针对性地采取适合他的方法,而不能一把抓,只有这样,才能起到事半功倍的效果。

心理治疗的方法

医护人员及家属对糖尿病患者的心理治疗方法包括以下几个方面:

闲聊谈心

医护人员可通过闲谈、聊天的方式,了解糖尿病患者的所思所想,摸透其心理活动的特点,做到心中有数,进行有针对性的引导,消除患者的各种消极思想,帮助患者建立良好的心理状态,为治疗糖尿病做好心理上的准备。

支持性心理疗法

医护人员要根据糖尿病患者的疑惑,进行针对性的开导,把相关的医学知识传达给患者,使其明白相关原理,甩掉思想包袱,增强信心。同时应注意多给患者一些鼓励与安慰,可适当时向病人作一些保证等,加强与患者的沟通与交流。

说理开导

把一些不良情绪不利于糖尿病治疗的危害通过说理的方式让患者认知,使其清楚地认识到其中的利害关系,从而引导和帮助患者自觉地培养良好的心态,戒除一些不良的习惯和情绪,使其心情得以平静,保持愉快。

认知疗法

治疗糖尿病首先得让患者知道是怎么回事,所以先得进行相关知识的教育。医护人员或家属应向患者介绍糖尿病的性质及治疗方法,使其明白如何防治、如何自我调整,提高自控能力,配合医护人员,提高治疗的效果。

糖尿病患者自己进行心理治疗的方法

交流沟通

在日常生活中,糖尿病患者不能采取自我封闭、孤独的态度,而应该常与家人、朋友以及病友们多沟通交流。可以参加一些社区间的活动,听糖尿病的专题讲座,与同龄人一块儿下棋、打牌等。多交一些朋友,遇到烦恼的事情可以主动向他们倾诉,以求得相关帮助,避免困惑导致焦虑、消极等不良情绪的产生。

转移思路

当遇到不顺心的事情或身体不适时,糖尿病患者可用转移法来求得解脱。应努力把不愉快的情绪迅速转移到其他让人高兴的事情或活动上,如去看电影、运动、听歌等。要培养一种"既来之则安之"的良好心态,同时安排充实的生活,让自己没有空余时间去想那些烦心的事情,等事情过后,心情便会慢慢平复下来,不至于出现较大的情绪波动。

培养爱好

培养良好的兴趣爱好是转移不良精神刺激的一种良好的方法。糖尿病患者要多方面培养自己的兴趣爱好，如唱歌、跳舞、钓鱼、饲养宠物等，这些爱好可以使患者寄情其中，从而有效避免不愉快的心情，并能培养对生活、生命的关爱。

抒发宣泄

如果有什么不愉快不宣泄出来，而是郁结在心中，十分不利于糖尿病的治疗。因此，当心中有抑郁的不快时，要尽快把它发泄出去，使心理恢复平衡。宣泄的方法一般有发牢骚、向家人及亲友倾诉、唱歌或哭泣等。

瑜伽辅助心理疗法

糖尿病患者可通过以下这套瑜伽训练放松身心，缓解心理压力。

第一阶段

准备：找一个安静的环境，卧立，放松全身。依次为：头颈→前额→双眼皮→面部→下巴→颈部→双肩→双上肢→双上臂→手指→胸部→腰部→双大腿→双小腿→双踝部→足趾。反复3次。

开始：轻而长地吸气，吸到不能吸为止，然后慢慢呼出来，呼到不能呼为止。注意此呼吸不是深呼吸。

次数：每天1～2次，每次呼吸10～20次，反复练习15天再开始第二阶段的训练。

第二阶段

准备：同第一阶段。

开始：复习第一阶段的练习20次。吸气由轻到重，由浅入深，同时绷紧全身肌肉，僵直到极点后开始呼气，并将全身肌肉彻底放松。

次数：每天1～3次，每次呼吸20次，30天后进行第三阶段训练。

第三阶段

准备：同第一阶段。

开始：复习第一、第二阶段的练习。慢慢地吸气，然后屏气，憋到不能憋为止，以最慢的速度呼气，呼到不能呼为止，再重新吸气，屏气。

次数：每天1～2次，每次呼吸20次。

心理疗法的注意事项

从医护人员方面来讲，首先要建立良好的医患关系，要求医生要有良好的服务态度，在各个方面热情地关怀糖尿病患者，视其为知己。还要具备较为熟练和丰富的业务技术，有良好的语言表达能力。与患者交流时诚恳坦率、冷静耐心，使其产生信赖感和乐观感。在取得患者的信任之后，还要争取其周围人的合作。因为患者与亲属和同事联系较密切，若他们对患者冷淡、厌恶或不适宜地过分关心，都不利于心理治疗的顺利进行。所以医生也要向他们介绍疾病的常识以及打算采取的治疗措施和对康复对象应有的态度，以求得他们的密切合作。这样可以创造一种良好的心理治疗气氛，提高心理治疗的效果，进而取得更好的康复效果。

一些患病时间长，并发症多且重，治疗效果不佳的患者，可能对治疗产生对立情绪，认为无药可医，迟早都是死，自暴自弃，不配合治疗，甚至会做出自杀的举动。对于这一类的患者，医护人员应主动与患者谈心，合理提供治疗信息，对病情变化、检验结果主动向其做科学的、保护性的解释，帮助患者重新树立治疗信心。同时用正确的人生观、社会观鼓励患者，促使患者克服厌世的心理。特别注意的是，在患者自杀念头存在期间，要严防患者的自杀行为。

从糖尿病患者家属方面来讲，要学会控制自己的情绪和言行，因为糖尿病患者对家属的表情、态度以及举止言行都十分敏感，无论亲人的病情如何，家属在患者面前都要镇静自若，使患者得到心理上和精神上的支持，为患者创造一个良好的生活环境。

患者由于需要长期控制饮食或用药，尤其是注射胰岛素的患者，或其他各种原因，有时可表现性情急躁、情绪低落等，家属要配合医护人员尽最大可能劝说和鼓励患者，树立起他与疾病长期决战的信心。在遵守糖尿病饮食治疗原则的基础上尽可能做出品种多样，多准备一些患者爱吃而富于营养的饭菜。鼓励患者少食多餐。家属还应督促患者按时按量服药，不要乱出主意乱投医，以免耽误了治病的良机。

第四章

糖尿病的针灸疗法

针灸疗法的作用机制

针灸（针刺）治疗糖尿病有着悠久的历史，我国中医古籍中就有许多关于针灸治疗糖尿病的记载。如《医学心悟·三消》中就记载有"治上消者，宜润其肺，兼清其胃；治中消者，宜清其胃，兼滋其肾；治下消者，宜滋其肾，兼补其肺。"近些年来，国外许多学者也对针灸治疗糖尿病进行了广泛的研究。如罗马尼亚学者研究证明了针灸糖尿病患者三阴交穴，可以调节生理功能正常的胰脏的胰岛素分泌。

针灸对糖尿病的治疗具有疗效可靠、副作用轻微、简便易行等特点，其作用机制主要有以下几个方面。

针灸相关穴位可调节胰脏的分泌功能，使胰岛素分泌增加，增强胰岛素靶细胞受体功能，加强胰岛素对糖原的合成代谢及氧化酵解和组织利用能力，从而降低血糖水平。糖尿病患者进行针灸治疗后，体内T3（三碘甲腺原氨酸）、T4（四碘甲腺原氨酸）含量下降，血液中甲状腺素含量降低，减少了对糖代谢的影响，也有利于血糖水平的降低。

针灸能起到通经活络、活血化瘀的作用，可以改善糖尿病患者血液的浓黏凝聚状态，降低血液黏滞性，减少糖尿病神经病变及血管病变，对脑梗死、心绞痛、肢体疼痛、下肢闭塞性血管病变、自主神经功能紊乱等糖尿病并发症有重要的实用价值，早期疗效更佳。

此外，针灸作用于周围神经，可以通过兴奋迷走神经和抑制交感神经调节自主神经功能，可以纠正糖尿病患者内分泌混乱状况，恢复其胰岛素的正常功能。针灸能够调整中枢神经系统，影响胰岛素、甲状腺素、肾上腺素的分泌，可以纠正糖代谢紊乱，达到降血糖的目的。

由以上可以看出，针灸疗法对防治糖尿病有着显著效果。但是，并不是任何类型的糖尿病患者都适合于针灸疗法。一般来说，糖尿病针灸疗法主要适用于以下几类患者。

（1）中等体型或肥胖型的Ⅱ型糖尿病患者。

（2）病程较短的轻、中度糖尿病患者，针灸疗法对此类患者疗效最理想。

（3）部分糖尿病并发症患者，如糖尿病性高血脂、动脉粥样硬化、肢体疼痛、心绞痛、植物神经功能紊乱、皮肤瘙痒、早期神经源性膀胱等并发症，针灸疗法对这些糖尿病并发症有较好的疗效。

运用针灸疗法不仅要了解适应证，而且在治疗的过程中要配合药物、饮食、运动等多种治疗方式，处理好各种疗法之间的关系，以保证良好的治疗效果。

三消分型论治

糖尿病的针灸治疗，中医是以三消辨证为主，也有按阴阳、脏腑、气血、津液辨证施治。

上消型糖尿病

症状：烦渴多饮，口干舌燥，善食易饥，尿频量多，舌红、苔薄黄，脉细滑数。

治疗法则：清热润肠，生津止渴。

取穴：（1）肺俞、胰俞、脾俞、鱼际；（2）心俞、胰俞、脾俞、少府；（3）身柱、八椎下。

操作：针灸肺俞、心俞、胰俞、脾俞时以平补平泻手法向上或向下斜刺0.5～1寸，或向脊柱方面斜刺0.5～1.2寸；鱼际直刺0.5～0.8寸，用泻法；少府针灸0.3～0.8寸，用泻法；斜向上刺身柱穴0.5～1寸，斜向前上方刺八椎下1～1.5寸，令针感向前胸放散为佳。

加减：如果患者出现咽喉干燥、疼痛、严重口渴等症状，可以加刺少商、金津、玉液等穴位。

作用：对肺俞、胰俞、脾俞、鱼际施针，可以达到调和、激发脏腑功能的作用，以及养阴清肺、清热润燥、健脾养胃的促进脾胃运化、降血糖等作用。对心俞、胰俞、脾俞、少府施针，可以起到清心火、宣肺气、消肿痛、降浊利咽等作用。对身柱、八椎下施针，可以起到清热宣肺、安神止痛、调理内脏功能等作用。

中消型糖尿病

症状：多食易饥，胃脘不适，口渴多饮，形体消瘦，便秘尿频，舌红苔黄，脉滑有力。

治疗法则：清胃泻火，生津止渴。

取穴：（1）胰俞、脾俞、胃俞；（2）胰俞、中脘、足三里；（3）胰俞、足三里、三阴交；（4）胰俞、至阳、脊中。

操作：针灸肺俞、胰俞、脾俞时以平补平泻手法向上或向下斜刺0.5～1寸，或向脊柱方面斜刺0.5～1.2寸；对中脘直刺1～1.2寸，针灸手法不宜过重，否则容易导致呕吐；足三里直刺1～1.2寸，用艾条灸5～10分钟；三阴交从内向外直刺0.5～1寸，用艾条灸5～10分钟；至阳和脊中穴是向前上方斜刺1～1.5寸，令针感向胃脘处放散为佳。

作用：对胰俞、脾俞、胃俞施针，可以降血糖、改善脾胃不和，起到健脾养胃、促进脾胃运化功能、燥湿利水等作用。对胰俞、中脘、足三里施针，可以燥湿导滞、调养胃气、行气止痛。中脘与足三里并用对于糖尿病患者多食晚饥、口渴欲饮等症状疗效很好。对胰俞、足三里、三阴交施针，可以有效改善糖尿病患者的脾胃功能，促进脾胃运化，降低血糖。

下消型糖尿病

症状：尿多尿频，尿色浑浊，口舌干燥，面色无华，口渴心烦，腰膝酸痛，肢冷畏寒，头晕眼花，男子不育，女子月经不调，舌淡苔白，脉沉细无力。

治疗法则：滋补肾阴、补气固精。

取穴：（1）胰俞、肾俞、太溪；（2）胰俞、肝俞、太冲；（3）中脘、气海、三阴交；（4）命门、太溪。

操作：胰俞、肝俞先直刺0.5～1寸，在得气、守气的基础上施以捻转、提插补泻手法，再斜向椎体方向刺1寸左右，留针半小时，每隔10分钟行针1次；肾俞采用平补平泻手法直刺0.8～1.2寸；太溪采用同步行针法，直刺0.3～0.5寸，或斜向外踝前方刺0.3～0.5寸，并留针半个小时，若阳虚者，加艾条灸5～10分钟；太冲采用同步行针法直刺0.5～1寸，并留针半个小时；命门直刺1寸左右，灸5～10分钟。

作用：对胰俞、肾俞、太溪施针，可起到疏通经络、激发肾气、活血祛瘀的作用，是治疗下消型糖尿病常用的方法。对命门、太溪施针，可以有效治疗命门衰型糖尿病，有培元补肾、壮阳固精、强健腰膝的功效。对胰俞、肝俞、太冲施针，可以有效治疗肝气郁结型糖尿病，能够起到疏肝解郁、理气活血的作用。

阴阳辨证论治

阴虚热盛型

症状：消谷善饥，渴嘉热饮，心烦易怒，口干舌燥，咽喉干燥，面色潮红，小便短赤，大便秘结，舌红苔黄，脉弦数。

治疗法则：滋阴清热。

取穴：（1）鱼际、太溪；（2）内关、三阴交；（3）胰俞、膈俞、肾俞、太溪。

操作：鱼际采用泻法直刺0.3～0.5寸；太溪采用补法直刺0.3～0.5寸；内关采用同步行针法直刺0.5～1寸；膈俞、胰俞采用平补平泻法向上或向下斜刺0.5～1寸，或向脊柱方向斜刺0.5～1.2寸；肾俞施以平补平泻手法直刺0.8～1.2寸。

作用：对鱼际、太溪施针，一补一泻，既能宣肺又能滋肾，可起到滋阴润燥，清热的作用。对内关、三阴交施针,既能清上又能滋下,因为针灸内关穴能起到宽胸理气、养胃降逆、清心安神的作用,而针灸三阴交能起到健脾养胃、利水燥湿、疏通下焦的作用。对胰腧、膈腧、肾腧、太溪施针,可以有效治疗脾胃两虚、血脉淤滞型糖尿病,能够起到滋阴清热、补肾的作用。

气阴两虚型

症状:头晕耳鸣、心慌气短、咽喉干燥、疲乏无力、失眠多梦、五心烦热、小便赤黄、大便秘结、舌红苔少、脉弦数。

治疗法则:益气养阴、生津止渴。

取穴:关元、列缺、照海。

操作:关元穴采用补法直刺0.8～1寸;残缺采用泻法斜向肘部刺0.2～0.3寸;照海采用补法直刺0.3～0.5寸。

作用:对关元穴施针,能有效起到补肾固脱、培元固本的作用。再配合针灸列缺、照海则能补肾水、降虚火、通调水道。

阴阳两虚型

症状:面色无华、肢冷畏寒、耳鸣耳聋、腰腿酸软、尿频腹泻、毛发干枯、性功能下降、舌淡胖、脉沉细无力。

治疗法则:补阴育阳。

取穴:(1)命门、太溪;(2)气海、三阴交;(3)肾腧、命门。

操作:对命门穴直刺0.5～1寸,然后用艾条灸10～20分钟,艾柱灸5～15分钟;太溪采用同步行针法,直刺0.3～0.5寸,或斜向外踝前方刺0.3～0.5寸,并留针半个小时,若阳虚者,加艾条灸5～10分钟。

作用:对命门、太溪施针,可以有效起到滋阴壮阳、培元固本、补肾填精、疏通经络等作用。对肾腧、命门施针,可以培元固本、滋阴育阳、缩尿止浊、利水渗湿,还兼具疏肝理气、疏经活血的功效。

针灸疗法的常用针具

毫针

毫针是用金属制作的,一般以不锈钢所制者为佳,因为不锈钢毫针具有较高的强度和韧性,针体挺直滑利,能耐热和防锈,且不易被化学物品腐蚀,所以目前被临床上广泛采用。毫针的长短,原来以"寸"计算,现在按法定单位"mm"(毫米)表示,临床上以25～75毫米的毫针较为常用。毫针的粗细,原来用"号数"表示,现在按法定单位"mm"表示,临床上以0.32～0.38毫米的毫针最为常用。

管针

管针是一种用金属或塑料制成的小圆管,毫针置于管内,管身应略短于选用的毫针。使用时左手将管按在穴位上,右手指弹压管腔内毫针所露出的针尾,使针迅速刺入皮内，随后去管再进行运针。此法可避免进针时的痛感。

芒针

芒针是一种特制的长针，一般用较细而富有弹性的不锈钢丝制成，因形状细长如麦芒，故称之为芒针。它是由古代九针之一的"长针"发展而来，其长度分5寸、7寸、10寸、15寸等数种，临床应用一般以5～8寸长较多，8寸以上应用较少。芒针多用于深刺和沿皮下横刺法。

皮内针

皮内针是用极细的不锈钢丝特制的小针，针身长仅1～2分，它把一小段极细的针灸入皮内，供穴位皮下埋针治疗各种慢性病。有颗粒型、揿钉型两种：颗粒型皮内针一般针长约1厘米，针柄形似麦粒或呈环形，针身与针柄成一直线。揿钉型皮内针状如图钉，一个金属圆粒下垂出个细针尖，适合久留针，适用于耳郭穴位垂直浅刺埋针治疗各种慢性疾病。

皮肤针

皮肤针是针头呈小锤形的一种针具，一般针柄长15～19厘米，一端附有莲蓬状的针盘，下边散嵌着不锈钢短针。根据所用针的数目多少不同，又分别称之为梅花针（五支针）、七星针（七支针）、罗汉针（十八支针）等。这种针具针灸时，一般疼痛较轻微，尤适用于小儿，故又称"小儿针"。

现代九针

现代九针即师氏新九针，包括镵针、磁圆针、鍉针、锋勾针、铍针、梅花针、火针、毫针、三棱针九种针具，是山西师怀堂先生在《灵枢》"九针"基础上，历时40余年反复临床研究应用、研制、革新后而成，故名曰"新九针"。

在进行针灸疗法选择针具时，应根据病人的性别、年龄的长幼、形体的肥瘦、体质的强弱、病情的虚实、病变部位的表里浅深和所取腧穴所在的具体部位，选择长短、粗细适宜的针具。如男性、体壮、形肥，且病变部位较深者，可选稍粗稍长的毫针；反之若女性、体弱、形瘦，而病变部位较浅者，就应选用较短、较细的针具。

针灸疗法的注意事项

注意消毒

针具消毒：采用针灸疗法时，事先必须对针具进行消毒。有条件时，可用汽锅消毒。或者可以用75%酒精消毒，将针具置于75%酒精内，浸泡30分钟，取出拭干后再用。置针的用具和镊子等，可用2%来苏溶液与1：1000的升汞溶液浸泡1～2小时后应用。对某些传染病患者用过的针具，必须另行放置，严格消毒后再用。

穴位消毒：在需要针灸的穴位，用75%酒精棉球拭擦即可。或先用25%碘酒棉球拭擦，然后再用75%酒精棉球涂擦消毒。

医者手部消毒：在施术前，医者应先用肥皂水将手洗刷干净，待干后再用75%酒精棉球擦拭即可。施术时医者应尽量避免手指直接接触针体，如必须接触针体时，可用消毒干棉球作间隔物，以保持针身无菌。

针灸切勿过深

采用针灸疗法需要注意对某些穴位不宜刺太深，不然有可能引发事故。

（1）针灸胸背穴位时，尤其要注意肺俞、膏肓、肩井等穴，不能刺太深，否则容易引发人工气胸，出现危险。

（2）对一些靠近脏器及大血管部位的穴位应该慎重，针章门、期门等穴，应该进行扪诊，保护肝脾。

（3）针风府、哑门等穴不可刺太深，尤其注意不能捣针。

（4）针灸腹部穴位时，应注意消毒，以免引起腹膜炎。对孕妇，慎刺腹部穴位。

有些穴位禁止针灸

我国古代留传下来的《针灸大成》中的禁针歌提出脑户、囟会、神庭、玉枕、承灵、角孙、承泣、神道、灵台、脑中、水分、会阴、横骨、气冲、箕门、承筋、手五里、三阴络、青灵、乳中等穴属于禁刺穴位。此外，还指出云门、鸠尾、缺盆、肩井不宜深刺，否则会引起晕针。对孕妇应禁刺合谷、三阴交等穴位。

应注意患者的身体状态

根据针灸一般的治疗经验，如果在患者处于精神兴奋或饥饿、过饱、疲劳、口渴的状态下施行针灸疗法，很容易导致患者晕针。《灵枢·终始》中明确指出在大怒、大惊、过劳、过饱、过饥、过渴、房事、醉酒等状态下不宜进行针灸。当然，如果患者病情严重，必须进行施治，可在医生认为许可的情况下灵活掌握。

异常情况的处理

（1）晕针：晕针是针灸疗法中比较常见的异常情况，主要是因患者紧张、姿势不正确或针灸手法不熟练而引起的。当出现晕针现象时，医者应立即停止针灸，起出全部留针，令患者平卧，闭目休息，并饮少量温开水，周围环境应避免噪杂。

（2）滞针：在针灸行针及起针时，术者手上对在穴位内的针体有涩滞、牵拉、包裹的感觉称滞针。出现滞针后，不要强行行针、起针，应令患者全身放松，并用手按摩针灸部位，使局部肌肉松弛。然后，轻缓向初时行针相反方向捻转，提动针体，缓慢将针起出。

（3）弯针：皮外弯针时，起针时应注意用手或镊子持住弯针曲角以下的针体，缓慢将针起出。皮下弯针时，应先令患者恢复到原来进针时姿态，并进行适当按摩，然后捏住针柄做试探性、小幅度捻转，找到针体弯曲的方向后，顺着针体弯曲的方向起针，切忌强行起针，以免钩撕肌肉纤维或发生断针。

（4）断针：当部分针体仍暴露在皮肤外，可立即用手或镊子起出残针。对于皮下断针，可用左手拇指、食指垂直下压针孔旁的软组织，使皮下断针的残端退出针孔外，并右手持镊子捏住断针残端起出断针。

（5）血肿：当出现皮下血肿时，应先持酒精棉球压按在针孔处的血肿上，轻揉片刻。如血肿不再增大，不需处理，到时会逐渐消失。

常用针法介绍

针灸疗法的针法有很多，其中最常用的是补泻法。补泻法又有许多种手法，下面就介绍几种常用的施针手法。

徐疾补泻法

进针时缓慢地刺入，少捻转，出针时非常迅速，这种手法为补法。进针时迅疾地刺入，多捻转，徐徐出针的手法是泻法。

提插补泻法

将针尖插入一定深度后，使针在穴内进行上、下进退的操作。针下"得气"后，先浅后深，重插轻提，提插幅度小，频率慢，操作时间短者为补法；先深后浅，轻插重提，提插幅度大，频率快，操作时间长者为泻法。

捻转补泻法

将针灸入一定深度后，以右手拇指和中、示二指持住针柄，进行一前一后的来回旋转捻动。当捻转中、拇指向前，实际是捻中带按为补；拇指向后，实际是捻中带提，为泻法。

复式补泻法

复式补泻法又分为两种。（1）烧山火法：以爪切速刺，得气（酸胀感）后，搓针或行针，慢提紧按，三进到地部，产生发热后针由地部缓慢退出，急闭针孔；或将针速刺，入针得气后向一方搓针，针被裹紧后用力插针；或用爪甲向下刮针也能使全身产生发热的感觉。（2）透天凉法：以爪切速刺，随吸气后缓缓进针到地部得气（麻感）后，捻转或紧提慢按，将针向上提急速出针，不闭针孔。

平针法

平针是介于补与泻之间的操作手法，不快不慢的左右捻转和上下提插，以得气为度，刺激量比较小。

电子治疗仪

目前在临床上使用的电子针灸治疗仪虽然种类很多，但原理都是以其所发出的电脉冲来加强穴位针灸作用。操作时，先针灸穴位得气，然后将电子针灸治疗仪的两极分别接在已刺入穴位的针柄上，选择好需要的波型，开启电源开关，将输出电位由0度逐渐调高至需要或所能忍受的强度，至预定治疗时间后，再将输出电位回复到0度，关闭电源，除去电极。

电子治疗仪种类

电子针灸治疗仪种类很多，从原理上主要有以下几种类型。

（1）蜂鸣式电子治疗仪：是一种利用电铃振荡原理，将直流电转换成脉冲电流。这种脉冲电流波形较窄，如针尖状，且不对称。由于耗电量大，有噪音，现在已很少使用。

（2）降压式交流电子治疗仪：是一种以一般市电交流电源，经变压器将电压降至25伏以下，再经电阻和电位器加以调控输出，以获得适当的刺激强度。由于频率不可调，现在也很少使用。

（3）音频振荡电子治疗仪：是一种利用音频振荡器，在20～200赫兹范围内，产生频率可调的正弦波电针仪，虽然频率与输出强度可调，但波形单纯，疗效较差。这种电针仪目前亦很少应用。

（4）晶体管噪音式电子治疗仪：此种电针仪的电源为直流6伏，噪音频率为15000～20000赫兹，调制频率为3～30赫兹，输出电压为0～50伏。

（5）声波电子治疗仪：是将音波发生器所产生的多种声源，如音乐、戏剧、歌曲、广播等声波输入电针仪，输出通过导线与刺入穴位的针灸相联，从而产生一种错综复杂、参差不齐、随机瞬变的复合声电波刺激，故不易引起人体的适应性，从而长时间治疗时其作用不衰减。由于没有较强的基波干扰，刺激较为舒适，患者易接受。声电流比一般脉冲波镇痛效果好。

（6）脉冲式电针仪：此种电针仪近年来在国内外应用最广。采用间歇振荡器为脉冲发生器，由可变电阻改变电路的时间常数，控制脉冲频率。在振荡变压器上绕有多组相互隔离的输出绕组，各绕组的输出经电位器分压后输出。由多谐振荡器输出方波，可获疏密波及断续波与脉冲波型。但是这两种波形的频率是不可调的，方波产生的起伏信号可调制其幅度，可获起伏波及锯齿波等脉冲列波型。

市面上比较觉见的电子治疗仪有海华速效治疗仪、肥胖症治疗仪、无针型针灸按摩治疗仪等。

电针灸激与手法运针灸激的比较

电针和手法运针是两种不同性质的刺激，电针是依赖电流的作用来兴奋穴位组织，而手法运针则是借助提插捻转等机械动作达到刺激穴位组织的目的。

实验证明，电针与手法运针的针感与传入神经纤维类别不同，前者以麻为主，主要经以Ⅱ类为主的粗纤维传入中枢，手法运针以酸胀感为主，主要经以Ⅲ类为主的细纤维传入中枢。电针和手法运针的针灸效应也不尽相同。因此，电针和手法运针应根据具体情况，分别采用。

需要注意的是如果电疗仪最大输出电压在40伏以上，那么最大输出电流应控制在1毫安以内，避免发生触电事故。调节电流量时，应逐渐从小到大，切勿突然增强，以防引起肌肉强烈收缩，患者不能忍受，或造成弯针、断针、晕针等意外。另外，对孕妇应该慎用电子针灸治疗仪。

耳针疗法

耳针疗法是采用针灸刺激耳郭上的穴位或反应点，通过经络传导，以达到防治疾病的一种方法。治病范围较广，操作方便，并可用于某些外科手术麻醉，对糖尿病的治疗有积极作用。

操作方法

（1）耳穴探查：可分观察法、按压法、电阻测定法3种。

观察法：用肉眼在自然光线下，对耳郭由上而上，从内至外，直接观察耳穴部有无变形、变色、丘疹、脱屑、结节、充血、凹陷、水泡等阳性反应。

按压法：经初步诊断后，在病变的相应耳穴用探针、毫针柄或火柴棒等物，用轻、慢而均匀的压力寻找压痛点。

电阻测定法：用特制的电子测定仪对耳穴皮肤电阻进行测定。

（2）核对穴位后，常规消毒，消毒范围视耳郭大小而定。用75%的酒精或先用2%碘酒，然后以75%酒精脱碘。

（3）刺激方法。

毫针灸法：针灸时用左手固定耳郭，右手进针，深度以穿入软骨但不透过对侧皮肤为度。

穴位注射：将药液注射在皮肤与软骨之间，使皮肤呈一小皮丘，每次注射药液0.1~0.3毫升。

埋针法：具体方法见皮肤针。

压丸法：即用小颗粒状药物贴敷于耳穴表面的一种简易刺激法。临床上多采用王不留行籽、菜籽、磁珠、绿豆等物，用小方块胶布固定在相应耳穴部位，俗称"埋豆",留埋期间,嘱患者用手反复按压以刺激局部腧穴,每次1～2分钟,每日按压2～3次,以加强疗效,夏季可留置1～3天,冬季留置3～7天(本法临床应用最为广泛)。

刺血法:用三棱针在耳穴处点刺出血的一种治疗方法。具有祛淤生新,镇静泄热,止痛的作用。

(4)留针:毫针一般留针10～30分钟,痛症可留针1～2小时或更长。留针期间可间歇捻针。

(5)出针:出针后用消毒干棉球按压针孔片刻,防止出血,或再涂以碘酒或酒精,以防感染。

(6)疗程:急性病每天1～2次,慢性病每日或隔日1次。8～12次为一疗程,间隔5～7天。

在针灸及留针过程中,患者感到局部热、麻、胀、痛或感觉循经络放射传导为"得气",告之患者其为治疗作用,不要紧张,并密切观察有无晕针等不适反应。

临床应用注意事项

(1)严密消毒,预防感染。起针后如针孔发红,应及时处理,严防引起软骨膜炎。

(2)患者在过于饥饿、疲劳、精神紧张状态下,不宜立即进行。对年老体弱及高血压患者,针灸前后应适当休息,刺激量宜小,发生晕针,应及时处理。

(3)耳郭上有湿疹、溃疡、冻疮、感染、疤痕等,不宜耳针治疗,孕妇禁用耳针。

(4)对扭伤或肢体活动障碍的病人,进针后待耳郭充血发热时,嘱病人活动患部,并在患部按摩,加艾条等,可提高疗效。

糖尿病患者的耳针疗法

取穴:肺、胰、胆、脾、肾、交感、内分泌、三焦、渴点、饥点。

操作:每次选3～5处穴,常规消毒后,快速刺入,小幅度捻转行针,直到患者耳郭局部或全部充血、发热、胀麻为止。留针30分钟,每间隔10分钟行针1次。隔日治疗1次,10次为1疗程。

糖尿病为慢性病症,更宜用揿型皮内针进行埋线法施治,将揿针置于相关穴位,并用胶布固定。留针的时间可根据季节不同而定,夏天一般1～2天,冬天则可3～7天。留置期间,每隔4小时左右用手按压埋针处1～2分钟,以加强刺激,提高疗效。

皮肤针疗法

皮肤针又可称梅花针,是一种丛针浅刺法,它以多支短针同时浅刺人体一定穴位,以达到防治糖尿病功效。

方法1

取穴:(1)任、督二脉,于胸

腹背腰的循行段；（2）足太阳膀胱经第1、2侧线在背、腰部的循行段；（3）足阳明胃经、足太阴脾经循行膝关节以下部位。

操作：糖尿病患者采取俯卧位，医者先叩刺督脉、足太阳膀胱经第1、2侧线，各叩刺3遍，直到局部皮肤潮红但无渗血，患者稍感到疼痛为止。接着再以同样的方法叩刺任脉、足太阴脾经、足阳明胃经的皮部。

方法2

取穴：胸6～12夹脊，腰1～5夹背。

操作：用梅花针轻叩或中等强度叩刺，每次5～10分钟，隔日1次，10次为1疗程。

方法3

取穴：脊柱两侧、下腹部、腹股沟区（重点刺激腰骶部及其两侧与发现异常部位，并根据患者的症状，适当刺激局部）。

操作：用轻刺法或正刺法。先叩刺脊柱两侧3行各3遍，再重点刺激腰骶部及其两侧5行各4～5遍，发现异常的部位来回叩刺5遍，再行下腹部、腹股沟区作局部叩刺。每日1次，10次为1个疗程。

方法4

取穴：（1）肺俞、肝俞、神门；（2）肾俞、中脘、太渊；（3）脾俞、廉泉、三阴交、然谷；（4）关元、命门。

操作：用轻刺或正刺法。1～3组穴位，每次取1组，各叩刺20～30下，并每日艾灸每4组穴位。此法每日1次，10次为1疗程。

方法5

取穴：脊柱两侧、腹股沟区、肺俞、肾俞、中脘、关元、小肠俞、脐周围区、腰骶椎及其两侧发现异常的部位。

操作：用轻刺或正刺法。先叩刺脊柱两侧3行2遍，再重点刺激腰骶椎及其两侧5行各3遍，然后对腹股沟区、脐周围区与上述穴位皮区作局部刺激。此法每日1次，10次为1个疗程，连续治疗半年以上。

皮肤针的注意事项

（1）针具必须平齐、无钩，如有钩曲、不齐、缺损等，应及时修理或更换，方可使用。

（2）针灸前皮肤必须消毒。叩刺后皮肤如有出血，须用消毒干棉球擦拭干净，保持清洁，以防感染。

（3）操作时针尖须垂直上下，用力均匀，避免斜刺或钩挑。

（4）局部皮肤如有创伤、溃疡、疤痕形成等，不宜使用本法治疗。

水针疗法

水针又称穴位注射，是将水剂药物注入穴位，利用穴位的刺激作用和药物的药理作用，发挥综合效能，以达到防治疾病的一种注射方法。

水针疗法是针灸疗法与现代医学肌肉注射方法相结合的产物。它是根据病症的不同，选择相应的穴位，利用带有长针头的注射器具代替毫针灸入人体一定的穴位、痛点或敏感点，再施行手法后，将一定数量的大分子液体注入穴位，延长针灸作用，以达到改善腧穴局部血液循环，使经气流畅，代谢增加，营养加强，有利于组织修复、疾病治疗。

针具

穴位注射一般可用1毫升、2毫升、5毫升注射器，若肌肉肥厚部位可使用10毫升、20毫升注射器。针头可选用5～7号长针头，临床上一般以长5号针头最常用。

常用药物和剂量

1. 常用药物

穴位注射法常用药物有：中药注射液，如复方当归注射液、丹参注射液、柴胡注射液、川芎嗪注射液、鱼腥草注射液、清开灵注射液等；西药注射液，如维生素B_1、维生素B_{12}注射液、维生素C、硫酸阿托品、强的松龙、盐酸普鲁卡因、利血平等。

2. 注射剂量

穴位注射用药剂量决定于注射部位、药物性质及浓度。一般耳穴每穴注射0.1毫升，头面部0.3～0.5毫升，四肢部1～2毫升，胸背部0.5～1毫升，腰臀部2～5毫升，5%～10%葡萄糖液每次可注射10～20毫升，而刺激性较大的药物和特异性药物（如激素、阿托品等）一般用量较小，每次用量多为常规量的1/10～1/3，中药注射液穴位注射常规量为1～4毫升。

操作步骤

取穴：（1）第3胸椎夹脊、胰腧、脾腧；（2）第10胸椎夹脊、胰腧、肾腧；（3）第8胸椎夹脊、第2腰椎夹脊、胰腧；（4）足三里、三阴交。

操作：左手绷紧皮肤，右手持注射器（吸药并已排除空气），针尖对准穴位，迅速刺入皮下，然后用针灸手法将针身刺至一定深度，并上下提插，得气后若回抽无血，即将药液缓慢注入，注入速度根据治疗需要，燥热较甚者，可快速注入；正虚体弱者，注放宜缓。在注射过程中，应密切观察患者病情，如出现晕针、折针等意外，应紧急处理。

疗程：病情急重者，每日1～2次；一般状况，每日或隔日1次，10次为1疗程。

注意事项

（1）严格执行无菌操作，防止感染。

（2）注意药物的性能、药理作用、剂量、药物的有效期、配伍禁忌、副作用及有无过敏反应，凡能引起过敏反应的药物，必须先做皮肤过敏试验,结果为阴性后,方可使用,副作用大或刺激性较强的药物不宜做穴位注射。

(3) 选穴要准确,深浅度适宜,注药前应回抽,以免药液注入血管内、关节腔和脊髓腔。

(4) 孕妇禁针穴位,不宜水针,年老体弱者选穴宜少,药液剂量酌减。

(5) 选穴宜少而精,一般以1~2穴为宜,最多不超过4个穴。选择肌肉丰满的穴位,穴位应交替轮换,一穴不宜连续使用。

埋线疗法

埋线疗法是针灸的延伸,它是一种将人体可吸收的生物可降解线(羊肠线)埋入穴位,通过羊肠线这种异种蛋白组织对穴位产生持久而柔和的生理、物理和生物化学的刺激,达到长效刺激穴位,疏通经络,从而防治疾病的现代针灸替代疗法。埋线疗法对治疗糖尿病有着不错的效果,埋线的方法很多,现在主要采用注射或植线法。

在实施埋线疗法之前,得准备相关材料。需要准备的材料有:9号腰椎穿刺针1支,并将针心的前端磨平;把羊肠线(0~3号)剪成0.5厘米长的线段。

取穴:肺腧、胰腧、脾腧、三焦腧、肾腧、足三里、三阴交(均双侧取穴)

操作:(1) 戴消毒手套,按无菌操作标准进行相关操作。选取腧穴,用甲紫标记,然后对相应穴位皮肤进行消毒,将剪好的羊肠线段旋转于消毒过的腰穿针的前端,然后将针心插入。

(2) 在标记好的穴位上先注入0.5%利多卡因局部麻醉,左手拇、示指夹紧或捏起皮肤,右手执笔式持穿刺针,对准穴位,迅速刺入,缓慢送针,得气后,一边退针,一边用针心将羊肠线推入组织内,拔针后用创口贴覆盖针眼处,1天后取下。

(3) 每次选穴2~3处,10~15天埋线1次,2个月为1疗程。